号歌嘹亮

——全国卫生健康行业青年文明号活动指引

国家卫生健康委直属机关团委　组织编写

人民卫生出版社
·北京·

图书在版编目（CIP）数据

号歌嘹亮：全国卫生健康行业青年文明号活动指引 /
国家卫生健康委直属机关团委组织编写 . —北京：人民
卫生出版社，2023.3

ISBN 978-7-117-33332-0

Ⅰ . ①号… Ⅱ . ①国… Ⅲ . ①医疗保健事业—活动—
组织管理学—中国 Ⅳ . ①R199.2

中国版本图书馆 CIP 数据核字（2022）第 116839 号

人卫智网	**www.ipmph.com**	医学教育、学术、考试、健康，购书智慧智能综合服务平台
人卫官网	**www.pmph.com**	人卫官方资讯发布平台

号歌嘹亮
——全国卫生健康行业青年文明号活动指引
Haoge Liaoliang
——Quanguo Weisheng Jiankang Hangye
Qingnian Wenminghao Huodong Zhiyin

组织编写：国家卫生健康委直属机关团委
出版发行：人民卫生出版社（中继线 010-59780011）
地　　址：北京市朝阳区潘家园南里 19 号
邮　　编：100021
E - mail：pmph @ pmph.com
购书热线：010-59787592　010-59787584　010-65264830
印　　刷：三河市宏达印刷有限公司（胜利）
经　　销：新华书店
开　　本：787×1092　1/16　**印张：**14.5
字　　数：353 千字
版　　次：2023 年 3 月第 1 版
印　　次：2023 年 3 月第 1 次印刷
标准书号：ISBN 978-7-117-33332-0
定　　价：60.00 元

编写委员会

主　编：徐　宏

副主编：吴子刚　何蕙泾　石宁辉　何江江　黄　春

　　　　杨正青　吕向劼

编　委（按姓氏笔画排序）

　　　　王　雷　王　毅　王志鹏　朱雯晴　刘源源

　　　　李桂銮　杨　哲　杨　敏　吴文博　吴晓勇

　　　　何仲奎　张惠贤　林　浩　孟　源　祝鸿发

　　　　姚拓远　姚孟冬　莫明聪　徐　敏　唐婉蓉

　　　　涂平忠　廖　舒

前　言

习近平总书记深刻指出,共青团要紧跟党走在时代前列、走在青年前列,紧紧围绕党和国家工作大局找准工作切入点、结合点、着力点,充分发挥广大青年生力军作用,团结带领广大青年在实现中华民族伟大复兴的征途中续写新的光荣。青年文明号活动作为中国共青团的一块"金字招牌",是以一线青年集体为参与主体的群众性职业文明创建工作。自 20 世纪 90 年代设立以来,始终倡导高度的职业文明,激励广大青年引领社会新风,规范行业标准,壮大人才队伍。青年文明号活动已悄然走过 20 多个春秋,为行业发展贡献了基层经验,为社会和谐发挥了纽带作用,为青年发展提供了成长平台,是青年运动在改革开放时期的成功运用,是青年永立时代潮头的有力诠释,已经成为共青团服务青年、服务大局、服务社会的重要载体,成为青年培育职业理想、提高职业本领、实现职业价值的重要阵地,成为社会各界了解行业特点、体验优质服务的重要窗口。

卫生健康行业是青年文明号活动的重要领域。自 1996 年在卫生健康行业启动开展青年文明号活动以来,各级领导部门关心支持,广大行业青年热情参与,众多一线集体广泛开展,至今已吸引全国 32 个省(自治区、直辖市)超过 500 万行业青年、数万个青年集体参与,涌现出全国青年文明号集体 1 000 多个,省级及以下青年文明号集体 13 000 余个。各级卫生健康部门紧密结合卫生健康工作实际和人民群众健康需求,在拓展工作领域、丰富活动载体、加强人才培养、健全工作机制等方面开展了有益探索。广大青年文明号集体和青年坚定理想信念,牢记初心使命,用青春、智慧和汗水服务中心工作大局、促进岗位建功成才、弘扬崇高职业精神,书写了服务人民健康的青春篇章。"青年文明号"已经成为卫生健康行业优秀青年集体的崇高荣誉,成为广大团员青年助力健康中国建设的一面面旗帜。

为了全面梳理总结青年文明号活动启动实施至 2022 年 8 月近 30 年全国卫生健康行业青年文明号活动的做法和经验,进一步促进行业青年文明号活动创建和管理工作的系统化、科学化、规范化,在全国创建青年文明号活动组委会办公室和国家卫生健康委文明办的指导下,国家卫生健康委直属机关团委组织编写了本书。

全书遵循《青年文明号活动管理办法》,以青年文明号创建和管理的基本流程为主线,坚持问题导向、目标导向,将内容分为基础篇、实务篇、案例篇、风采篇四个篇章及附录。基础篇系统阐释了"青年文明号"的基本理论和基础知识,介绍了卫生健康行业青年文明号活动的基本情况;实务篇围绕青年文明号的创建、管理、考评三个方面,从行业和集体两个维度,系统阐述了"青年文明号"具体实务中的工作要求和常见问题;案例篇精选了部分地区卫生健康部门和优秀青年文明号集体创建、管理的典型经验,突出基层创新,力求可复制推广;风采篇以"小故事"的形式,展示了卫生健康行业基层一线集体在青年文明号活动中,特别是新冠肺炎疫情斗争中涌现出来的感人事迹和典型人物;附录部分提供了全国和行业青年文明号活动重要文件、"青年文明号 100 题"、卫生健康行业历届全国青年文明号集体名单等资料。全书坚持理论性和实用性相结合,通过问答、案例等不同形式,增强内容的可读性和可操作性。本书具有较强的权威性、史料性,是卫生健康行业开展青年文明号活动重要的工具书、案头书。

在"青年文明号"活动的新征程上,我们要牢记习近平总书记在庆祝中国共产党成立100 周年大会上对广大新时代青年的殷殷寄语,坚持以新时期卫生与健康工作方针为指引,以倡导职业文明为核心,以行业管理规范为标准,以科学高效管理为手段,以岗位创优创效为重点,以先进典型榜样为导向,进一步突显行业特色、青年特点、创建特征,推动全国卫生健康行业"青年文明号"活动广泛开展、不断深化,实现高质量发展。

本书编写委员会

2022 年 8 月

目 录

第一章

基础篇

　　未来属于青年，希望寄予青年。一百年前，一群新青年高举马克思主义思想火炬，在风雨如晦的中国苦苦探寻民族复兴的前途。一百年来，在中国共产党的旗帜下，一代代中国青年把青春奋斗融入党和人民事业，成为实现中华民族伟大复兴的先锋力量。新时代的中国青年要以实现中华民族伟大复兴为己任，增强做中国人的志气、骨气、底气，不负时代，不负韶华，不负党和人民的殷切期望！

——习近平在庆祝中国共产党成立 100 周年大会上的讲话

（2021 年 7 月 1 日）

青年文明号基础知识

号声嘹亮,青春激扬,一代代青年肩负强烈的责任与使命,与祖国同奋进,与时代共发展。在创建青年文明号的过程中,他们一路汗水一路歌,用拼搏为青春喝彩,用进取为生命加油,用实干谱写了新时代绚丽篇章。

理论是行动的先导,基础是行动的根基。创建青年文明号工作,首先要夯实基础知识,才能把号角吹得更加嘹亮。

一、青年文明号

青年文明号是指在生产、经营、管理和服务中创建并经过活动组织管理部门认定的,体现高度职业文明、创造一流工作业绩的青年集体。

二、创建青年文明号活动

简单来说,如果说青年文明号是产品,创建青年文明号活动就是生产产品的工艺和流程。随着创建青年文明号活动的工作体系更加完备,创建工作的产品也更加丰富,不仅培育出了先进集体,也培育了青年人才、行业标准、创新成果、职业文化。

《青年文明号活动管理办法》中明确了青年文明号活动的概念内涵:是面向各行业一线青年开展,旨在弘扬职业文明、引导岗位建功、建设先进集体和培育青年人才,具有群众性、实践性、品牌性的精神文明创建活动。

青年文明号活动以服务一流、管理一流、人才一流、文化一流、效益一流为争创目标,以实施科学管理、人本管理、自我管理和开展岗位创新创效创优活动为基本手段,在实践中培育具有过硬政治素质、高尚职业道德、高超职业技能、优良工作作风、突出岗位业绩的集体。

三、青年文明号的品牌理念

青年文明号以"敬业、协作、创优、奉献"为共同理念。

践行并弘扬青年文明号的精神理念,应成为各级各类青年文明号集体和创建集体的自觉行动和共同追求,落实到集体成员的思想和行动中,融入到创建工作的全过程,发挥出精神感召和文化引领作用。

四、青年文明号标识

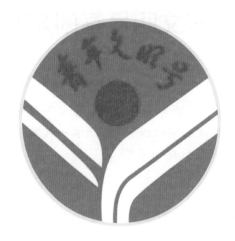

1. 青年文明号标识由青年文明号题字（江泽民同志手迹）、复线 "Y"（双手托掌状）、红色小圆圈和黄边绿色大圆圈等元素组成。标识中 "Y" 是英文 "青年（youth）" 的首字母，代表青年；"Y" 的复线代表青年集体。整个标识含义为：新时代广大青年集体在创建青年文明号实践中，不忘跟党初心、牢记青春使命，用热情和双手提供优质服务、弘扬职业文明，立足岗位建功、贡献青春力量。

2. 青年文明号标识采用三个主色系。"青年文明号" 字体及下方圆内区域为红色（M100+Y100），"Y" 及 "Y" 的复线为白色，其他为绿色（Y100+C50）。

3. 全国创建青年文明号活动组委会办公室专有对青年文明号题字和标识的所有权、使用权、解释权，并授权各级青年文明号组织机构使用。

4. 青年文明号题字和标识的使用范围。青年文明号牌匾、会标、证件、证书的制作；青年文明号活动非商业用途的宣传品、新媒体文化产品、网站等；青年文明号有关视觉识别系统，如工作现场布置、旗帜、徽章、服饰等。

五、青年文明号牌匾

青年文明号牌匾（包括电子牌匾）由命名单位制发，区分为中英文两个体例。驻地在中国的集体，只使用中文体例。制作标准是：

1. 材料　铜板底。

2. 字体和字号　中文版标准为 "青年文明号"，统一使用江泽民同志的题字，题字整体尺寸为 460mm × 150mm；落款字体为方正大黑，字号为 90 磅，落款单位排序为共青团中央在左、行业部门在右，居同一行。英文版 "青年文明号"，名称为 "Youth Model Unit Award"，统一使用 Times New Roman 字体，字号为 225 磅，落款单位为共青团中央和相关行业部门的规范英文名称，字号为 95 磅。

3. 字体颜色　"青年文明号"为红色,其余字体为黑色。

4. 版面布局　"青年文明号"题字居中,集体二维码居于牌匾左下角,落款单位居于牌匾右下角。

5. 牌匾尺寸　全国级为 650mm × 400mm,省级为 560mm × 350mm,地市级及以下为 480mm × 300mm。

6. 各命名单位可在青年文明号牌匾上刻印二维码,与牌匾文字内容保持一定距离,并按"一牌一码"管理。

六、青年文明号活动的管理机构和工作职能

1. 共青团中央联合有关行业主管部门共同组成全国创建青年文明号活动组委会,负责指导、协调全国各级青年文明号工作。组委会办公室设在共青团中央青年发展部。各省、地市等参照设立组委会或领导小组等组织机构。

全国创建青年文明号活动组委会目前共有成员单位 23 家,分别是:共青团中央、最高人民法院、国家发展改革委、工业和信息化部、公安部、司法部、自然资源部、住房和城乡建设部、交通运输部、水利部、商务部、文化和旅游部、国家卫生健康委、应急管理部、国务院国资委、海关总署、税务总局、市场监管总局、广电总局、中国银保监会、全国工商联、全国供销合作总社、中国国家铁路集团有限公司。

2. 全国卫生健康行业青年文明号的管理机构设在国家卫生健康委文明办,具体由国家卫生健康委直属机关团委组织实施,负责指导、协调行业"青年文明号"活动。各省级卫生健康行业青年文明号工作由省级卫生健康部门文明办(机关党委)指导,由省级卫生健康部门共青团组织负责推进。

七、青年文明号的梯队规模和结构

1. 青年文明号一般分全国、省、地市三个等级(行业、系统、企业可参照设立相应级别)。县区、基层单位可结合实际开展相应的创建评选等工作。

全国青年文明号施行备案创建、届次评选制。两年为一个创建周期,单数年创建备案,双数年评审认定。集体在届次初期,按归口原则向活动管理机构提交创建全国青年文明号的备案材料,成为创建集体,纳入全国青年文明号申报参评范围。各地、各行业系统可结合实际参照实施。

2. 青年文明号活动坚持"应创尽创、择优评选",着力扩大创建活动基础。青年文明号的各级队伍体现"层级越高、质量越高"的要求,即越高层级的青年文明号,创建标准越高,质量数量把控越严,代表性和示范性越强。青年文明号评选采取自下而上、逐级创建、逐级评选的办法进行,推报参评全国、省级青年文明号的,须是相应下一级青年文明号集体。

3. 青年文明号活动突出创建导向,针对不同行业、领域、层级建立健全创建标准,构建简便可行、环环相扣、各负其责的工作链条,推动创建工作日常化、制度化开展,实现由结果性的"评比表彰"向过程性的"创建达标"转变。坚持"重在创建、贵在管理"理念,通过强化激励、跟踪监督等措施,激励往届青年文明号持续创建。在全国青年文明号评选中,往届全

国青年文明号应占有一定比例。

八、青年文明号的激励、监督检查与惩戒

1. 坚持正向激励导向,推行星级认定制,全国、省、地市三级青年文明号各分三个星级。原则上,全国青年文明号的星级认定以命名次数为依据,每被命名一次为一星,最高为三星。省级青年文明号各星级集体均可参评全国青年文明号,星级越高,获得等级晋升、评先推优的机会越多。省级、地市级青年文明号的星级认定根据实际情况合理确定、动态调整。

2. 青年文明号活动坚持"开门创建""能上能下",加强监督检查,建立青年文明号监督检查机制,积极组建社会监督队伍、搭建社会监督平台,及时处理社会投诉,切实加强日常监督。对于违背青年文明号共同理念、服务承诺和工作要求,存在违法违纪现象的集体,根据情节严重程度,按照"谁命名,谁执行"的原则,可予以警告提醒、调整星级、撤销称号等惩戒措施。

全国卫生健康行业青年文明号活动实践

在繁忙的医疗工作中,处处活跃着青年们恪尽职守、爱岗敬业的身影;在抗击疫情最前线,奏响着一曲曲敢于担当、无私奉献的青春赞歌。蓦然回首,青年文明号的号角已经在卫生健康行业吹响了近30年,那一个个清晰的脚印,一幕幕熟悉的画面,一腔腔动人的情怀,历久弥新,凝聚成广大卫生健康青年护佑生命、再建新功的精彩华章。

1993年12月5~7日,共青团十三届二中全会在北京召开,审议通过了《在建立社会主义市场经济体制进程中我国青年工作战略发展规划》,决定实施"跨世纪青年文明工程"和"跨世纪青年人才工程",将"青年文明号"活动作为实施跨世纪青年文明工程的一项重要内容。1994年2月5日,共青团中央正式印发《关于在全国开展创建青年文明号活动的意见》;当年4月1日,江泽民同志亲笔题写了"青年文明号"五个大字。1995年4月1日,全国首批"青年文明号"命名授牌大会在人民大会堂召开,509个优秀集体获得全国"青年文明号"荣誉称号。

1996年以来,在全国创建"青年文明号"活动组委会及其办公室的领导和关怀下,卫生健康行业青年文明号创建工作不断深化拓展,历经启动、自动、联动等阶段,逐步搭建起以团员青年为主体、以职业精神为引领、以岗位建功为载体的青年发展平台,呈现出蓬勃发展的态势。

据不完全统计,全国卫生健康行业目前可联系、较活跃的各级青年文明号有12 713个,其中国家级青年文明号693个、省级青年文明号3 165个、地市级青年文明号6 763个、区县级青年文明号1 154个、单位级(医院级)青年文明号938个。经梳理历年全国青年文明号表彰文件,卫生健康行业全国青年文明号共1 048个、表彰1 095次,其中有2个集体经过4次认定、4个集体经过3次认定、32个集体经过2次认定,其他集体经过1次认定。

一、发展历程

(一)启动创建

1996年1月,原卫生部、共青团中央联合印发《关于在全国卫生系统开展争当"青年岗位能手"、创建"青年文明号"活动的通知》(卫机党发〔1996〕1号),正式拉开了卫生健康行业"青年文明号"活动的序幕。通知指出,卫生系统是重点窗口行业,与广大人民群众的生活息息相关。在卫生系统青年中开展争当"青年岗位能手"和创建"青年文明号"活动,目的在于组织和引导卫生系统广大青年职工,进一步弘扬艰苦创业和敬业爱岗精神,立足本职岗位,勤奋工作,文明从业,提高职业技能,争创一流成绩,全面提高卫生系统青年职工的职业道德、职业技能和服务水平,展现当代青年的精神风貌,塑造卫生行业的良好形象。通知要求,要把争当"青年岗位能手"和创建"青年文明号"活动作为全国卫生系统和共青团组织的一项主题活动深入持久地开展下去。此后,在各单位评定表彰的基础上,原卫生部和共青团中央将每两年命名表彰一批"青年岗位能手"和"青年文明号"集体,并设若干组织奖。争创活动从 1996 年开始实施,第一次表彰活动安排在 1997 年五四前后进行。同时,原卫生部和团中央联合成立全国卫生系统争当"青年岗位能手"和创建"青年文明号"活动领导小组,具体负责活动的组织、指导、检查、考核、表彰、命名、监督和管理等工作。设立办公室,负责联系、协调等经常性工作。通知印发后,原卫生部和团中央专门召开"号、手"活动推进大会,对卫生系统开展争当"青年岗位能手"和创建"青年文明号"活动进行动员部署。

1997 年 5 月,原卫生部、共青团中央联合印发《关于命名表彰卫生系统 1996 年度全国"青年文明号"和"青年岗位能手"的决定》(卫机党发〔1997〕2 号),命名表彰卫生系统 1996 年度全国"青年文明号"和"青年岗位能手"。决定命名北京天坛医院神经内科二病房等 90 个卫生系统青年集体为 1996 年度全国"青年文明号"(含重新认定的 9 个),这 90 个青年集体是原卫生部和团中央联合开展"青年文明号"活动以后产生的第一批卫生健康行业国家级青年文明号。

1996 年 3 月,团中央联合原国内贸易部等 20 个部门在广州召开推行"青年文明号服务卡"座谈会,决定在全国推行"青年文明号服务卡",开创了窗口单位服务的新模式。"青年文明号服务卡"是社会窗口行业青年文明号集体在为顾客服务时,向顾客提供印有具体的服务承诺和公开联系、监督方式的书面证明。它是以优质服务为基本内容,以事先承诺为基本手段,以直接向服务对象发送服务卡为基本形式的一个群众性职业文明建设活动载体。

卫生健康行业也是最早推行"青年文明号服务卡"的行业之一,把集体推出的便民服务措施、监督电话、联系方式、温馨提示等信息以卡片形式面向服务对象发放,亮出服务承诺、服务流程、服务设施、服务电话,成为提升医疗服务能力、构建和谐医患关系、营造良好服务环境的重要举措。卫生健康行业"青年文明号服务卡"的使用,也一直延续至今。

(二)全面开展

自启动开展"青年文明号"活动以来,卫生健康行业各地区、各单位高度重视,精心组织,加强领导,严格把关,不断推动卫生系统"号、手"创建活动向纵深发展,使"青年文明号"创建活动很快便在全行业蔚然成风,让"青年文明号"品牌成为广大卫生健康青年追求的先进旗帜。

2003 年,行业各级青年文明号集体响应团中央号召,广泛开展"抗击'非典',青年文明号与您同行"活动,尤其是战斗在抗击"非典"一线的集体,以实际行动构筑起抗击"非典"的青春长城。2005 年,实施"青年文明号节约示范行动",动员和组织广大团员青年立足岗位,厉行节约。2007 年,启动"青年文明号诚信促和谐月"活动。2008 年,开展"青年文明号优质服务奉献奥运"活动,积极宣传奥运文化,做好奥运医疗服务保障。2009 年,结合中华人民共和国成立 60 周年开展"迎国庆·青年文明号在行动"主题活动。2010 年,开展"青年文明号与世博同行"主题实践活动。2011年,以"立足岗位比贡献,创先争优做先锋"为主题,开展青年文明号创先争优活动。2012年,组织开展青年文明号"学雷锋、树新风"活动。

在抗击"非典",北京奥运会、上海世博会、广州亚运会医疗服务保障,四川汶川地震、青海玉树地震抗震救灾、甘肃舟曲特大山洪泥石流救灾,抗击甲型H1N1流感等一系列大事、要事、难事中,卫生健康行业广大青年文明号集体无私奉献、顽强拼搏,广大团员青年立足本职、建功立业,弘扬了青年文明号活动的文化内涵和精神实质,发挥了青年文明号创建活动的独特作用,展现了卫生健康行业团员青年昂扬向上、拼搏进取、报效祖国和服务人民的崇高品格和精神风貌,为推动卫生事业的改革与发展做出了积极贡献。

（三）规范提升

党的十八大以来,卫生健康行业青年文明号活动迎来新的发展机遇。在全国创建"青年文明号"活动组委会办公室的关心支持下,特别是在国家卫生健康委文明办、共青团中央青年发展部的精心指导下,按照青年文明号重在创建、贵在管理的要求,逐步建立起包含推荐申报选拔、创建考核查评、质量持续改进在内的一套具有卫生健康行业特点、适合卫生健康青年发展的青年文明号管理办法,健全完善了综合性、全流程、可操作的考评体系,有力提升了行业青年文明号工作科学化、制度化、规范化水平。

2015年以来,国家卫生健康委(国家卫生计生委)、共青团中央先后在上海市(2015年)、广东省广州市(2017年)、广西壮族自治区南宁市(2019年)、北京市(2021年)联合召开卫生健康系统全国青年文明号表彰推进会,对全国青年文明号集体授牌表彰,对行业青年文明号创建工作进行部署。国家卫生健康委文明办还分别在广东省广州市(2016年)、福建省厦门市(2018年)举办全国卫生健康行业青年文明号创建工作培训班,不断提升行业管理部门和青年文明号集体创建和管理水平。2020年受疫情影响,国家卫生健康委文明办在线上举办了青年文明号创建工作培训班,探索以扁平化的方式将基层团组织和地市级以下青年文明号纳入培训,共有79 000人参加培训,拓宽了培训范围,取得积极成效。

此外,为规范全国青年文明号选拔推荐机制,国家卫生健康委文明办建立健全现场集中竞标制度,分别于2016年和2018年在浙江省杭州市、宁波市举办卫生健康系统全国青年文明号竞标会。2021年受疫情影响,在京通过线上形式举办卫生健康系统全国青年文明号竞标会。开展现场集中竞标,既保障公平、公开、公正,又激励先进,互学互鉴,推动了全国青年文明号竞标答辩机制常态化、科学化。

2020年,团中央印发《关于青年文明号优化调整工作指引》,决定在2021年6月前,选取公安、卫生健康、铁道等3个行业和江苏、重庆等2个省份开展标准制定、达标认定等试点工作。卫生健康行业积极推进优化试点工作,对行业各级青年文明号情况进行梳理调研,同时遴选浙江、广东、重庆、陕西4个省份开展行业青年文明号创建标准试点工作。

卫生健康行业各级青年文明号集体踊跃参与历年主题活动。2013年,开展为期一年的"我的中国梦"青年文明号主题教育实践活动。2014年,广泛开展"带头践行社会主义核心价值观、带头促进行业改革发展,争创诚信示范窗口、争创敬业模范集体"的"两带头,双争创"行动。2015年,积极参与"青年文明号创新创效创优"活动,围绕管理、服务、技术、流程等方面开展有行业特征、青年特色、岗位特点的创新实践活动。近年来,团中央持续开展"青年文明号开放周"活动。卫生健康行业青年文明号集体先后以"青年建功十三五·青春献礼十九大""建功新时代·展现新作为""青春心向党·建功新时代""号声嘹亮·青年文明号向祖国报告"为主题,开展优质服务、志愿帮扶、健康宣教、联学共建等公益实践活动,创造了一批内容鲜活、形式生动、导向鲜明的优秀文化产品,取得了积极成效。

新冠肺炎疫情发生以来,国家卫生健康委发挥行业引领作用,联合团中央有关部门,组织动员行业各级青年文明号集体和青年志愿组织、青年志愿者发挥青年优势,聚焦支援核酸检测和疫苗接种、协助社区防控、服务保障民生等重点领域,科学规范有序参与疫情防控工作,为坚决遏制疫情扩散、打好打赢疫情防控硬仗贡献青春力量。

一是闻令而动,快速集结,构筑疫情防控防线。疫情就是命令,防控就是责任,将疫情防控作为青年文明号集体开展"我为群众办实事"实践活动的重要载体,为全面铺开核酸检测和疫苗接种、凝聚社会共识、提升疫情防控下医疗机构诊疗服务水平,提供专业人力和智力支持。疫情发生后,黑龙江省卫生健康委团委积极响应号召,组建了由560名团员青年组成的37支青年志愿服务队,浙江省卫生健康委团委推动组建专项青年突击队171支、志愿服务团队277支。广东省卫生健康委团委组织青年文明号集体和志愿者支援核酸检测点和疫苗接种点,开展维持秩序、测量体温、信息录入、宣传引导等志愿服务,并联合全省健康宣教队伍开展"疫问一答"疫情防控健康教育服务,在线为群众实时解答有关疫情防控的问题。

二是立足基层,精锐尽出,助力保障民生服务"最后一公里"。民生无小事,枝叶总关情,青年文明号集体将社区志愿服务作为助力疫情防控的重要载体,同心筑牢社区联防联控、群防群控的严密防线。国家卫生健康委直属机关团委发出倡议,组织动员精神卫生医疗机构青年医师及心理健康领域经验丰富的志愿者加入全国省级、地市级"12355"青少年服务台,开展疫情心理援助专业服务工作。新疆维吾尔自治区卫生健康委团委依托专业医护志愿者成立心理疏导志愿服务突击队,山西省卫生健康委团委组织有关医院团委成立"阳光天使"青年突击队,开通24小时免费心理援助热线。针对中高考学生面临学业、疫情双重压力,广东省"12355"热线开设"中高考减压专线",为超过23 000人次考生及家长提供减压答疑。

三是强化保障,关心关爱,大力营造全民共同抗疫的良好社会氛围。前方有你拼命,后方有我守护。广大青年文明号集体大力开展关心关爱活动,成为抗疫一线医务人员的爱心港湾。广州医科大学附属第一医院南山志愿服务队开展"您为大家,我为您家"关心关爱抗疫一线医务人员服务,积极解决相关诉求30余个,有力保障医务人员全身心投入疫情防控和常规诊疗服务,被团中央授予"抗击新冠肺炎疫情青年志愿服务先进集体"称号。湖北省卫生健康委团委联合湖北省团委积极开展关心关爱医务人员子女活动,面向全省参加疫情防控被感染医务人员的子女提供爱心资助累计49.5万元,上海、重庆、云南等省市卫生健康委团委开展面向援鄂医护人员家庭和子女的志愿服务活动等。

二、工作特色

(一)严把入口关,夯实行业创建工作基础,推动培训报备规范化

1. 常态开展教育培训 单数年举办表彰推进会,由国家卫生健康委、共青团中央领导部署推动;双数年举办行业青年文明号创建工作培训班,通过专题讲座、现场观摩、小组讨

论、案例展示等多种形式,持续提升行业团干部、骨干号长的能力素质,推动青年文明号工作再优化、再聚力、再提升。坚持高质量,教育培训既注重提升理论,又突出实务能力,针对性、指导性和权威性强。明确严要求,建立班主任和小组长制度,严明纪律,严格考勤,将参训情况与评选工作挂钩,做到训评结合,以训促建。在国家层面的示范带动下,近三分之一的省份建立了常态化的教育培训机制,浙江、广东等省将培训与号长资格认证结合起来,青年文明号集体负责人必须通过书面考试才能取得号长资格。

2. 从严做好网络备案　坚持实事求是,从严从实做好网络创建报备工作。严格对照《青年文明号活动管理办法》等制度文件,由专人对申请创建集体的基本条件、工作计划、创建日志等材料进行审核,对不符合要求、材料质量不过硬的集体坚决驳回修改,严把创建入口关。把加强管理审核作为行业青年文明号工作摸清底数、动员考核的有利契机,作为各集体对标改进、学习提升的重要平台。全行业网络创建备案集体数量连续三届大幅增长,有效激发了基层创建热情。

(二)严把复核关,探索能上能下管理机制,推动日常查评科学化

1. 建章立制,强化顶层设计　将青年文明号创建作为行业践行崇高职业精神、培育优秀青年人才、加强精神文明建设的重要载体来抓,与实施健康中国战略、深化医改等重点任务深入融合。中共中央办公厅《关于加强公立医院党的建设工作的意见》明确要求加强青年文明号创建,使之成为行业共识。制定印发《全国卫生健康系统国家级青年文明号测评指标(试行)》,结合行业实际,将青年文明号工作分为综合管理、岗位文明、岗位技能、岗位效益等4个一级指标和13个二级指标,设立附加分和一票否决项,细化考核内容和考核手段,真正做到按表操课。

2. 听看查谈,开展实地查评　在行业集中开展互查互评工作,由国家和地方卫生健康部门司局级领导带队,邀请团中央等部分全国创建青年文明号活动组委会成员单位、优秀号长代表共同参与,组成多个检查组,对近三届全国青年文明号开展实地督查。制定互查互评工作手册,明确职责分工,规范日程安排、备查资料、检查流程等。直插现场,通过听、看、查、谈四步法,真实全面客观地了解青年文明号集体创建工作情况,并进行评分,形成检查报告。"听"即听取"双汇报",既听省级部门的总体汇报,又听集体所在单位的工作汇报。"看"即看实地,重点看制度落实到不到位、氛围营造浓不浓厚、创建机制完不完善。"查"即查材料,重点看创建台账健不健全、党建团建融合紧不紧密。"谈"即一对一访谈,每个集体访谈单位主要领导、号长和集体成员、职工代表、服务对象等。

3. 以查促改,合理运用结果　坚持问题导向,既发现经验成绩,也解决突出问题。力求解决各地区创建工作不平衡、水平参差不齐的问题——发挥工作扎实、成效显著地区的示范引领作用,带动创建基础薄弱地区,提高工作积极性,提供观摩、学习机会,不断改进观念、提升能力。力求解决老的国家号持续创建动力不足的问题——将近三届全国号作为检查重点,检查结果为一般及以下的集体及时提醒,限时整改,整改不合格予以摘牌。考评工作结果形成专门报告,在全系统通报。

(三)严把评选关,推广竞标答辩选拔机制,推动优中选优常态化

1. 科学制定分配依据　鼓励各省级管理部门采取差额推优、公开竞争等评选机制择优

推荐全国青年文明号集体。国家卫生健康委以各省网络创建集体数量为重要依据，综合考虑近一个创建周期内各省创建工作情况等因素，科学确定各省分配名额，并设定一个基准名额数量。各省推报的基准名额数量以内的集体，直接纳入全国青年文明号候选集体名单。

2. 科学开展竞标答辩　基准名额数量以外的推荐集体，通过竞标答辩产生全国青年文明号候选集体。科学制定答辩环节评分规则，既看重现场展示效果，也注重申报材料质量。邀请团中央、国家和地方卫生健康部门领导和专家担任评委，现场打分并公布分数，保证公平、公开、公正。通过在青年文明号推荐选拔机制上引入竞标答辩环节，改"伯乐相马"为"赛场赛马"，既为各地青年文明号集体相互学习借鉴提供了舞台，也让优秀的青年文明号集体有更多机会脱颖而出，保障和带动了整体创建的积极性。

总的看，卫生健康行业"青年文明号"活动经过近 30 年的发展，在基本遵循方面，健全完善了国家级青年文明号测评指标等制度规范，行业各级创建活动有了统一标准；在领导体系方面，形成了党政领导统筹指导、文明办牵头抓总、团组织实施推进、职能部门齐抓共管的创建工作格局；在创建机制方面，简易备案、对标创建、达标考核、审核认定、常态监督、动态调整等工作链条逐步建立并规范；在管理机制方面，进一步明确了活动管理和创建的责任主体和职责要求，加强常态化督导考核，提升了活动规范化、科学化水平。

当前，"青年文明号"活动进入新时代，迈向新征程。面对经济新常态的新要求、加强和创新社会治理的新要求、共青团深化改革的新要求、青年群体发展多元多样的新要求，特别是在疫情防控常态化形势下，卫生健康行业"青年文明号"活动必须主动融入卫生健康事业改革发展大局，提高为党育人的能力，不断提升品牌文化和社会影响，探索创建的新规律，谋划活动的新思路，让这个老品牌焕发新活力。卫生健康行业"青年文明号"活动正朝着形成覆盖广泛、重点突出，标准明确、程序得当，动态调整、管理规范的新时代"青年文明号"工作体制机制稳步迈进！

第二章

实务篇

　　每一项事业,不论大小,都是靠脚踏实地、一点一滴干出来的。"道虽迩,不行不至;事虽小,不为不成。"这是永恒的道理。做人做事,最怕的就是只说不做,眼高手低。不论学习还是工作,都要面向实际、深入实践,实践出真知;都要严谨务实,一分耕耘一分收获,苦干实干。

——习近平在北京大学师生座谈会上的讲话

（2018 年 5 月 2 日）

创 建 实 务

　　青年文明号创建实务,既是包含了创建内容、工作程序、规章制度等创建工作的具体事务,更是一种坚持实事求是,一切从实际出发的实干精神。

一、青年文明号的创建程序

　　"没有规矩,不成方圆。"青年文明号的创建程序,是规范化、科学化、精细化管理的基本要求,体现了公平、公正、公开的根本原则和创新、创效、创优的导向追求。

　　青年文明号创建程序包括13个流程:加强领导、确定集体、成立机构、完善内容、申请创建、创建动员、实施创建、申报考核、现场考核、竞标答辩、评定公示、命名表彰、审核评定(图2-1)。

(一) 加强领导

　　首先要加强思想引领,提升创建工作的政治性。创建青年文明号工作具有责任使命、政治意义、内在价值,要用习近平新时代中国特色社会主义思想武装头脑,加强思想引领,提高政治站位,增强创建工作的责任感、使命感、紧迫感。

　　其次要加强组织建设,体现创建工作的先进性。在创建青年文明号活动中,要坚持党建带团建,更好发挥团组织自身优势,主动做好联系、服务、引导青年工作,有效动员广大青年立足岗位、建功立业,在火热实践中努力成长为担当民族复兴大任的时代新人。

　　第三要提升服务能力,发挥创建工作的服务性。卫生健康行业主管部门和地方团组织要加强协同联动,发挥各自优势,健全协作机制,在政策制定、活动开展、日常管理、考核评定、文化宣传等方面形成合力。各单位创建集体也要加强与本单位团组织和其他相关职能部门、业务部门的沟通联系,努力在服务大局、服务群众、服务青年方面走在前、作表率。

　　加强领导,要在单位层面成立青年文明号创建工作领导小组。领导小组由单位党政主要领导挂帅,有关部门共同参与、齐抓共管,形成创建工作与中心工作同部署、同推进的机制和平台,使青年文明号创建工作成为单位党的建设、精神文明建设整体工作的有机组成部分。

　　领导小组的主要职责是:领导本单位青年文明号创建活动;制订创建工作计划和工作制度;组织本单位青年文明号集体的考核验收、评审认定、命名表彰;为创建工作提供人财物保障等。

　　领导小组下设办公室,一般设在本单位团委或者党务部门(文明办)。主要职责是:在领

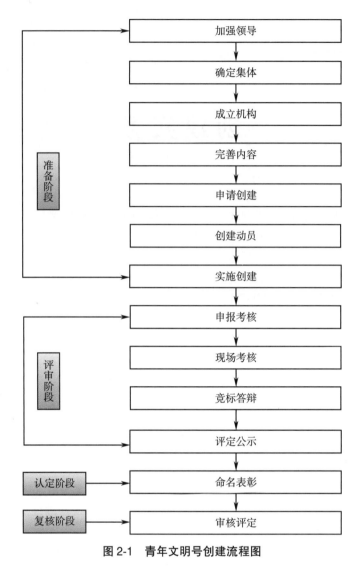

图 2-1　青年文明号创建流程图

导小组的领导下,负责本单位青年文明号创建工作的具体实施推进与沟通协调。

（二）确定集体

青年文明号是在工作岗位上创建并经过活动组织管理部门认定的体现高度职业文明、创造出一流工作业绩的青年集体。要创建青年文明号,集体必须满足一定的自然条件:

1. 集体性质　具有服务、生产、经营、科研、执法、工程建设等具体职能的业务一线集体,职能任务清晰、建制基本稳定,如班组、车间、站所、科室等。规模较小且内设机构难以拆分的单位可整体参与创建。

2. 集体人数　6~200 人,一般为 30~50 人。

3. 成员条件　35 周岁以下青年比例占 50% 以上,有一名不超过 40 周岁的集体负责人或团组织主要负责人担任号长。海外青年文明号创建集体,中国国籍人员占 80% 以上,主要负责人和号长为中国国籍。

创建集体还要符合以下基本标准：

1. 拥护中国共产党领导，热爱祖国、热爱人民、热爱社会主义，贯彻执行党的基本理论、基本路线、基本方略，增强"四个意识"、坚定"四个自信"、做到"两个维护"。

2. 自觉践行社会主义核心价值观，弘扬职业文明，涵养职业道德，遵纪守法、爱岗敬业、团结协作、甘于奉献。

3. 创建活动深入扎实，工作内涵丰富、青年广泛参与、创建氛围浓厚，在服务中心大局、促进青年发展等方面发挥积极作用，在本地区、本行业系统同层级创建集体中有较强的代表性、示范性。

4. 自身的共青团（青年工作）组织健全、设置规范、工作活跃；具备条件的集体能够支持学校共青团和少先队的校外实践活动开展；驻在地在国（境）外的集体能够灵活有效地开展共青团和青年工作。

（三）成立机构

青年文明号创建集体要成立创建小组，遴选合适的号长人选，做好创建工作分工与协调等。

青年文明号号长是对上对下、对内对外沟通的枢纽，是推动创建工作的舵手。《青年文明号活动管理办法》规定号长由不超过40周岁的集体负责人或相应团组织主要负责人担任，是为了便于创建工作的组织协调，并发挥其作为青年干部培养途径的作用。

1. 号长的主要职责　在创建启动时，做好集体成员的组织发动、创建计划的策划制订、集体力量的整合协调等；在日常创建中，加强与活动管理机构和单位创建工作领导小组的沟通，争取集体成员的参与，推进创建活动有序开展，组织自评自查等。

2. 号长的条件　号长必须是创建集体成员，是创建集体中相对稳定编制的号手，必须体现专业化和知识化的特点。号长设置职数一般为1正1副，也可以是1正2副。年龄要求原则上至少有1名号长（包括副号长）不超过40周岁。

3. 号长一般由以下符合条件的同志担任（按优先级排列）

（1）科室主任或负责人、科室党支部正副书记；

（2）护士长或副护士长；

（3）团支部书记；

（4）科主任助理或秘书。

创建集体全体成员要在号长的组织协调下，积极参与，并加强分工与合作。创建集体可以根据自身情况，设立台账管理组、环境打造组、现场考核组、竞标答辩组，具体分工开展创建工作，做到分工协助，各司其职。

（四）完善内容

青年文明号创建活动，不是一成不变的，而要不断完善、不断前进。创新是青年文明号永葆青春的关键因素和动力源泉。

1. 创建活动要勇于创新

要建立健全创建活动的标准、制度、载体、服务承诺等内容，使之规范化、常态化，并在实践中不断修正、完善。

（1）注意内涵创新：青年文明号活动以建设职业文明为核心，而职业文明状况的好坏直接关系着职工队伍素质、服务质量和管理水平的高低。要根据不同时期职业文明建设的不同侧重点，赋予青年文明号活动新的内涵。

（2）注意载体创新：载体是为达到目标而采取的活动基本形式、方法和措施，好的载体能够促进目标的早日实现。青年文明号活动要实现建设职业文明的目标，就要不断根据变化了的形势采用新的载体。

（3）注意机制创新：机制是一项活动持续发展的基本保障。创建青年文明号活动在实践中已经摸索和形成了一些机制，但还要不断创新。创新机制包括新号的评选机制、老号的管理机制、单位内部的管理办法等。

2. 创建活动要求真务实

（1）围绕职业道德建设开展创建活动：医者德为先，要把加强青年职工职业道德建设作为创建活动的核心内容，通过深化青年文明号活动，引领卫生健康行业青年职工加强理论武装，坚定正确立场，做到以患者为中心，始终把追求社会效益、维护群众利益、构建和谐医患关系放在首要位置，切实转变服务作风，为患者提供优质服务。

（2）围绕医疗发展开展创建活动：无论是什么创建活动，都不能离开本职工作，要把提高服务水平和医疗质量作为创建活动的主要目标。在创建青年文明号活动中，要首先从本部门医疗服务中的薄弱环节抓起，从患者最关心的突出问题抓起，从一点一滴的小事抓起，不断改进服务流程，创新服务方式，拓展服务内容，为患者提供全方位、多层次、优质高效的医疗服务。

（3）围绕青年成长开展创建活动：要紧扣青年迫切成才愿望，通过开展创建活动，加强培训、交流、学习，为广大有志青年脱颖而出铺路搭桥、提供舞台，积极引导青年立足本职、敬业爱岗、岗位成才，在为社会作出贡献的同时，实现自我人生价值，展示自身才华。要坚持职业道德建设与职业技能提升有机结合，鼓励青年职工参与技术创新，推动学科的发展进步。

3. 创建活动要打造集体特色

创新和发扬品牌文化是青年文明号长久不衰的有效手段。品牌文化是青年文明号的核心文化，是对青年文明号管理文化的深化与升华。青年文明号管理文化只有升华到品牌文化，才能更好地践行为人民服务的誓言。把品牌战略作为青年文明号发展的原点，就是将青年文明号管理文化建设的落脚点放在促进提升青年文明号整体形象上，树立良好社会形象。

（五）申请创建

青年文明号的创建活动实行创建准入制度，在符合创建活动的硬件条件基础上，尽量完善创建活动的软件设施，向上级创建活动主管部门提出书面的创建申请，提交相应的创建材料，并报上级团组织备案。

1. 创建申请

创建集体根据本集体的实际情况制定创建申请方案，包括领导机构、创建对象、创建目标、工作规范、管理标准、奖惩政策、创建载体、活动安排、效果评估等内容。开展创建工作一年以上，才有资格申报单位级（医院级）及以上青年文明号。

2. 逐级申报

（1）青年文明号一般分全国、省、地市三个级别，实行逐级创建、逐级认定。获得地市级

（省直级或相当级别）青年文明号称号 1 年以上的创建集体,可以申报省级青年文明号;获得省级青年文明号称号并通过复核评定的创建单位,可以申报国家级青年文明号。

（2）地市级及以上青年文明号申报上一级青年文明号,须由卫生健康管理部门会同同级地方团组织同意和推荐,方能申报。

（3）青年文明号建立特别推荐机制,对在重大突发事件中表现特别突出,或者在国家重大项目、重大工程中作出突出贡献,且符合青年文明号基本条件和评选要求的,可特别推荐。特别推荐可适当放宽青年文明号层级要求和创建周期。

（4）青年文明号申报集体应当在申报之日起至授牌之日止,在工作场所醒目位置悬挂"争创青年文明号"标牌或条幅,公布青年文明号创建的组织机构、创建口号、承诺事项和对应创建级别的监督电话,主动接受社会监督,并整理保存好相关创建材料。

3. 申报时间

申报单位一般要求在当地团组织及行业主管部门规定的时间内申报。

（六）申报动员

创建动员是青年文明号创建活动从规划阶段正式转入实施阶段的重要里程碑,动员效果将对创建活动的具体实施产生重要影响。

1. 前期准备

（1）明确动员目标:创建动员的目标是帮助创建集体全体成员及相关人员全面掌握创建青年文明号的意义、目标、内容、方法、分工、计划、评审要求等工作细节,并促进相互沟通、了解,以充分调动相关人员的创建积极性,推动创建活动扎实有序进行。

（2）明确动员人员:青年文明号创建是基于创建集体日常工作,从服务、管理、文化、环境四个方面全方位开展创建的活动,这决定了创建活动人员常常不局限于创建集体成员,还可能包括其他相关部门的人员。为确保动员实效,应根据创建集体实际情况进一步明确动员涉及人员,尽可能让所有相关人员参加动员。

（3）明确动员内容:为提高动员质量和效率,可将涉及的动员内容整理成活动手册,根据需要发放给相关人员,内容包括:创建组织架构,通讯录,创建活动的意义、目标、理念、内容、方法、分工、计划、评审要求等,内容可根据实际情况进行调整。

2. 动员大会

创建单位层面的动员大会,一般为告知性的会议,即与会者接受、讨论和理解会议内容,主要是解决"为什么做?"的问题。创建集体层面的动员大会,一般为执行性的会议,即将任务分配给执行者,解决"怎么做? 谁来做?"的问题。

（七）实施创建

实施创建是贯彻创建理念、执行创建方案、实现创建目标的具体过程,是整个创建活动的关键环节。

1. 创建目标到位

创建计划的科学性和创建集体的执行力直接影响实施创建的效果。紧扣单位中心工作,结合实际情况,确定创建集体在一定时期内的奋斗目标,有效地利用组织的人力、物力、财力等资源,协调安排好组织的各项活动,通过在目标上设定标准、落实上有效监督,将组织整合为一个安全、有效、可控的整体,有效提升组织执行力度。

2. 创建思路到位

创建思路就是开展创建青年文明号活动的条理脉络。思路是行动的先导,思路决定着出路,为了避免无效或重复性工作,力争达到事半功倍的效果,必须思路先行。创建思路主要包括以下几个方面。

(1)创建理念:创建集体成员对开展创建青年文明号活动的总体看法和态度。为促使活动有效、深入地持续开展,创建理念应切实基于集体实际、紧密联系中心工作、具体体现发展方向。一般来说,创建理念集中体现于创建主题、创建目标和创建口号。

(2)创建目标:具体指号手、创建集体和创建集体所在单位对开展创号活动所期望实现的成果。因号手、集体、单位三者立场、需求不同,其目标也不尽相同。号手侧重于自身学习和发展,集体侧重于整体建设和品牌打造,单位更侧重于整体效益和文化引导,应当根据集体情况,参照各层次、每个人的具体职责和需求,尽早明确各自的创建目标。

(3)创建计划:计划的种类很多,可以按不同的标准进行分类。按计划的层次,可分为战略计划和作业计划;按时期界限,可分为长期计划(5年以上)、中期计划(2~5年)、短期计划(1年以内)。比如,某集体2020年度创建计划属于短期计划,集体关于开展青年文明号健康宣教活动计划属于作业计划。

(4)创建特色:创建特色,是创建集体核心价值观的体现,是识别集体的分辨器,是质量和信誉的保证。具体选择创建特色时,应综合分析集体情况和行业内竞争情况,把构成特色的许多内在因素作为依据,如功能、质量、数量、效率、价格等。

3. 创建管理到位

管理机制指的是创建集体的结构和运行机理,是创建活动开展的指南,是创建工作运行的保障。

(1)运行机制:包括集体基本职能的活动方式、系统功能和运行原理,如工作指南、分工方案、沟通计划等。

(2)动力机制:包括管理系统动力的产生与动作的机理,如岗位职责、监督考评办法等。

(3)约束机制:包括对管理系统行动进行限定与修正的功能与机制,如奖惩办法等。

4. 创建台账到位

青年文明号创建集体应建立台账管理制度,并运用现代化信息手段不断提高台账管理的科学性和有效性。利用电脑和互联网建立完善的文档式台账,形成易于使用、易于总结、易于管理、独具风采的电子台账,使青年文明号的管理日趋规范、科学,更加符合青年文明号的时代性要求。

(八)申报考核

1. 申报途径

(1)青年文明号严格执行逐级申报制度,申报要经本单位党组织、所在地市团委或上级团委同意,以评审部门要求为准。

(2)以申报卫生健康系统全国青年文明号为例,须在获得省级青年文明号称号并已通过复核评定,且按要求在"全国青年文明号网络办公协同系统"完成网上创建报备工作的集体方可参加。各省卫生健康部门会同团省委,按照申报集体综合考评结果排序和国家卫生健康委给各省分配的名额确定推荐集体,经本省卫生健康系统青年文明号创建活动领导小组研究同意后报国家卫生健康委。

2. 申报材料

(1)申报表、创建集体成员基本情况表:各层级青年文明号的申报表和创建集体成员基本情况表不尽相同,具体以评审部门要求为准。

(2)活动总结材料:要求是创建集体近两年开展青年文明号创建活动的总结材料。字数和体例要求具体以评审部门要求为准。撰写总结材料,文章结构要严谨、总结内容要翔实、语言运用要灵活,力戒空话、套话,力求用数据、实例说话。

(3)创建集体负责人资格证书:2006年,全国创建"青年文明号"活动组委会下发《关于实行全国青年文明号负责人资格培训制度的意见》,将"资格证书"引入全国青年文明号评选工作中。将参加青年文明号活动组委会认可的培训作为培养青年文明号创建骨干的有效载体,并将获得资格证书作为参与青年文明号评选的参考条件。

(4)活动资料汇编:要求是创建集体近两年开展青年文明号创建活动的资料汇编。为激发号手创造力、降低活动评审成本,推行以PPT形式为载体的资料汇编。

(九)现场考核

迎接青年文明号现场考核,是创建活动的重要程序。为了规范管理,应制定现场考核管理办法,推行现场考核的量化管理。

1. 考核程序

现场检查;听取创建集体负责人工作汇报;根据现场考核管理办法进行评分。

2. 迎检方法

(1)熟悉考核流程:收到现场考核的通知后,应组织参评集体及相关科室认真学习通知精神,熟悉考核的每一个流程。

(2)制订迎检方案:参评集体结合医院和集体的实际,制订迎检方案。

要成立迎检工作小组。一般由主管院领导、职能科室相关负责人、科主任及号长组成,主管院领导担任组长。

要落实工作责任。工作小组成员明确分工,责任到人。院领导要指导制定迎检方案,陪同考核并回答评委的相关问题。团委要负责制定迎评方案;指导创建集体做好迎评工作;负责与专家组沟通及会务、摄影、接送车辆的安排等。号长要组织实施创建集体的迎检工作;做好全员培训等。

(3)做好会务安排:根据单位及集体实际情况,可将检查的会场安排在科室或者专门会议室,配置电脑、投影仪、话筒等必要工具,并将需要检查的台账统一放置在会场,以便检查组查阅资料。一个单位多个集体的,尽量在一个会场进行汇报及查阅。相关资料可以摆设成展台进行展示,让评委一目了然。

(4)策划考核路线:考核要以患者为中心,以不影响正常医疗秩序为原则,不设专梯、不停诊等。

策划路线时,可先看现场后听汇报。检查组先进行实地检查,再听汇报。一个单位多个集体的可先对各集体进行实地检

迎检必要准备:

(1)台账;

(2)现场环境打造;

(3)PPT汇报材料;

(4)现场情况介绍;

(5)知识全员培训。

查后,统一到一个会议室进行汇报。由于硬件布局限制的单位,可逐个集体进行实地检查及汇报。为让评委能全面了解创建集体工作情况,创建集体要对创建情况进行汇报,汇报时长一般不超过10分钟。有条件的单位安排人员对口陪同评委,给予专题介绍及回答相关问题,提供相关佐证资料。在现场检查或是查阅台账的同时,评委可以随机抽查号手针对青年文明号的基础知识进行抽考提问。

3. 复核

集体对现场考核的成绩有异议的,可在成绩公布后一周内提出,由行业主管部门团委或创建活动领导小组办公室组织专家复核。

(十) 竞标答辩

在青年文明号创建的基本程序中,通过大胆探索、勇于实践,积极推行竞标答辩环节,使之成为青年文明号集体的"擂台、舞台、平台"。

竞标答辩会主要包括汇报和答辩两个环节。

1. 汇报 汇报是竞标答辩的重要环节。一般设一名主汇报人,一名副汇报人。每个集体答辩时间一般不超过8分钟,主要介绍创建做法和成效(用多媒体的形式汇报)。评审组根据评分标准,对各集体进行评分。汇报稿质量、PPT或短片效果以及汇报技巧是决定汇报环节成绩的重要因素。

2. 答辩 答辩环节以评委提问形式开展。评委提问,主要考验选手对知识的把握和临场应变能力。有时考官会提问一些青年文明号创建的基础知识,有时会针对汇报内容提出相应问题,甚至情景模拟题。汇报人要沉着镇静,分工协作,一个主答,其他人补充,回答的内容要紧扣主题,思路清晰,语言精简,表达流畅,具有一定的说服力。

(十一) 评定公示

本着"公平、公正、公开"的原则对青年文明号集体考核结果进行评定公示。

国家卫生健康委、各省卫生健康部门依据青年文明号相关管理要求,按照考核结果确定相应级别青年文明号候选集体名单,通过网站或有关社会媒体集中公示,接受社会监督,集中公示时间一般不少于5个工作日。

(十二) 命名表彰

获得青年文明号称号的集体,由对应层级的活动组织管理部门下发文件命名,授予青年文明号牌匾。

被命名的集体和集体所在单位应制定相应激励政策,对命名的青年文明号集体和成员给予一定的物质奖励和精神奖励,对在组织开展青年文明号活动中业绩突出的管理单位和个人予以表彰或表扬,探索项目支持、政策倾斜、跟踪培养、学习培训机会推荐等激励方式。鼓励对持续创建和多次命名的青年文明号给予更大力度的激励。

(十三) 审核评定

打破终身制,开展定期审核,是青年文明号管理的重要手段。

通过健全自查自评、交叉测评、社会监督等日常化、多维度、公开性的监督机制,不断推进常态监督。根据监督反馈情况,对符合条件的创建集体,在"三级三星制"的范围内进行动态调整;对反响较差且经核实的集体,予以警告提醒、调整星级、撤销称号等不同程度处理。

推行星级认定制,全国、省、地市三级青年文明号各分为三个星级,每个等级用三个星级对青年文明号命名次数或达标程度予以认定。原则上,全国青年文明号的星级认定以命名次数为依据,每被命名一次为一星,最高为三星;省级、地市级青年文明号的星级认定以达标程度为依据,管理机构根据达标标准和各星级比例要求合理确定、动态调整。

二、青年文明号的效益

在青年文明号创建过程中,通过开展各类创新创优创效活动,不仅培育了先进的集体和优秀的人才,还形成了特有的社会、业务、人才和品牌效益。

(一)青年文明号社会效益

社会效益,是指最大限度地利用有限的资源满足社会上人们日益增长的物质文化需求,从而对社会发展所起的积极作用或产生的有益效果。提高社会效益,是创建青年文明号的基础动力。

1. 社会效益的特性

青年文明号的社会效益具有明显的个性特点,主要表现在开展一系列的创建活动,通过自身规范的制度、专业的技术、简便的流程、热情的服务,为人民群众提供优质的服务,所产生出的一系列社会影响。

(1)社会形象:青年文明号的社会形象是创建集体被公众赋予的一种感性印象,而这种感性印象往往需要长年累月的沉淀才会慢慢形成。社会形象还包括上级管理部门对创建集体的评价,由于这种评价有自身的一套考核标准,是集体的荣誉象征,是集体成员自我价值的体现,因而这种评价在行业中受到大家的广泛认可,是创建集体面向社会大众或服务对象的一种形象展示。

青年文明号社会形象打造的基本要求是"内强素质,外树形象"。

内强素质就是要求青年文明号的创建集体,弘扬"敬业、协作、创优、奉献"精神。爱岗敬业,强调每个成员践行社会主义核心价值观,具备良好的职业精神,干一行、爱一行、钻一行,在平凡的岗位上创造优秀的工作业绩;团结协作,要求青年文明号集体成员之间互帮互助,共同提高,具有良好的团队精神和协作意识;创先争优,要求青年文明号集体成员立足本职,争创一流,成为行业标杆;奉献社会,强调引导广大青年树立"青春献事业,文明献社会"的自觉意识,发挥岗位技能和优势,积极参与社会公益实践。

外树形象就是要用好传统媒体的同时,创新采用新媒体手段,广泛宣传青年文明号的活动和典型事迹,生动阐述"敬业、协作、创优、奉献"的精神理念。树立品牌意识,充分展示青年文明号的品牌形象,进一步扩大青年文明号在社会上的认知度。

(2)社会公益:即社会公共利益,是指创建集体面向广大社会公民所开展的相关公益性活动,目的是为人民群众服务,是创建集体回馈社会的一种体现。根据创建集体的不同和工作性质的不同,青年文明号开展社会公益活动的内容也有所不同。

(3)人格魅力:指一个人在性格、气质、能力、道德品质等方面具有的吸引人的力量。在社会交往中,人不断认识自我,在认识和改造主客观世界中发展自己,壮大自己,通过自身的努力使自己在形象、人品、专业技术、社会影响力等方面形成一定的示范作用,成为某一领域人们津津乐道的模范代表,或者成为某一群体赖以信任的知名人物。多年来,在青年文明号的岗位上,涌现出一大批青年岗位能手和德才兼备的先进人物,不少青年骨干走上领导岗位。

2. 社会效益的作用

青年文明号的社会效益作为创建活动的一种结果表现形式,作用主要体现在以下三个方面。

(1) 示范作用:青年文明号社会效益离不开创建集体的日常活动和品牌建设,离不开创建集体全体成员的努力,离不开创建集体对活动内涵的提炼,也离不开对集体中先进个人典型的形象塑造。创建集体在服务领域里不断改善、不断进步,涌现出更多服务典范和优秀个人,最终在某一地区、某一单位、某一范围内形成良好的反响,知名度和美誉度大幅提高,从而起到引领示范作用。

(2) 辐射作用:辐射作用主要有内部辐射和外部辐射两种情形。一个良好的创建集体能够影响和带动单位的其他先进集体,通过以点带面,促进整个单位的创建热情。外部辐射主要是指创建集体的整体水平较高,有一套完整的创建体系,能够结合集体的实际工作,通过一系列的创建过程取得十分显著的创建效果,得到业界的一致好评和赞誉,从而产生显著的社会效益。

(3) 品牌作用:青年文明号的服务对象是集体内部或广大人民群众,创建集体的服务行为和品牌活动得到整个行业和社会的一致认可,并且这种认可度会不断被传播推广、广而告之甚至是被学习研究,久而久之,创建集体就可能在服务对象当中形成良好口碑与品牌。

(二) 青年文明号业务效益

青年文明号的业务效益,是青年文明号创建集体通过全体人员良好的职业道德、精湛的岗位技能、突出的工作作风,在同行取得领先地位的工作业绩。

1. 业务效益的特性

卫生健康行业青年文明号的业务效益,相对于企业的业务效益(经济效益)来说,有明显的不同。它不以追求经济利益最大化为目的,鼓励创建集体全体成员提高服务质量,降低服务成本,以尽可能少的投入和消耗,取得尽可能多的优质高效的卫生健康产出。

(1) 服务的有效性:青年文明号服务必须提供符合社会需要的有效的使用价值。这里所说的使用价值是指青年文明号服务的效用。它既要在数量上符合社会需要,也要在质量上符合社会需要;既要符合当前的现实需要,也要符合长远的未来需要。只有这样,青年文明号才会取得业务效益。如医院青年文明号服务的有效性,主要体现在为患者提供安全、有效、收费合理的医疗服务。

(2) 业务的合理性:在社会主义市场经济体制下,青年文明号创建活动以服务的形式进入医疗卫生市场,合理性要求集体在维持生存的简单再生产和扩大再生产、保障正常服务的前提下,努力扩大服务范围,增加服务项目,提高服务质量,节约劳动耗费,并且不断提升服务水平。

(3) 社会的受益性:随着科学技术的发展、生产力水平的提高、物质生活的改善、健康需求的变化,青年文明号集体必须适时调整服务方向,最大限度地满足全体社会成员不断增长的医疗、护理、预防、保健、康复、养老等服务的需要,为提高群众健康水平做出应有的贡献。

2. 业务效益的作用

如果不能通过青年文明号创建工作促进集体提高业务效益,创建工作就会成为无水之源、空中楼阁,容易形成"两张皮"。

首先,业务效益是竞争力。医疗卫生行业技术含量高,同时竞争也十分激烈。业务能力、业务水平、业务品牌是参与市场竞争的重要因素。青年文明号创建集体要以敬佑生命、救死扶伤、崇尚科学的态度,不断攀登医学高峰,以精湛的技术解决群众看病就医的问题,不断提高自己的核心竞争力。

其次,业务效益是创造力。当前,优质医疗卫生资源仍然存在不平衡、不充分的问题,卫生健康行业青年文明号要充分利用有限的优质资源,努力解决群众日益增长的卫生健康需求。因此,要发挥创建集体成员的创造力,不断地满足和拓展群众的医疗需求,提高业务效益。

再次,业务效益是影响力。在创建活动中,青年文明号通过不断提升业务素质,进一步提高集体及其成员的业务水平、管理水平、服务水平,从而增强创建集体的综合实力,扩大社会影响力和美誉度,使其在学科领域和服务对象中成为示范和榜样。

(三)青年文明号人才效益

青年文明号的人才效益是在创建青年文明号活动过程中,创建集体通过规范严谨的制度、科学有效的管理、文化理念的熏陶、多样环境的打造,使集体成员不断加强自我学习、自我提升,从而推动团队业务能力、创新能力和协作精神的不断提高,为集体、为行业、为国家培育更多优秀人才。

1. 人才效益的特性

卫生健康行业青年文明号的人才效益具有其特定的内涵,主要包括如下特性。

(1)人才的多元化:一个高效的医疗体系的运作,需要医生、护理人员、药师、技师、行政管理、后勤人员等不同专业、不同层次人才的共同协作,行业人才的多元化是由医疗卫生事业的复杂性所决定的。因此,青年文明号人才效益的实现,必须充分考虑集体内差异化人才结构的客观存在,只有最大限度地盘活现有人才资源,有效地综合运用不同专业、不同层次的人才资源,才能实现人才效益的最大化,缓解优质医疗资源相对不足的局面。

(2)环境的特殊性:当前,随着医疗卫生体制改革的不断深入,基本医疗保障已全面覆盖。但同时,人民群众快速增长的健康需求与有限的医疗资源之间的矛盾日益凸显,需要青年文明号集体从机制建设、管理措施上进行创新,有效运用人才资源,盘活存量,用好增量,提升人才效益,从而助力医疗卫生事业改革发展。

(3)成才的长期性:我国医疗卫生事业已经取得长足的发展,给行业人才的培养带来了新的机遇和挑战。医疗卫生行业人才与其他行业有明显的区别,其面对的是不可重复的、复杂的生命个体,所以决定了行业人才在专业知识获取、行业经验积累、临证实践增长等方面所花费的时间是漫长的。青年文明号的人才培养同样是一项长期的、系统的工程,成才的长期性决定了实现人才效益需要多维度开展工作,如建立人才培养制度、创新人才引进机制、营造人才成才氛围、优化人才使用环境等。

2. 人才效益的作用

医疗卫生行业知识密集、技术含量高，医疗卫生人才作为最重要的卫生资源，在医疗卫生事业发展中起着决定性作用，是推动行业健康发展的关键资源。青年文明号作为共青团实践育人的重要品牌活动，在发挥人才效益方面大有可为。

（1）培养行业人才的摇篮：青年文明号通过建立科学有效的管理机制，凝练新颖健全的精神文化，营造和谐共进的环境氛围，拓宽人才培养渠道，重视人才价值，适应广大青年成长成才的强烈需求，激发青年的学习热情，鼓励青年立足岗位成才，引导青年奋发向上，使青年文明号真正成为培养优秀人才的沃土。

（2）提高团队效率的关键：通过人才效益的驱动，进一步明确团队分工与职责，充分调动青年工作的积极性和创造性，强化青年的成就感和责任心，推动团结协作，转变工作作风，改善工作质量，提升工作水平，形成爱岗、务实、高效的良好氛围。

（3）提升服务质量的保障：青年文明号在创造人才价值最大化、实现人才效益最大化的过程中，能促使青年员工主动学习、长期学习、深度学习，学会不断反思和总结，查找服务差距，优化工作流程，增强服务意识，加大服务力度，从而提升服务质量和水平。

（4）繁荣卫生健康事业的基石：卫生健康事业关系到人民群众的身体健康和生命安全，与人民群众切身利益密切相关，是构建和谐社会的重要基石。优化和培育青年文明号的人才资源，是发挥人才效益的内在要求，可以进一步提高社会医疗服务水平，保障卫生事业发展的人才需要，满足人民群众日益增长的健康需求，对国家医疗卫生事业的繁荣具有重要的作用。

（四）青年文明号品牌效益

青年文明号作为一种特殊的品牌标识，至今已走过近30年的历程。它代表了国家各行各业先进职业青年集体在质量内涵、人文素质等方面综合实力的反映，为青年文明号打造响亮的品牌效益是青年集体的永恒追求，是不断向上进步的目标。

1. 品牌效益的特性

卫生健康行业青年文明号的品牌效益，主要指群众的满意度、忠诚度及社会的认可度、美誉度。青年文明号集体要通过创建活动，逐步形成具有自身特点、反映青年特色、具有较高水平的风格和文化，从而在群众和社会中树立自身的品牌形象。

2. 品牌效益的作用

品牌效益与社会效益、业务效益、人才效益相互依存、相互促进、相互制约。青年文明号品牌效益的产生必定带动社会效益、业务效益、人才效益的节节攀升。

（1）光环效应：青年文明号集体作为同行业中的先进分子，会产生一种正面的社会效应，带来一道美丽的光环。在这道光环的照耀下，是集体品牌的声誉，和对服务对象及其他社会公众的亲和力、吸引力及认同感。服务对象会因为青年文明号集体慕名而来，也会由此及彼、爱屋及乌，产生对集体所在单位服务质量和水平的整体认同。

（2）磁场效应：青年文明号集体拥有较高的知名度、赞誉度、追随度后，会在服务对象心目中树立起较高的品牌认同。服务对象会在这种吸引力下形成品牌信任，对其不断宣传，从而进一步巩固实力，形成品牌的良性循环。

（3）内敛效应：青年文明号的成功离不开集体成员的辛勤劳动，离不开优秀的管理。

品牌的内敛效应聚合了集体成员的精力、才力、智力、体力甚至财力,使集体自身得到整体提升。

（4）宣传效应:青年文明号形成品牌后,再进一步利用品牌传播集体名声,宣传医院形象。越是有名的青年文明号品牌,越是医疗好、服务好的品牌,对医院的宣传效果越明显。

（5）带动效应:品牌的带动效应也可称为龙头效应。有了青年文明号品牌集体积累经验,在时机成熟时衍生、创造出更多的青年文明号品牌,从而拉动整个医院甚至推动行业的高质量发展。

第二节

管理实务

青年文明号管理的目的是提高效率和效益。因此,要在长期的创建工作实践中,在管理制度上求规范,管理方法上求创新,管理内容上求细化,求真务实,将各项管理工作抓好、抓实、抓出成效。

一、青年文明号的管理

管理是指一定组织中的管理者,通过实施计划、组织、领导、协调、控制等职能来协调他人的活动,使别人同自己一起实现既定目标的活动过程。青年文明号的管理,是在党的领导下,由共青团发起并主导对青年文明号集体的一种艺术性的协调活动。青年文明号的管理包括管理体制的现代化、管理行为的制度化、管理形式的科学化、管理主体的知识化、管理过程的职能化等多方面内容。

(一) 青年文明号的管理模式

青年文明号管理的目标模式是以制度化管理模式为基础,充分调动、激发、利用人类本性中的积极因素,通过资源优化配置,帮助创号集体实现效益最大化的人性化组织管理模式。

青年文明号管理模式具有以下特质:

1. 管理理念　青年文明号管理,首先必须明确为谁管理、由谁管理和怎样管理,这样才能建立起周密、高效的管理机制,形成强大的凝聚力和推动力。要坚持人民利益高于一切的原则,深入了解民情,充分反映民意,广泛集中民智,切实珍惜民力,在履行管理职能的过程中自觉接受群众的评价和监督。牢固树立全心全意为人民服务的思想和对人民群众高度负责的精神,把"权为民所用、情为民所系、利为民所谋"的要求落实到创建活动的各项任务中去。

2. 管理目标　坚持以"敬业、协作、创优、奉献"的青年文明号精神理念为指导,一切从实际出发,确保管理机制和管理实践能促进和提高服务质量、服务水平,能锻炼、培养和发展青年,能在弘扬社会主义核心价值观、践行崇高职业精神上起到强有力的推动作用。

3. 管理作风　坚持注重调查研究,深入基层,深入群众。在强调理论与实践统一的同时,更强调理论与实践在人民群众根本利益基础上的有机统一。

4. 管理机制　坚持建立周密、高效的管理机制,杜绝散、乱、旧的落后管理方式。抓好

— 28 —

人才培养,搞好队伍建设。大力普及管理科学,在创建活动中做到把握全局、统筹兼顾,协调好各方面的利益关系,调动一切积极因素。提高管理效率,降低管理成本,建立健全机制、体制和制度,为活动提供制度保证。

5. 管理手段　坚持通过申报、培训、考核、竞标、评审、星级动态管理等方式,严格规范创建管理。同时,加强宏观调控、群众监督、社会管理和公共服务,营造务实高效的服务环境,建立社情民意反映制度,建立与群众利益密切相关的服务承诺公示制度。

6. 管理评价　坚持把实现人民群众的根本利益作为出发点和落脚点,把人民群众认可不认可、赞成不赞成、高兴不高兴、拥护不拥护作为衡量青年文明号创建和管理工作得失成败的标准。

(二) 青年文明号的管理方法

近年来,青年文明号创建活动不断地探索可持续性发展之路,散发着日渐成熟的魅力,它的成功充分体现了管理理论与具体社会实践的完美结合。

1. 规范化的目标管理　目标管理的理论基础是科学管理理论和行为科学理论的有效统一,是一个全面管理系统,是一种科学制定目标、实施目标,依据目标进行考核评价的管理方法。青年文明号在共青团组织的精心打造下,不断加强和完善各地区、各行业、各系统的组织管理工作,使这项活动不仅成为职业道德与社会文明建设的有效途径,也成为优化基层单位管理的科学模式。青年文明号通过制定创建标准,细化行业标准,分解管理目标,完善岗位工作责任制,引导青年文明号集体探索适应本单位自身特点的管理模式、管理方法和管理手段,实现管理具体化和人格化,构筑青年文明号管理模式的创新体系。

2. 社会化的组织管理　青年文明号活动从一开始就坚持走社会化的发展道路,采用行业和共青团上下联动管理的方法推进创建工作。各行业部委在具体组织实施过程中充分发挥了政策优势、管理优势、组织优势和精准优势,制定创建标准、考评办法,加强对活动科学、规范的管理,通过召开工作会、推进会、培训班、竞标会,推动青年文明号活动不断深化、拓展。因此,青年文明号已经超出一个单位、一个组织甚至一个行业的管理范围,成为社会化的管理形式。

3. 优胜劣汰的动态管理　青年文明号活动采用优胜劣汰动态管理模式,激励不断创新、不断发展和自我超越,使青年文明号打破了传统获取先进一劳永逸的办法,避免取得荣誉的青年满足于已有成绩不再积极创造与进取的情况。这种模式能够激发青年文明号创建集体产生强烈的自豪感和责任心,通过制订切实可行的量化考核标准,纳入目标管理,采取责任到人、量化打分等办法,不断完善青年文明号动态管理体系,促进创建工作持续、深入、健康地发展。

(三) 青年文明号的管理制度

青年文明号的管理制度可分为宏观和微观两方面。宏观上是指青年文明号活动不同层级的主管部门对创建活动的管理,微观上是指青年文明号活动创建集体内部的日常管理。

1. 宏观管理制度

第一层:全国创建"青年文明号"活动组委会制定的相关规章制度,是开展青年文明号活动最权威的顶层设计。

第二层：全国各地区、各行业、各系统相应管理部门，按照全国创建"青年文明号"活动组委会的要求，从组织、管理、审核、考评、育人、激励等方面制定相对具体的管理措施和规章制度。

第三层：创建集体的主管部门、社会监督部门以及司法人员对青年文明号集体的管理。主管部门主要是领导、指挥、部署创建工作；社会监督部门主要是监督创建集体规范、诚信实践，并及时修正和维护；司法人员主要是监督创号集体的服务承诺践行情况和受理举报等。

执行层：创建集体具体执行相应的任务，从而保证各个目标能逐一完成，实现整个管理工作所要求达到的效益。

2. 微观管理制度

（1）目标管理：提出一定时期的总目标，然后由创建集体内部各部门和成员根据分工确定分目标，并在获得适当资源配置和授权的前提下积极主动为分目标而奋斗，从而使组织的总目标得以实现的一种管理模式。

（2）自主管理：以广大团员青年良好的思想、业务素质和主人翁意识为基础，突出自我约束、自我控制、自我管理和自我完善的管理特色。

二、青年文明号创建集体的管理

青年文明号创建集体，根据管理一流、服务一流、人才一流、业绩一流、文化一流的总体目标，要求真务实，虚功实做，实化、细化、量化管理内容，不断提高管理水平。

青年文明号的管理内容主要包括：日常管理、服务管理、文化管理、环境管理、人才管理。

（一）青年文明号的日常管理

青年文明号的日常管理，是指常态化管理的机制、方法与手段，是实施科学管理、规范有序、高效运作的必要措施。

1. 常态化管理的基本内容　青年文明号常态化管理的基本内容概括为"六有"。

（1）创建有方案：青年文明号创建集体要根据工作性质和工作实际拟订创建目标，即通过创建活动要达到一个什么样的目的、效果。目标提出来后，如何有效实施，就需要有创建方案，包括单位创建方案和创建集体实施方案。有了创建实施方案，还要制定实施计划，逐步落实。

（2）保障有措施：要做好组织保障，加强领导，明确分工；做好队伍保障，落实人才的培养、凝聚、配置、举荐等关键环节；做好经费保障，提供活动经费，落实奖励措施；做好舆论保障，加强宣传引导，营造良好氛围。

（3）管理有制度：创建集体要结合工作实际，制定出具有特色、便于操作、切实可行的管理制度，包括确定管理目标、优化管理流程、量化管理绩效等。制定管理制度时要注意与中心工作相结合，与单位各项规章制度相结合，与单位及集体发展相结合。

（4）岗位有规范：青年文明号集体按照"规范管理，强基达标"的要求，"严"字当头，苦练内功，通过制定创建标准，细化岗位规范，分解管理目标，完善岗位工作责任制，实现岗位管理的具体化和责任化。岗位规范可分解为技术规范、操作规范、安全规范、服务规范等。

（5）服务有承诺：服务承诺要体现不同岗位的特点，针对人民群众最关心的难点、重点问题做出优质服务承诺。通过公开服务承诺，使职业责任、职业技能落实到岗位、个人，同时通过群众性实践活动来实现优质服务，通过群众直接参与监督来兑现承诺。

（6）年度有总结：青年文明号活动总结，主要有日常工作总结和申报总结。日常工作总结主要用于日常活动开展的年（季）度总结或项目（活动）总结，是对某个时期或某项工作的情况（包括成绩、经验和存在的问题）的回顾、评价和结论。申报总结就是在申报上一级别或进行复核（星级动态管理）时提交的，是对某一时期内创建活动的综述。

2. 青年文明号台账管理

台账是创建活动过程中收集、积累的原始材料，是在创建过程中一切创建行为以实物展示的有形体现，是展示创建成果、创建经验、创建过程的有力举证，更是推进创建活动深入开展可借鉴、可总结、可交流的经验素材。

（1）台账的收集：基本要求是定期收集、及时收集、准确收集、完整收集。在创建活动中，注意收集保存创建过程中的有关文件、图片、影音、实物、原始记录等资料，包括计划、措施、自查、申报、考核、表彰、总结等一整套全面反映本集体创建过程的资料档案，并在实践中不断充实内容。台账的更新和收集要做到及时、详细、全面，每项内容都有人抓、有人管，并且设置专人总负责、专人总管理。

（2）台账的内容：主要包括三方面：一是组织机构，成立青年文明号创建领导小组文件、创建集体成员花名册；二是规章制度，青年文明号创建申报表、创建目标与计划、岗位责任制及其他相关制度；三是活动记录，创建活动内容记录、活动图片资料，各种评选、表彰命名文件及奖牌证书等。

（3）台账的分类：坚持内容与形式相统一、继承与创新相结合的原则。台账的归类建议使用本创建集体独特的风格和基调，首先可按照开展创建活动的功能和项目来进行空间上的归类，其次可按照年度和进度来进行时间上的归类。

（4）台账的管理：建立台账管理制度，使管理工作科学化、制度化、规范化。管理中注意长期积累与系统管理相结合、科学分类与反映特色相结合、媒体资料与文字资料相结合、信息管理与文件归档相结合。

（5）台账的信息化：实行电子台账管理是青年文明号电子技术和网络技术的应用实践，是节约资源、追求低碳生活、提倡绿色环保的体现。电子台账具有制作简单、补充及时、传递快捷、提高效率、检查方便等特点。

（二）青年文明号的服务管理

青年文明号的服务，是指坚持以人为本、树立服务意识、加强服务管理、优化服务流程、创新服务形式、拓展服务内涵、推进服务建设、提高服务质量、务求服务实效的一项系统工程。

1. 服务管理的基本内容　青年文明号服务管理的基本内容概括为"六化"。

（1）服务流程简便化：青年文明号集体要坚持以患者为中心，体现社会责任和"人性化"服务，让患者满意。这就要求对服务流程进行优化再造，通过开放式咨询、预约诊疗、多种便民门诊等形式，优化服务流程，使服务更加简便。

（2）服务沟通亲情化：牢固树立"服务亲情化，沟通零距离"的服务理念，对来院就诊患者,均使用称谓用语,禁止使用禁语,推行微笑服务、有声服务、温馨服务。

（3）服务措施便民化:牢固树立"服务便民化,医患心连心"的服务理念,让服务方便、文明、快捷、安全、公开、实惠。

（4）服务方式信息化:青年文明号服务方式的创新不仅仅要靠医疗技术的创新,还要与患者建立休戚与共的情感联系才可能持久维系服务对象的忠诚度和满意度,这是青年文明号创建工作取得成功的关键因素。这就要求创建集体要积极采用先进的软件技术和信息化手段,改进对患者的服务水平,提高服务效率。

（5）服务行为规范化:提高青年文明号集体成员的综合素质和礼仪修养,规范服务行为,是青年文明号服务管理的重要环节。要做到仪表整洁、举止文明,态度和蔼、语言亲切、主动服务、周到热忱,一视同仁、诚信尊重,诊疗严谨、操作规范,发展创新、精益求精,廉洁自律、医风端正。

（6）服务延伸社会化:卫生健康行业作为以人的健康为服务对象和目标的特殊行业,其青年文明号需要把服务的范围延伸到人民群众健康全流程、各环节。延伸服务是在提供核心服务和支持服务的基础上为患者提供超值服务或额外服务。随着青年文明号的不断发展,创建集体不断改变服务模式,开展志愿服务活动、青年文明号进社区、进家庭等活动,越来越体现出对患者的人文关怀,促进了医患关系的和谐。

2. 青年志愿服务活动

志愿服务是现代社会文明进步的重要标志,是培育和践行社会主义核心价值观的重要内容。在卫生健康行业,将志愿服务作为青年文明号创建工作的重要载体,作为青年文明号集体提供优质高效服务的重要手段,把共青团组织两大"青字号"品牌工作有机结合、一体推动,是卫生健康行业青年文明号工作的一大特色。

从服务的形式看,卫生健康行业青年文明号集体开展志愿服务大多以义诊咨询、送医送药、结对帮扶、健康教育、应急救助等为主。从服务的空间看,可分为线下和线上服务。线下主要是"请进来",即动员社会力量以青年文明号为阵地,协助医务工作者为病患提供志愿服务;"走出去",即青年文明号成员作为专业的医务志愿者进农村、进社区、进学校、进厂站等。线上主要是利用互联网、新媒体等,义务开展专业的医疗卫生服务。

从服务的内容看,卫生健康行业青年文明号集体开展志愿服务主要聚焦以下重点内容:

（1）恤病助医:聚焦医疗服务质量和水平提升,构建和谐医患关系,组织动员在校学生、专业医务人员及社会各界志愿者、社会组织,以医疗卫生机构为主阵地,在导医导诊、咨询服务、心理干预、住院陪护、人文环境营造、社会资源帮扶等方面提供服务和支持,提升百姓看病就医的获得感和满意度。

（2）健康促进:聚焦健康意识提升、健康知识普及、健康生活方式宣传、健康社会氛围营造等方面,面向公众传递预防疾病、早期发现、紧急救援、及时就医、合理用药及合理膳食、运动健身、控烟、无偿献血等健康知识与技能,逐步提高全民健康素养,改善影响健康的社会环境因素,加快形成文明健康、绿色环保的生活方式,不断增进群众健康福祉。

（3）乡村振兴:聚焦脱贫攻坚与乡村振兴有效衔接,针对基层地区医疗卫生服务能力薄弱等难题,充分调动社会力量、链接社会资源,开展各类结对帮扶、爱心捐助、能力提升等服务。

（4）应急救援:聚焦新冠肺炎疫情等重大突发事件卫生应急救援,吸纳和依托具有专业知识的医疗卫生机构和医学院校人员成为医疗卫生应急志愿者的重要力量,开展重大灾害救援、疫情救助、心理疏导等服务,动员社会力量有序有效参与应对突发事件,推动专业志愿组织和队伍成为国家医疗服务体系的有益补充力量。

（5）疾病防控:聚焦心脑血管、癌症、慢性呼吸系统疾病、糖尿病、传染病、地方病等重大疾病和公共卫生服务,以儿童青少年、孕产妇、老人等为重点人群,设计开展预防近视和肥胖、婴幼儿照护、职业病防治、健康管理等有针对性的志愿服务项目,强化公众治未病意识,营造疾病防控良好社会氛围。

（6）心理援助:聚焦精神卫生和心理健康服务,针对儿童和青少年心理行为问题、老年性痴呆和抑郁、药物滥用、和重大灾害后心理创伤等方面,吸纳精神科医师、心理治疗师、社会工作师和护士等专业人员成为志愿服务骨干力量,动员社会力量广泛参与,及时、有序地开展心理援助志愿服务项目和活动。

（7）家庭关爱:聚焦提升家庭发展能力和家庭成员健康状况,以家庭和谐、人人幸福为理念,针对婴幼儿、青少年、妇女、老年人、流动人口等重点人群,开展建档立卡、入户探访、结对帮扶、优生优育、宣传倡导等服务,做好失独家庭关怀关爱活动。

（8）为老服务:聚焦应对人口老龄化,以"老有所养、老有所依"为理念,以老龄化程度较高的街镇社区为重点,以贫、病、孤、残等为服务对象,设计开展人文关怀、心理疏导、健康理疗、结对帮扶等各类志愿服务项目,弘扬尊老敬老的传统美德。

（三）青年文明号的文化管理

青年文明号文化,是指在长期创建青年文明号的活动中形成的、为集体成员所共有的思想作风、价值观念和行为规范。青年文明号文化是创建活动的财富和底蕴,是倡导职业文明和谐的基石,是青年文明号生存与发展的灵魂。

1. 文化管理的基本内容　青年文明号的文化管理基本内容概括为"四用"。

（1）用意识文化凝聚人心:要对青年持续开展理想信念、奉献意识、团队精神等教育,引导并鼓舞青年文明号成员自觉践行青年文明号理念精神,把个人价值的实现与集体发展的命运紧密联系起来,树立强烈的主人翁意识,实践全心全意为人民服务的宗旨。

（2）用标识文化打造团队:标识之于青年文明号,不仅仅是视觉符号和文字的简单摆弄,除了它本身固有的"标志性""独特性""象征性""纪念性""显著性""识别性""方向性""指引性"作用外,更深层次的是传达一种集文化、艺术、美学于一体的精神和理念。

（3）用人才文化激励青年:开展青年文明号创建活动,其目的是提高青年的职业道德水准、创新意识、团队精神,最终实现人才效益的目标。青年文明号文化所提倡的人才培养机制、人才激励机制、人才使用机制也与青年成长成才的规律相一致。

（4）用行为文化陶冶情操:青年文明号文化除了同化、融合、延续和凝聚方面的强大生命力外,其行为文化对青年道德修养的熏陶也独具魅力。以行为文化自觉地磨炼性情、砥砺意志、升华思想、锤炼操守;或者说通过自我修养和锻炼,塑造和培养良好的思想情感和道德意识,实现自我完善,是青年文明号行为文化的魅力所在。

2. 青年文明号创建主题的提炼

创建主题是指创建集体在创建过程中,对活动的观察、体验、分析、研究以及对活动内容的处理、提炼而得出的思想结晶。它既包含创建活动本身的客观意义,又集中体现了创建集体对活动的主观认识、理解和评价。创建主题是创建活动的灵魂,它决定创建活动的质量高低、价值大小、作用强弱。

(1)主题的基本特征:一是客观性:来源客观,是创建集体观察活动所得;二是主观性:带有创建集体自己的主观感情色彩;三是观念性:是创建集体的观念形态由感性上升到理性的东西;四是时代性:任何活动都属于特定的历史时期。

(2)确立主题的原则:一是正确:中心思想要鲜明,顺应时代,符合发展的需要;二是明确:创建目标明确,把握活动的内涵和行动的方向;三是简洁:言简意赅,避免含糊的字眼,以免容易引起歧义;四是务实:符合创建集体的实际情况。

(四)青年文明号的环境管理

青年文明号的环境,是指青年文明号集体中与创建活动有关的所有空间设施及精神理念、价值观念、制度规范、行为准则等事物的总和,它是青年文明号的物质基础,是青年文明号文化的外在表现。

1. 环境管理的基本内容　青年文明号的环境管理基本内容概括为"四性"。

(1)与整体规划相结合,体现协调性:创建集体是其所在单位的一部分,不能脱离单位整体规划而独立设计。协调性要求做到两个方面:第一,创建集体所在的场所与其所在单位的整体设计相协调。第二,创建集体所在的场所与其所在单位的整体风格相协调。风格的表现是一种无形的语言,可以表达审美观、思想理念、团队文化,与服务对象形成一种无声的交流。装修的基调色、设施的摆放都是风格的体现。

(2)与行业性质相结合,体现专业性:不同行业的服务性质不同,整体的环境特点也不同。第一,环境要为工作的顺利开展而服务,让环境体现行业特点。比如临床病区环境以就医便利、服务需要为主,而公共卫生系统的创建环境以方便快捷、便民利民为主。第二,环境的差异性取决于不同的服务对象群体。例如,患者对应医疗环境,消费者对应购物环境,这两种环境从设计到氛围的营造都不同。

(3)与专业特点相结合,体现针对性:对同一行业来说,内部的专业分工不同,决定了其环境体现的针对性有所不同。第一,根据服务对象的需求共性,有针对性地提供相应设施。例如,在医院,骨科的病房要配备轮椅、拐杖、适量的康复辅助设施;儿科的病房装饰要活泼,有适量玩具、画册,能缓解儿童住院期间紧张、烦躁的心理。第二,根据服务对象的个体差异,有针对性地采取不同的服务方式。例如,对多疑的患者要耐心,做到事前解释到位;对身体状况较差的患者,要多询问,加强护理。

(4)与经济现状相结合,体现实用性:环境的设计要经济实用,一方面要满足使用要求,给工作和服务带来方便,另一方面要尽量降低费用,追求最佳的性价比。一味追求环境外观档次的做法既不切实际,也造成铺张浪费。

2. 青年文明号的"三亮"制度

青年文明号的环境管理分软环境和硬环境两个部分。其中,"亮标识、亮承诺、亮监督"制度是硬环境的管理,具体归纳为"一栏、二卡、三牌、六上墙"。

(1)一栏:即青年文明号活动宣传栏。宣传栏是宣传创建集体创建事迹和创建成效的有效形式,是患者和家属认识并了解创建集体相关信息的重要渠道。宣传栏的基本要素是号徽、岗位成员名单、号手心语、主题、目标、口号以及创建宣传活动等。宣传栏要悬挂公示在醒目位置,注意与现场光线的结合,注意与服务对象走动区域的结合,注意与现场其他宣传栏的搭配结合,注意与其他相关修饰物的结合等。

（2）二卡:即青年文明号服务卡和征求意见卡或服务反馈卡。青年文明号服务卡是团中央最早倡导并推行的有效服务形式,是青年文明号活动的"名片"。旨在发动窗口行业青年文明号集体立足本职岗位,以解决群众实际困难为目标,以提供优质服务为内容的宣传卡片,它是青年文明号密切联系群众的桥梁和纽带。通过服务卡和意见卡的发放,征求服务对象对创建活动的意见建议,作为整改服务措施的有效依据。

（3）三牌:即创建活动告示牌;青年文明号牌匾;号徽、团徽、业务胸卡。创建活动告示牌即告示创建目标和级别,并进行公示监督。青年文明号牌匾即悬挂现有的级别牌匾（由命名机关发放）,务必在醒目位置悬挂,对最低级别的初始创建集体可以不悬挂。建议对需要上墙悬挂的所有牌匾进行统一的位置设计,以体现美观度和规范度。号徽、团徽、业务胸卡的佩戴要规范。

（4）六上墙:即青年文明号牌匾;创建目标、标识、主题、口号;服务承诺及内容;便民措施及内容;岗位成员照片;授牌机关监督电话。创建集体号手一览表是该集体全部成员的展示,内容包括每位岗位成员的照片、姓名、职务等,号长和副号长要注明。服务承诺及内容同样要突显科室的业务性质与功能,不能泛泛而谈,空洞甚至虚构,注意共性和个性服务承诺相结合。

（五）青年文明号的人才管理

人才管理是指对影响人才作用发挥的内在因素和外在因素进行计划、组织、协调和控制的一系列活动。

1. 人才管理的基本内容　青年文明号的人才管理基本内容概括为"四搭建"。

（1）搭建理想平台:要深入学习习近平新时代中国特色社会主义思想特别是习近平总书记关于青年工作重要思想,牢记习近平总书记对新时代青年的嘱托和寄语,树立远大理想,锤炼品德修养,练就过硬本领,以青春之朝气,奋斗之精神,建功新时代。利用座谈交流、集中学习和开展主题团日活动等形式,对青年进行理想信念教育,倾听青年所思所想所盼。

（2）搭建成长平台:关心帮助青年成长成才,是青年文明号人才管理的重要工作。要精心引好路子,细心搭好梯子,放心压好担子,切实为青年营造一个好的成长环境。根据青年特点,采取上下交流、外派锻炼、活动熏陶等形式,让青年在多岗位、多角色、多环境的实践中开阔眼界、增长才干,提高工作驾驭能力。

（3）搭建激励平台:开展优秀号手评选表彰,给予精神奖励和物质奖励,并在工资、奖金、疗养、技术职称评定等方面给予优惠。单位推荐优秀青年入党、入团,推荐优秀人才上重要岗位时,将优秀青年号手作为重要考察对象。

（4）搭建效能平台:搭建个人效能和团队效能相结合的平台,反映的是个体利益和整体利益的统一,进而保证组织的高效率运转。团队精神的基础是尊重个人的兴趣和成就,核心是协同合作,最高境界是全体成员的向心力、凝聚力。

2. 青年岗位能手

青年岗位能手活动是以青年为主体,以提高青年工作者岗位文明、岗位技能、岗位效益为基本内容,以岗位训练为基本途径,以规范、训练、考评、奖励为主要手段的一项培养优秀青年工作者的基础工程。

青年岗位能手活动是 1994 年年初由共青团中央、原国家经贸委、原劳动和社会保障部联合组织开展的一项在企业党政直接领导下,以共青团组织牵头组织协调、协同企业各部门一起实施的活动,是跨世纪青年人才工程的重要组成部分。

参评青年岗位能手要求是 16~35 周岁的中华人民共和国公民。拥护中国共产党领导,热爱祖国、热爱人民、热爱社会主义,深入学习贯彻习近平新时代中国特色社会主义思想,增强"四个意识"、坚定"四个自信"、做到"两个维护"。具备良好的职业道德和职业操守,遵纪守法、爱岗敬业、甘于奉献。精通本岗位业务知识,技能水平高超或工作本领高强,勇于创新创造,在本岗位上作出重要贡献,能够发挥示范带头作用。

青年岗位能手活动通过岗位练兵、导师带徒、技能比武等方式,选树和宣传先进青年典型,大力弘扬职业精神、工匠精神、奋斗精神,为党发现、培养、凝聚青年人才。

三、青年文明号行业管理

青年文明号活动从开展之始,就已超出一个单位、一个组织甚至一个行业的管理范围,建立了社会化的管理形式。青年文明号各行业(系统)管理部门充分发挥政策优势、管理优势和组织优势,组织实施青年文明号活动,使活动成为社会职业道德建设的重要载体、社会化管理的重要手段、不同行业互学互鉴的重要途径。

(一)青年文明号的行业联合创建

团中央联合 22 个部委组成全国创建"青年文明号"活动组委会,联合下发活动通知和表彰决定,召开有关会议,协同推动青年文明号活动开展。从自然人、企业等主体与经济社会管理发生直接关联的政务服务、商业服务、社会服务等"端口"行业和单位入手,面向公安、交通运输、卫生健康、文化旅游、海关、税务、市场监管、金融、铁路、民航、邮政等系统的"窗口"岗位,各类政务服务大厅、办事大厅等服务平台,法院、发展改革、司法行政、自然资源、住建、水利、商贸、应急管理、广电、供销等系统及中央企业的一线单位,提供养老、托幼、救助、帮扶等服务的公益机构,分门别类、因地制宜、成熟先行地制定行业标准。

各行业部委在具体组织实施过程中充分发挥政策优势、管理优势和组织优势,为青年文明号活动开展提供持续发展的动力。政策优势体现在部委印发文件、召开会议部署推进活动,将青年文明号活动纳入行业精神文明建设、党的建设和青年工作总体安排;出台管理制度和激励政策,形成积极导向,为活动提供有力保障。管理优势体现在成立行业创建领导机构,制定创建标准、考评办法,加强科学、规范管理。组织优势体现在行业广泛动员宣传,通过党、团组织有效覆盖,推进上下联动协同贯通,推动活动不断拓展和深化。

(二)青年文明号的培训

根据团中央《关于青年文明号优化调整工作指引》,进一步加强青年文明号创建的过程管理,以流程管理、达标牵动、品牌打造为着力点,促进"青年文明号"工作的项目化运行、科学化管理。各级"青年文明号"工作管理机构须健全年度"五个一"工作举措,即至少组织一次专题会议、一次集中培训、一次广泛覆盖的检查或调研、一项主题创建活动和搭建一个日常联系平台。"五个一"工作举措明确要求每年开展一次集中培训,普及青年文明号基础知识,提升创建实务能力和水平。

2015 年以来,国家卫生健康委联合共青团中央推动卫生健康行业青年文明号创建工作培训常态化。其中,单数年举办行业全国青年文明号表彰推进会并开展培训,双数年专门举办青年文明号创建工作培训班,各省(自治区、直辖市)卫生健康部门文明办和团委负责人、号长代表,国家卫生健康委机关各司局、直属和联系单位团组织负责人和号长代表参加培训。培训内容既包括青年文明号基本知识和创建实务,又有卫生健康工作政策、健康中国战略、共青团和青年工作、心理健康等内容;培训形式既有辅导报告、分组讨论、交流座谈,又有现场观摩、参观考察、典型展示。2020 年受疫情影响,青年文明号创建工作培训班从线下转到了线上,并首次将基层团组织和地市级以下青年文明号集体纳入全国培训,培训形式更为灵活,培训范围有效拓宽,培训人数大幅增加,是一次有益探索。

(三) 青年文明号的监督约束机制

完善有效的监督约束机制要提高创建自觉性,保证创建工作规范。

1. 监督的主体　对青年文明号进行监督的责任主体为命名单位(各级活动管理单位),职责是制定监督制度、组织监督检查、执行奖惩措施。执行监督的工作队伍,由青年文明号命名单位负责或主导,积极组建社会监督队伍。为便于工作开展,可委托下级活动管理机构代为监督检查,最终由命名单位作出监督结论。例如,对全国青年文明号监督的责任主体是全国创建"青年文明号"活动组委会办公室,可由组委会各成员单位或委托省级行业部门、地方团组织具体实施。

2. 监督的对象　青年文明号创建集体、纳入复核范围的往届青年文明号集体、对外公开青年文明号身份的往届青年文明号均应纳入日常监督范围。

3. 监督的内容　集体对外承诺是否有效兑现,创建活动是否切实有效开展,创建质量是否达到该级青年文明号要求,集体是否出现违法违纪事件、安全责任事故以及引发社会恶劣影响事件等。

4. 监督的手段　一是自查自评。创建集体自觉对照有关标准,定期自评并整改提升。二是交叉测评。以地域、行业为单位,组织创建集体间交叉测评、互帮互促、交流提升。三是社会监督。各创建集体依托对外窗口、服务载体及新媒体形式,亮明青年文明号的标识、身份,亮出公开承诺、投诉渠道,主动接受社会监督。

(四) 青年文明号开放周

2017 年以来,为发挥青年文明号的示范作用,进一步弘扬职业文明风尚、进一步动员青年创新创造,全国创建"青年文明号"活动组委会决定在全国各级青年文明号集体和创建集体中开展"青年文明号开放周"活动。国家卫生健康委按照全国组委会要求,先后以"青年建功十三五·青春献礼十九大""建功新时代·展现新作为""青春心向党·建功新时代""号声嘹亮·青年文明号向祖国报告"为主题,组织动员行业各级青年文明号集体,立足职业内涵的新发展,拓展线上线下社会参与平台,广泛开展亮明品牌标识、营造活动氛围、提炼文化素材、创作文化产品、加强健康宣传、开展公益实践、拓展网上空间、深化区域共建、搭建交流平台等活动,特别是义诊送药、科普宣传、志愿服务等富有行业特色的活动深受百姓欢迎,涌现出一批内容鲜活、形式生动、导向鲜明的微视频、宣传展板、便民手册、网络课程、图书文章等文化产品,展现了卫生健康行业青年文明号和广大团员青年创新创造的正能量和崇尚职业精神、服务百姓健康的新风尚。

考评实务

青年文明号的绩效考评,是指命名单位(各级活动管理部门)运用科学的方法、标准和程序,对青年文明号与创建工作有关的绩效信息(业绩、成就和效益等)进行观察、收集、组织、贮存、提取、整合,并尽可能做出准确评价的过程。

一、网络创建

网络创建是加强青年文明号信息管理的重要手段,它利用现代信息技术,充分开发信息资源,实现创建管理的信息化,提高青年文明号工作的效率和水平。

(一)网络报备

目前,全国青年文明号实施创建报备制度,依托青年文明号在线网络办公协同系统开展全国青年文明号活动的在线管理,强化申报集体的创建意识,加强活动管理机构对创建工作的规范化、动态化管理。

1. 网络报备时间 全国青年文明号采取届次评选制,两年为一个创建周期。网络报备工作按照"一届次一申报"的办法,当届申报、当届有效。各届次报备时间为:上一届全国青年文明号网络报备工作截止日后至当届全国青年文明号网络报备工作截止日前。

创建集体如准备参评当届全国青年文明号,需在当届报备周期初始,通过青年文明号在线网络办公协同系统提交创建全国青年文明号的申请,经活动管理部门审核通过后,集体正式成为全国青年文明号创建集体,纳入全国青年文明号参评范围。

2. 网络报备流程 集体需首先通过管理员获取线上用户名(编码),以此作为登录系统的身份凭证。集体输入用户名及密码进入系统后,根据系统提示,完善"集体档案""创建计划""发布季报""创建荣誉"等信息,如图2-2、图2-3所示。

集体填报名称务必规范准确,其他信息务必全面完整,确认后点击提交。如显示"提交成功",集体即成为"报备集体",进入管理员的审核序列。

省、地市、区县级青年文明号是否采取创建报备制度,各级各地并不统一,属于倡导推广的工作机制。

(二)网络创建

1. 网络创建工作 创建工作主要包含基础工作和评价管理两大模块。基础工作模块

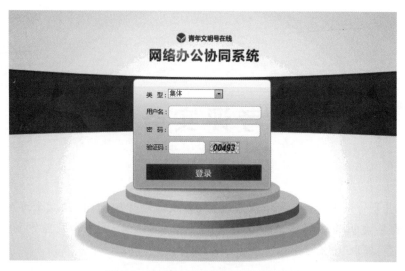

图 2-2　青年文明号协同系统登录页面

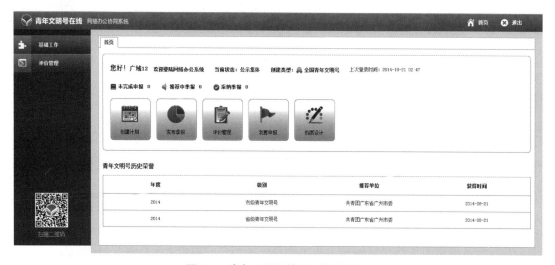

图 2-3　青年文明号协同系统主页面

包括了季报推荐、申报工作、集体信息、创建工作四个子模块。评价管理包含评价处理管理。如图 2-4、图 2-5 所示。

（1）季报推荐：季报信息添加完成后，点击"推荐"按钮，推荐给上级管理员审阅，有价值的季报可能会展示到青年文明号在线网站。已经推荐的季报不允许删除，点击"推荐明细"可详细查看季报推荐过程中需要通过的机构、审核先后顺序及审核意见。

（2）申报工作：是创建集体提交申请后，查看审核信息、审核明细和审核进度的界面。

（3）集体信息：包含档案管理和密码管理。档案管理囊括了创建集体基本信息、号长信息、集体概况、创建类型和集体介绍等内容。其中，号长年龄必须在 40 周岁以下，集体人数应在 6 人以上、200 人以下，35 岁以下青年人数占集体人数比例应在 50% 以上，创建类型应选择"全国青年文明号"，集体介绍要求为 300 字以内文字，相关信息应与集体概况及其他所填荣誉一致。创建集体的集体介绍可能会被推荐到青年文明号在线网站。密码管理则为密

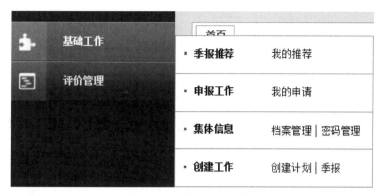

图 2-4 基础工作模块

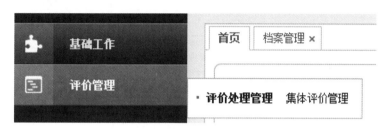

图 2-5 评价管理模块

码修改界面。

（4）集体荣誉：包含青年文明号历史荣誉和其他荣誉。青年文明号历史荣誉是集体曾经获得的青年文明号称号，其他荣誉则是除青年文明号以外的荣誉信息，获得奖项时间应为表彰文件下发时间，组织单位应为奖项发起单位。

（5）创建计划：是创建集体的年度计划，要求第一年度应在报备时填写，第二年度于次年 1 月 1 日至 2 月 28 日填写，每年度至少一条。计划开始时间应为活动计划最早执行时间，结束时间应为最晚执行时间，要求 2 000 字以内，主要介绍创建集体创建工作的年度计划。

（6）季报信息：要求创建集体在每季度末填写，填报时间在本季度最后 15 日到下季度前 15 日。季报信息采用信息报送方式，内容可以是通讯稿、活动报道、青年工作开展情况等，一个季报中可上报多条报送信息。每个季度至少填写一条，季报信息要与本季度创建计划相匹配，其中活动时间应为创建活动实际执行时间。活动简介要求 2 000 字以内，介绍创建活动的过程和意义。

（7）评价处理管理：显示来自移动端关于社会对创建集体的评价信息，集体可在该界面按照评价类型、处理状态筛选查询信息，并对评价信息进行回复，每一条评价信息只能回复一次。

（8）青年文明号理念：应为创建集体的创建口号，要求 50 字以内。

2. 网络创建流程 集体成为"报备集体"后，需及时跟踪、查看集体"当前状态"，如成为"创建集体"，则为管理员已审核通过；如未成为"创建集体"，需查看管理员反馈意见并及时处理；查看不到管理员意见的，可联系管理员提示其审核。如图 2-6 所示。

（1）集体成为"创建集体"后，应依托线上平台，加强创建台账管理，及时更新、完善创建工作内容。

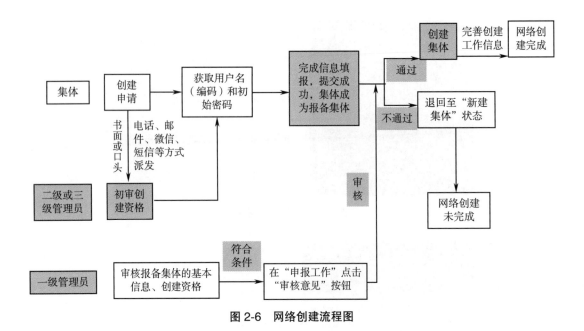

图 2-6　网络创建流程图

（2）集体应加强与管理单位的沟通，及时归集开展创建工作的相关信息（图文和视频等），在线提交至"创建工作动态"推荐给上级管理员查看。

（三）网络审核

1. 网络审核流程　二级或三级管理员负责对提出创建申请的集体进行创建资格初审，对具备创建资格的集体提供青年文明号在线网络办公协同系统的用户名（编码）和初始密码。

一级管理员对报备集体的基本信息、创建资格进行审核，将符合条件的集体确定为全国青年文明号创建集体，不符合条件的集体则退回至"新建集体"状态。如图 2-7 所示。

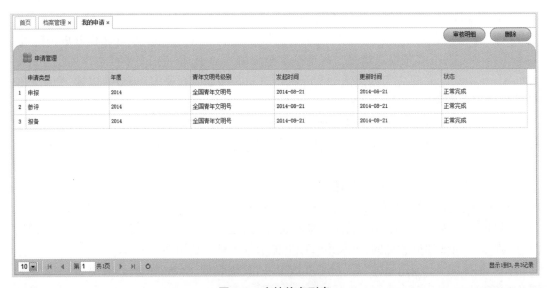

图 2-7　审核信息列表

集体可通过申报工作界面查询审核过程的路径和审核进度，通过“状态”栏查询申请阶段的最新进展，通过“审核明细”查询需要通过的机构、审核先后顺序、审核意见及审核时间。如图 2-8 所示。

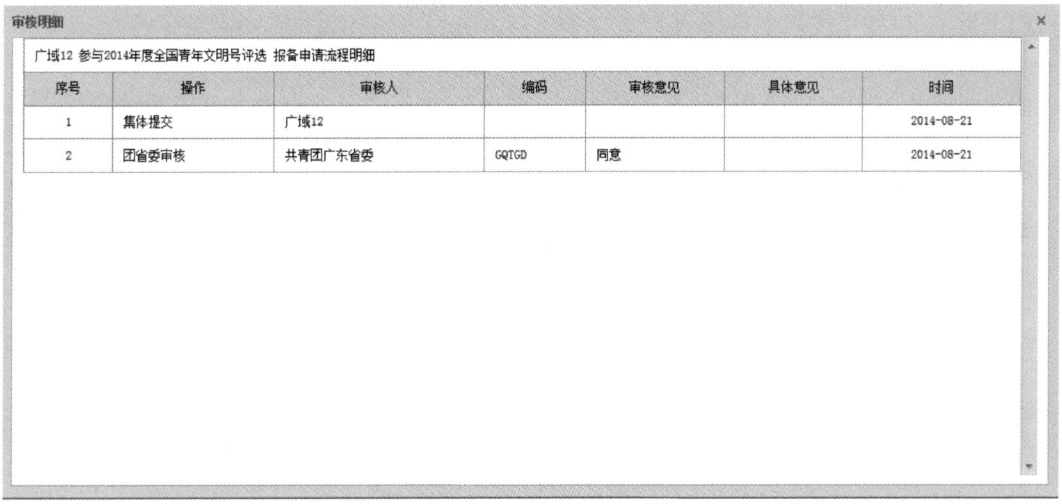

审核明细

广域12 参与2014年度全国青年文明号评选 报备申请流程明细

序号	操作	审核人	编码	审核意见	具体意见	时间
1	集体提交	广域12				2014-08-21
2	团省委审核	共青团广东省委	GQTGD	同意		2014-08-21

图 2-8　审核明细列表

2. 网络审核内容　青年文明号活动管理机构对集体的创建资格、创建信息进行审核，具体如下。

（1）集体是否符合基本条件：若出现集体人数在 6 人以下，或 200 人以上，或 35 周岁以下青年比例低于 50%，或集体所有负责人年龄均超过 40 周岁，以及海外青年文明号集体中国国籍人员占集体人数比例低于 80%，或主要负责人为非中国国籍等问题，均不符合创建资格。集体因工作需要发生集体名称变更，或集体因建制撤销并入其他集体或包含其他集体，或集体成员一次性变动比例高于 50% 等情况，由上级青年文明号管理机构核实信息准确性并作出相应处理。

（2）集体有无开展创建活动：如未按要求完成星级工作任务，或半年内不开展创建工作的、或创建态度消极被动的、或创建工作质量严重下滑等。报备集体应将近 2 年的创建计划、创建活动、创建过程等创建工作相关信息在线提交至“创建工作动态”并推荐给上级管理员查看。

（3）集体有无落实“五个一”工作举措：包括至少组织一次专题会议、一次集中培训、一次广泛覆盖的检查或调研、一项主题创建活动和搭建一个日常联系平台。

（4）集体有无社会评价欠佳：如服务承诺未能兑现、服务产品存在问题、服务效率低下等。

（5）集体有无完成一个创建周期内，至少参加两次达标考核并合格。

（四）常见问题解答

1. 管理员的职责是什么？

青年文明号办公协同系统设有一级、二级、三级管理员，负责全国青年文明号网络报备工作在本地区本行业的实施和推进。

一级管理员具体负责:为二级和三级管理员以及申报全国青年文明号集体的集体派发用户名(编码);指导下级管理员开展工作;审核报备集体的资格,确定全国青年文明号创建集体。

二级和三级管理员具体负责:配合上级管理员完成相关工作,对集体信息和创建资格进行初审把关,指导集体线上操作等。

同时,各级管理员需以青年文明号网络办公协同系统作为日常管理的重要载体,定期查看创建集体的"创建日志"和"社会评价"等工作动态,加强对其具体指导和跟踪推进。

2. 管理员如何为集体创建新的用户名(编码)和密码?

管理员登录网络系统,选择"青年文明号数据"——"全国青年文明号"平台——"新建集体"页面,点击"新增"按钮,在对话框内输入集体的规范名称、选择行业或地区,该集体用户名(编码)即可生成。各级管理员初始密码为1406,青年文明号集体初始密码123456。

集体采用初始密码进行首次登录,进入系统后即可修改初始密码。

3. 集体忘记用户名(编码)或密码怎么办?

如忘记用户名(编码),可在"找回账号"页面输入保密邮箱,页面即可显示用户账号;或可联系管理员,由管理员根据集体名称查询用户名(编码)并告知。

如忘记密码或系统提示"密码或用户名错误",可在"找回密码"页面输入保密邮箱,重置密码的链接将发送至该邮箱,登录邮箱点击链接后进行密码重置;或可联系管理员进行初始密码重置。

4. 集体发现归口平台选错了怎么办?(如,本应行业归口的集体通过地方团委平台报备,或本应某行业归口的集体通过其他行业平台报备,或拟申报创建全国青年文明号的集体通过省级或市级平台申请报备等。)

集体向应归口的管理员汇报情况,经管理员同意后,由管理员进行如下操作:管理员按照问题2的操作,对集体重新设置新的用户名(编码),且必须采用集体前次报备时使用的名称,此时集体前次报备的线上信息将会自动链接至新的用户名(编码),以新的用户名(编码)覆盖掉原有用户名(编码)。

注意:如管理员未能按照集体首次创建使用的名称创建,将会导致一个集体有两个用户名(编码)等其他错误。

5. 集体名称、职能、机构、人员等创建期内发生变更,如何处理?

集体变更可能有以下情况:①名称改变;②职能变更且名称改变;③原建制撤销,被并入其他集体或纳入其他集体;④成员一次性变动比例超过50%。

如出现上述情况,集体均应及时向管理员汇报,管理员核实信息准确性后,做出如下处理:

情况①:管理员核实后进入系统,在"青年文明号数据→全部集体→集体列表"的"集体档案"处修改集体名称,在"变更集体名称"一栏注明"曾用名称"。此时,集体"基本信息"中名称一栏则相应变更。

情况②:管理员根据实际情况审定,一般可按情况①操作。

情况③:管理员根据实际情况审定,如仍以原集体职能、工作、成员等为主体,则仍可按情况①操作;同时,集体需修改"基本信息"的其他内容。否则,一般应视为新的集体,管理员需对新集体的创建资格重新审核。

情况④:一般应视为新的集体,不再具备原集体创建资格,新集体需按照青年文明号层级创建要求,重新组织创建工作。

以上各类情况,凡管理员认为集体应取消创建资格的,线上有关操作需由全国创建"青年文明号"活动组委会办公室审定并实施。管理员负责通报集体处理意见。

6. 集体创建期内出现工作严重滑坡、重大事故、违法违纪等情况,如何处理?

为保证青年文明号先进性,应加强对集体创建过程的指导监督。按照《青年文明号活动管理办法》相关要求,出现以上情况的集体不符合青年文明号创建标准。管理员应将此情况报至全国创建"青年文明号"活动组委会办公室,由办公室确定取消其创建资格。之后管理员通报集体该情况,办公室在线取消集体用户名。

7. 网络报备集体的范围?

当届报备周期初始,已经进行过报备的历届命名的全国青年文明号集体只需通过青年文明号在线网络办公协同系统进行报备信息的更新工作,根据集体相关变动情况及时进行更新、完善创建活动信息,重点关注号长信息、集体青年比例、员工变动比例、荣誉情况、创建计划和创建活动信息。准备参评当届全国青年文明号的新集体需通过上述系统完善集体创建信息,并提交创建全国青年文明号的申请。

8. 如何学习操作教程?

青年文明号系统使用的详细操作说明在网络协同系统登录页面底端,点击"系统操作视频教程"可观看学习,点击"系统操作说明"可下载文字版学习。如图 2-9 所示。

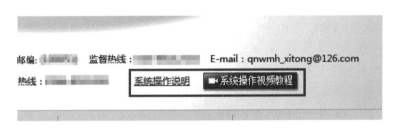

图 2-9 系统操作说明

9. 如何咨询问题?

集体遇到在线操作问题,可直接向归口管理的三级或二级管理员咨询。如遇个别疑难问题,可由管理员直接向系统工程师咨询,答疑邮箱为:qnwmh_xitong@126.com。"常见问题说明"在"青年文明号在线"网站和系统的登录页面底端予以公布。

二、评审考核

青年文明号的评审考核是检验创建结果的重要依据。通过对申报单位采取竞标答辩和现场考核相结合的办法进行综合评估,确保结果的公平、公正、公开。

(一)申报考核

青年文明号采用逐级申报的原则,符合申报条件的创建集体,要如实填写有关材料。取得省级青年文明号称号、已开展国家级青年文明号创建活动 2 年以上的卫生健康行业青年集体并按要求完成创建报备工作的集体方可参加。青年文明号集体提交申报材料后,由各省卫生健康委青年文明号活动管理部门进行资格审查,确认其参与资格。

(二)现场考核

由各省卫生健康委青年文明号活动管理部门组织专家,根据《全国卫生健康系统国家级青年文明号测评指标》对创建集体开展现场查看、台账资料查阅及访谈等形式的现场考核量化评估。

国家卫生健康委适时组织相关领导和专家或组织、委托各省卫生健康委青年文明号活动管理部门领导及专家交叉到各省开展互查互评工作。

(三)竞标答辩

在青年文明号考核程序中积极推行竞标答辩环节,使之成为创建集体相互比武的"擂台",青年展示才华的"舞台",互学互鉴共同提升的"平台"。

1. 汇报稿的撰写

(1)在"做足规定动作,擦亮自选动作"上下功夫:"规定动作"是指汇报的基本内容,主要包括创建基础、创建特色和创建成效三部分。新申报的集体要求比较完整的汇报,参加星级复核答辩的集体,则侧重于汇报近两年的工作。"自选动作"是指创建集体的特点、亮点,要重点概括和展示,凸显"竞标"的深刻内涵。

(2)在"有灵气,接地气"上下功夫:"有灵气"是指汇报的主题要捕捉时代的气息,以小见大地反映集体创建工作。"接地气"是指汇报要符合本创建集体的实际情况,求真务实,不说空话、套话、虚话。

(3)在"逻辑清晰,结构严谨"上下功夫:智者,侃侃道来,重点突出,内容翔实,逻辑严谨,丝丝相扣。逊者,不得要领,不知所云,唯唯诺诺,其结果不言而喻。

(4)在"语言流畅,化繁为简"上下功夫:演讲稿讲得有波澜,主要不是靠声调的高低,而是靠内容的有起有伏,有张有弛,有强调,有反复,有比较,有照应,因此语言流畅是关键。同时,由于评委和听众来自不同的专业、不同的岗位,汇报稿尽量少用学术语言,多用通俗语句,更不能用"排他性"语言。

2. PPT 的制作

汇报人使用 PPT 配合演讲汇报,可以达到图文并茂、生动活泼、直观展示、信息量大等效果。

(1)服从大局:一般情况下,PPT 的内容包括创建基础、创建措施、创建特色、创建成效四大部分。PPT 制作人要认清 PPT 是汇报工作的辅助工具,不能喧宾夺主。朴实而不乏幽默,严谨而不失活泼,达到相辅相成的目的。

(2)抓住要点:PPT 用色建议使用传统的颜色,如商务蓝、中国红、简洁灰,是中国的大众色,也是大家比较容易接受的颜色。因汇报内容较复杂,PPT 背景一般都是由色块、线条以及简单点缀图案组成,部分人也喜欢有一些亮光之类的点缀色,放置内容的空间尽可能开阔。PPT 内容一般遵循工作汇报的框架,即包括前言或背景、实施情况、成绩与不足、未来规划等。此外,适当的保留汇报文字,运用图表、图片和动画等要素,增强汇报的立体感和文字的说服力。

（3）突出个性：当确定PPT的制作框架后，可以根据集体的特色，选取汇报关键点制作1~2张主题鲜明、吸引眼球的PPT，可起到锦上添花、突出个性、让评委留下深刻印象的作用。

3. 汇报技巧

（1）突出重点：创建特色、创建效果直接反映了创建的水平，是汇报的重点。会上要让评委和同行认可，必须做到观点提炼要准，语言运用要精，表达风格要灵。

（2）语言干净、准确、朴实：干净指语言干净，不要拖音，女同志声音清脆，男同志声音厚实有穿透力，体现一个清字。准确指发音准确，会断句和掌握节奏，语言有起伏，体现一个情字。朴实指语言表达朴实，汇报不需太多的雕塑，要的是把真实的创建工作汇报给评委和观众，体现一个真字。

（3）相得益彰：汇报人与PPT要紧密配合，由于时间有限，汇报人不一定照PPT读，既要发挥PPT的视觉冲击力及文字大容量的特点，更要发挥汇报人的语言表达能力。

（4）态势得体：演讲中的态势语又称为无声语言、体态语言、形体语言、"道具"语言等。态势语可分为动态语言，包括眼神、手势、表情等；静态语言，包括服饰、姿态、神态。汇报者要全身站立，头部保持直立，站在讲台的中间，两脚自然平行分开，距离与肩同宽，两手轻松下垂靠身体两侧，脚跟站稳，重心放在右脚上。要面带微笑，目光尽量与全场交流。服装要求整洁大方，庄重朴素，轻便协调，色彩和谐。常见的不良动作有：矫揉造作，装腔作势，东西摇摆，抓耳挠腮，惊慌不安，死盯稿件，叉腿抖脚，手舞足蹈，奇装异服，口袋鼓胀，等等。

4. 答辩

答辩环节主要为评委提问环节。回答问题要做到：

（1）沉着镇静：上台不要紧张，首先要听好题目，理解题目，搞清楚考官提的核心问题是什么，没有听清楚可以提出来。

（2）问有所答：回答问题要紧扣主题，问什么答什么。要思路清晰，反应迅速，语言精简，表达流畅，具有一定的说服力。

（3）自信自圆：建议回答概念题时，先回答概念及关系，然后根据本集体的实践进行解读。解读要自圆其说，不能逻辑混乱。

（4）密切配合：上台的正副汇报人要分工协作，一个主答，其他人补充。要善于运用和把握好"回答完毕"。

（四）综合评估

根据现场考核、答辩情况等综合评估分数进行排序，按照国家卫生健康委分配的名额确定推荐候选集体。其中，各省推荐集体中排名较后的集体可能还要参加国家卫生健康委文明办举办的卫生健康系统全国青年文明号竞标会。

三、命名评定

对所有通过评审考核并取得称号的青年文明号集体，经相应级别卫生健康青年文明号管理部门审核，并报该级别青年文明号活动管理领导机构批准，由该级卫生健康部门和团委联合进行命名、表彰，并授予青年文明号牌匾。

（一）表彰激励

1. 命名单位和集体所在单位应采取物质奖励和精神奖励相结合的办法,在项目支持、政策倾斜、工资奖金、提拔使用、推优荐才等方面,对青年文明号和集体成员制定并落实有力的激励政策。鼓励对持续创建和多次命名的青年文明号给予更大力度激励。

2. 应将青年文明号作为培养青年人才的阵地,力争将创建青年文明号活动纳入本行业本地方的人才工作体系、青年工作体系,大力培养青年文明号号长和青年骨干。

3. 各级青年文明号活动管理部门可在表彰青年文明号的同时,表彰在组织开展青年文明号活动中表现突出的管理单位和个人。

4. 各级青年文明号活动管理部门应大力宣传创建青年文明号活动中涌现的先进经验、事迹,发挥榜样示范带动作用,营造创先争优的浓厚氛围,激发广大青年的奋进动力。

5. 青年文明号实行挂牌制度。正在创建的青年集体要统一挂"争创青年文明号"标牌。凡获得各级青年文明号荣誉称号的集体,要挂相应级别的青年文明号牌匾。牌匾按标准统一制作,悬挂在岗位现场,接受社会监督。

（二）复核评定

1. 推行"三级三星制"

总体上,每个行业确立 3~5 个等级的标准,其中至少包括全国、省、地市等 3 个等级,对县区、基层一线等不做统一要求;强化持续创建导向、正向激励导向,每个等级用 3 个星级对青年文明号集体被认定次数予以标注,每被认定 1 次为 1 星,最高为 3 星。

对于以往已被认定为青年文明号集体的,在"三级三星制"范围内予以确认。对于自 2020 年起创建青年文明号集体的,须从地市级开始,实行逐级创建、逐级认定。在同一等级内,星级越高,将获得越多等级晋升认定、推荐评优奖励等机会。

2. 工作流程

将原有的报备程序调整为备案程序,并对有关环节进行简化优化,形成"简易备案——对标创建——达标考核——审核认定——常态监督——动态调整"的工作流程。

（1）简易备案:指申请创建地市级（含）以上青年文明号的集体就基本信息予以备案即可。申请创建地市级（含）以上"青年文明号"的集体,由下一级团组织审核符合基础条件后,向该级"青年文明号"组委会备案。县区级团委、基层单位团委组织开展本级"青年文明号"工作,可根据实际参照执行。

（2）对标创建:指创建集体依照所在行业标准开展创建,暂无行业标准的依据《青年文明号活动管理办法》开展创建。

（3）达标考核:指各级"青年文明号"工作管理机构（组委会或团组织）依据相应标准,对提出达标申请的创建集体进行考核。在一个创建周期（一般为 2 年）内,各级"青年文明号"工作管理机构至少集中组织 1 次达标考核;重点关注是否强化工作理念、符合达标标准、促进职业文明意识和职业素养提升、体现优中选优导向等方面;可采取直接考核、委托下一级考核、指定第三方考核等方式,以审核材料、竞争性答辩、现场检查、交叉互评等形式进行。

（4）审核认定:指各级"青年文明号"工作管理机构对通过达标考核的创建集体,认真履行审核、公示、认定等程序,对相应的等级和星级进行确认。

（5）常态监督：指不断健全自查自评、交叉测评、社会监督等日常化、多维度、公开性的监督机制。建立完善自查自评机制，创建集体自觉对标有关标准，定期自评并整改提升。建立完善交叉测评机制，以地域、行业为单位，组织创建集体间交叉测评、互帮互促、交流提升。建立完善社会监督机制，各创建集体依托对外窗口、服务载体及新媒体形式，亮明"青年文明号"的标识、身份，亮出公开承诺、投诉渠道，主动接受社会监督。

（6）动态调整：指根据监督反馈情况，对符合条件的创建集体，在"三级三星制"的范围内进行动态调整；对反响较差且经核实的集体，予以警告提醒、调整星级、撤销称号等不同程度处理。

第三章

案例篇

我们处在前所未有的变革时代,干着前无古人的伟大事业,如果知识不够、眼界不宽、能力不强,就会耽误事。年轻干部精力充沛、思维活跃、接受能力强,正处在长本事、长才干的大好时期,一定要珍惜光阴、不负韶华,如饥似渴学习,一刻不停提高。

实践出真知,实践长真才。坚持在干中学、学中干是领导干部成长成才的必由之路。同样是实践,是不是真正上心用心,是不是善于总结思考,收获大小、提高快慢是不一样的。如果忙忙碌碌,只是机械做事,陷入事务主义,是很难提高认识和工作水平的。

——习近平在中央党校(国家行政学院)中青年干部培训班开班式上的讲话
(2021 年 9 月 1 日)

地 方 经 验

一、上海市卫生健康委团委

立足岗位　青春建功

上海市卫生健康行业青年文明号创建工作在国家卫生健康委文明办、上海市卫生健康委党组和共青团上海市委员会的指导下,围绕中心、服务大局,以青春建功为主题,发挥"青"字号品牌作用,努力使共青团工作更好融入业务工作,主动服务卫生健康行业的发展。20多年来共评选出58个全国青年文明号,584个市级青年文明号,近千家厅局级青年文明号,成为行业青年展现高度职业文明的一道亮丽风景线。

(一) 工作背景

上海卫生健康青年分布在申康医院发展中心,复旦大学、上海交通大学医学院、同济大学、上海中医药大学、海军军医大学、上海健康医学院等6所高校,以及黄浦、静安等16个区、17家上海市卫生健康委委属单位、中福会、企业职工医院、社会医疗机构等各级各类医疗卫生单位中,40岁以下的行业青年共16万人。因此,上海市卫生健康行业的"青年文明号"创号工作,由上海市卫生健康委团委牵头,针对所有这些医疗机构中的青年,实现整个卫生健康行业的带头作用。除此之外,上海市卫生健康行业青年文明号工作,按照"逐级评审"的要求,评选工作也由上海市卫生健康委团委组织开展。

(二) 具体做法

1. 建章立制　上海市卫生健康委团委成立创建青年文明号工作组委会,设立观察员制度,制定工作要求、评审细则,将青年文明号创评与文明单位评选挂钩。上海市卫生健康委团委严格审查各医疗卫生单位所提交的申报表,要求组织建设上需配备工作领导小组和领导机制,设立目标应具备群众的需求意见、青年岗位发展需求、发挥更大的示范引领作用等,特别是针对青年人数占比、号长年龄等硬性条件上开展重点筛查,对于是否有一票否决问题的创建集体开展逐一核查,保证创建要求的合规,竞争环境的公平。2019年之前,上海市卫生健康委团委按照申康、高校、委属、区属等各口平均分布的原则,对市级创建集体进行分组,每组10个左右创建集体。2019年,率先成立上海社会医疗机构团建联盟,从制度上保证引社会办医入"创号"轨道。调整分组标准,以"交流效果最佳化,工作促进价值最大化"为目标,以"学科相近、岗位相关"原则对创评集体进行分组,突出共性、聚焦重点。

2. 规范管理　为了充分提高号长及号内骨干的主观能动性,上海市卫生健康委团委从细节着手,开展青年文明号号长培训、号长资格认证考试,在很大程度上提升了各集体创号的意识和工作的水平。同时按照申报集体进行平均分组,每组设立牵头单位,在此基础上设置观察员和联络员。

牵头单位负责组织本组的互学互访互评等整体协调工作,需要做好小组各个集体的创建资料收集、互学互访活动组织与反馈以及最终的小组互评工作;观察员全程参与小组内互访互评活动,落实创建活动的基本规范和监督管理,当创建集体出现如号长无故不参与互学互访互评、不提交创建活动资料、创建集体或成员有违法违纪行为等,观察员有权提交反馈意见至上海市卫生健康委团委,经组委会讨论后取消相关创建集体的评选资格,同时取消下一年度申报资格;联络员负责联络各个小组召集集体号长,同时负责所有资料的整理与审核,以及相关活动的宣传报道,确保创评工作按计划有序顺利开展。上海市卫生健康委团委指导市级、行业级青年文明号创建集体开展互学互访活动,第一阶段互访重在学习,第二阶段互评展示创评结果和创新创效案例,重点交流创建集体之间的制度建设、创建举措、工作实绩。主要采用的形式以现场参观、经验交流、公益志愿活动、创新创效专题研讨及其他各类交流活动为主,促进创建集体之间的相互学习和提升。

3. 逐级评审　按照 2017 年 4 月出台的《上海市青年岗位建功行动管理办法》“号、队、岗”创建采取自下而上、逐级创建、逐级评选的办法进行,参评市级“号、队、岗”须首先获得下一级“号、队、岗”称号。目前,上海各区组织创建的青年文明号、高校组织创建的青年文明号以及由上海市卫生健康委团委组织创建的卫生健康行业青年文明号属同一级别,创建上海市青年文明号的集体必须是区级号或者高校号或者行业号已经创建成功的。以往上海很多区都没有区级青年文明号的相关创评工作,已经开展创评工作的各区因覆盖多个系统,基层医疗卫生单位可获取的资源也极其有限,为了能让卫生健康行业基层的集体都有创建市级青年文明号的机会,以展现基层青年文明号的风采,2017 年,上海市卫生健康委团委启动卫生健康行业青年文明号评选工作,组织开展申报、分组、互学互访互评以及最终评选。

例如,2019—2020 年度上海市青年文明号创建集体共有 229 个、上海市卫生健康行业青年文明号创建集体共 140 个,按集体的规模、专业等条件细分为 21 个市级号创评小组和 13 个行业级号创评小组,每组含 9~12 个集体,设 2 名观察员,1 名联络员。其中,行业级号和市级号同时进行创建,并且各医疗卫生单位在选择申报时,只可选择一项,不可两项同时申报,所以竞争更加激烈,对创号的要求也更高。在互学互访阶段,以学科相近、岗位相近原则分组,力求使交流效果最佳化,工作促进价值最大化。

4. 特色理念　上海市卫生健康委团委根据团中央、国家卫生健康委机关团委和上海团市委关于“青年文明号”创建的最新要求,制定每次行业青年文明号评选方案。上海市卫生健康行业以“人人健康 +X”的模式要求(即,人文医学的思想融入创号全过程;人才培养的工作融入创号全过程;健康促进的理念融入创号的全过程;以问题为导向的各类创新创效)创建。通过几年的积累,目前上海号内形成各类创新创效做法 300 余例,其中服务创新约 55%,管理创新约 15%,技术创新约 30%。上海市卫生健康委团委已将青年文明号创新创效案例汇编成册,300 多项创新举措力求以岗位小细节的持续改进彰显人文关怀、温润医患关系、提升行业温度,切实把青年文明号的创建工作与推进改善医疗服务行动计划、助力青年成长等工作挂钩,形成“一号一品牌”的局面。

在评选标准的制定方面,行业号评选采取打分制。主要分为制度建设、创建举措、工作实绩三大板块,其中创建举措占比最大,意在突出创建集体在创评过程中的实际行动,尽可能地避免"打酱油""走过场",在创建举措中尤其以创新创效占分最高,重点表现集体的创新要素和创新能力。

上海市卫生健康委团委在开展行业青年文明号的工作中虽然已自成一套完整的体系,在一定程度上起到了引领示范的作用,但仍然存在不足之处,亟待完善和优化。在探索中不断优化卫生健康行业青年文明号评审方案和工作机制,实现由结果性的"评比表彰"向过程性的"创建达标"转变,力争经过一段时期,形成动员行业青年服务大局的"建功大舞台",发挥引领职业文明的"行业高标杆"作用。

上海市卫生健康委团委将始终秉持"引导青年立足岗位作贡献,当好群众健康守门人"这一初心。强化大健康发展理念,坚持人民至上、生命至上,着力打造具有卫生健康行业特色的岗位建功青春行动,继续挖掘和探索青年文明号在发挥行业青年的作风建设、人才培养、创新能力、服务质量等方面的巨大作用,为建设高标准、高质量的卫生健康行业添砖加瓦,为健康上海、健康中国的建设不懈努力。

二、浙江省卫生健康委团委

守好红色根脉 不负健康使命
为高水平建设健康浙江贡献青春力量

青年文明号创建活动在浙江卫生健康系统开展以来,历经20余年,在国家卫生健康委文明办和共青团浙江省委的关心指导下,在省卫生健康委党委的坚强领导下,浙江卫生健康系统共青团紧扣"谋人民健康之福、解群众疾病之苦"的行业使命,不断优化评价体系,持续完善选拔机制,努力提升创建管理质量。目前,已成功创建64家全国青年文明号、472家省级青年文明号,上千个争创集体充分发挥青年文明号凝聚培养人才、服务党政中心、助力青年成长成才的示范引领作用,为高水平建设健康浙江贡献青春力量。

(一)优化标准明导向,着力构建与时俱进的工作质量评价新体系

2010年,浙江省卫生健康委团委推出行业创建质量评价标准《浙江省卫生系统省级青年文明号考评细则》,被全国创建"青年文明号"活动组委会发文推荐,《中国青年报》头版头条刊登具体做法和经验,系统各级各类优秀团队像雨后春笋般成长起来。我们认识到一套合适的评价标准和制度体系带来的导向力量,制定了《浙江省卫生系统省级青年文明号动态星级管理办法》,在省级青年文明号集中竞争选拔时,同步进行分类定级(分别为三星级、四星级、五星级),纳入动态星级管理。每一轮省级青年文明号入围集体中,按照得分排序,五星级不超过5家,四星级不超过15家,其余为三星;原有未定级的省级号如需申报国家号,必须在国家号预申报前进行定级;现有省级号或定级满一年以上,可申报晋级;对复核不达标的星级青年文明号,将根据具体情况签发警告通知或降低星级、甚至销号;申报国家级青年文明号,必须是取得五星级1年以上的集体。

党的十九大以来,党对卫生健康工作和共青团工作都提出了新的更高的要求,站在新

时代的新起点,我们对照《青年文明号活动管理办法》《全国卫生健康系统国家级青年文明号测评细则(试行)》,重新制定印发了《浙江省卫生健康系统省级青年文明号评价细则(试行)》,2019年在充分征求意见的基础上,又对《评价细则》进行再次修订完善,明确提出号长须为集体业务、行政或党组织负责人之一,在思想引领上明导向。在建党100周年之际,结合党史学习教育,将青年文明号创建工作与正在开展的党史学习教育相结合,积极组织开展"学党史,强信念,跟党走"学习教育,并将开展情况作为重要考核内容。日常开展以"青年文明号·青春心向党"为主题的实践活动。集中开展以"号声嘹亮·青年文明号向祖国报告"为主题的"青年文明号开放周"活动。在创建举措上明导向。我们把青年文明号助推医疗卫生服务领域"最多跑一次"改革、助力"县域医共体"改革等工作的具体措施和效益成果细化为评价指标,引导创建集体围绕卫生健康改革发展重点任务抓创建。在创建成效上明导向。认真贯彻落实中共中央办公厅印发的《关于解决形式主义突出问题为基层减负的通知》要求,取消"一票否决"项,简化对台账资料的考核,注重创建实效和服务对象的口碑,努力构建具有鲜明行业特色的创建工作评价体系。

(二)完善流程调结构,着力形成兼顾基层的选拔推荐工作新机制

2010年,我们一改以往名额分配的做法,首次在全国号的选拔推荐中引入竞标答辩机制,从伯乐相马到赛场赛马,不同工作性质不同层级单位的创建集体都能在同一个平台上交流展示、公平竞争,极大激发起创建集体的参与热情。但随着工作的深入,我们又发现了一些机制上的不足,如"做得好不如讲得好",一次竞标汇报不足以全面考核一个集体两年创建实绩;还有基层单位创建集体在软硬实力上与省、市级单位集体的先天差距,影响基层创建信心。对此,我们设计了创建申报(组团初选)、中期考核(互查互学)、现场展示(竞标答辩)的选拔评价流程,分三个环节对集体创建工作进行全周期的跟踪评价。

2020年9月国家卫生健康委文明办明确将浙江作为"青年文明号"优化调整试点省份。面对新的历史发展机遇和时代发展要求,我们积极响应并立即投入改革实践,以第20届全国青年文明号的申报评选工作为契机,根据浙江省"号、手"活动组委会办公室《关于开展2020—2021年度浙江省青年文明号创建报备工作的通知》精神,我们印发了《关于开展全省卫生健康系统2020—2021年度省级青年文明号创建报备工作的通知》,严格按照"简易备案-对标创建-资格审查-达标考核-审核认定(项目论证)-常态监督-动态调整"的工作流程,采取先报备再创建的过程管理,以自下而上、逐级申报的方式进行,在原有的基础上适当提高了基层、区(县、市)医疗卫生单位的名额,调动基层创号积极性及获得感。2021年经各省级医疗卫生健康单位、市卫生健康委团组织审核符合基础条件并推荐的简易备案申报集体72家中省、市、县三级比例为31∶30∶11;5月,确认达标考核申请的省级青年文明号创建集体共66家,省、市、县三级比例为30∶26∶10;申报五星级认定的往届省级青年文明号集体28家,省、市、县三级比例为12∶12∶4。6月,根据省级单位查地市,地市查省级单位,相互不交叉互查原则,组建8个互查互学小组,进行相关培训,对创号集体进行检查。

(三)压实责任强担当,着力打造系统联动的行业团青工作新格局

一是强化创建管理体制。我们始终坚持党建带团建、团建促创建的工作理念,实行党委牵头、团委主抓、系统联动的创建管理架构,委直属机关党委专职副书记、党建工作处处长担

任系统"青年文明号、青年岗位能手"活动组委会办公室主任,直管日常创建工作,各市卫生健康委和各级医疗卫生健康单位都成立了以单位党政主要领导为组长的单位创建活动领导小组。

二是建立联络沟通机制。系统各级团组织抓好主责主业,青年文明号创建活动成为委团委联系和指导系统各级团组织的重要载体和抓手,系统每年召开年度工作会议,每两年召开一次"号、手"工作推进会,每两年举办一次青年文明号号长资格认证培训班。委团委专门设置半年期的挂职书记助理岗位,培养基层团干部,提升行政能力和团的业务水平,各级团组织以创建工作为纽带,广泛开展团的各项工作交流与合作。

三是打造青年服务招牌。委团委在各级青年文明号集体开展"健康浙江 青春力量"系列活动,并提出了"更高""更快""更好"的要求。"更高"就是要求省级单位重点在提高医疗质量安全、努力打造"医学高峰"上下功夫;"更快"就是要求市级单位重点在助推"最多跑一次"改革、深化"跑小青"活动上下功夫;"更好"就是要求县级单位在助推"县域医共体"建设、在家门口服务好群众上下功夫。要求各创建集体充分发挥青年文明号集体和创建集体的先进性、示范性作用,正确把握卫生健康事业改革发展重点难点,积极投身浙江省卫生健康"1+5"改革攻坚热潮,在助推"最多跑一次"改革、健康浙江建设、县域医共体建设、"三医联动"改革、卫生健康数字化转型和医疗质量安全提升中当好突击队。让更多优秀青年集体通过创建,引导行业青年钻研医疗技术、苦练职业技能、提高服务能力、强化行业自律,展现一流的职业素养,创造一流的工作业绩。

奋斗是青春最亮丽的底色。下一步,我们将进一步总结经验,以青年文明号创建工作为契机,大力加强卫生健康行业基础建设和医德医风建设,不断提升青年职业素养,生动诠释"敬业、协作、创优、奉献"的青年文明号精神内涵,争取以优异的创建成效推进青年文明号建设再上一个新台阶,为助力卫生健康领域高质量发展、建设共同富裕示范区贡献青春力量。

三、杭州市卫生健康委团工委

以护佑健康之心,展杭卫青号之行

近年来,杭州市卫生健康系统青年文明号创建工作在杭州市卫生健康委党委的高度重视下,在浙江省卫生健康委团委和杭州团市委的大力指导和支持下,切实把握卫生健康系统职业特点,持续强化组织引领、丰富创建内涵、扩大活动覆盖、增强品牌影响,形成了"上下联动、市区互动、齐抓共管、良性发展"的良好格局,成为展示新时代杭州卫健青年风采的"重要窗口"。

(一)突出科学管理,强化流程规范

作为行业联创单位,杭州市卫生健康委专门成立全市卫生健康系统青年文明号创建工作领导小组,强化组织领导,积极推动建立逐级推荐、创建公示、社会监督、动态管理等一系列工作制度,创建管理工作体系进一步科学化、规范化。

一是细化考核标准。按照《青年文明号活动管理办法》以及上级团委的创建规范要求,专门研究制定包括 5 大类 37 条的《杭州市卫生健康系统青年文明号考评细则》并根据实际

工作持续进行完善,明确争创集体工作方向。

二是实化评审创建。采取申报备案、资格审查、集中竞标和现场考查相结合的评审方式,对所有申报下一轮省市级青年文明号的创建集体全部采取预申报制度,未申报不得参与评审;对新申报集体采取高标准、严要求开展考核,淘汰与争创比例原则上在50%以上。

三是强化动态管理。严格开展复评考核,对连续五年未能晋级的市级号集体,在复评时予以淘汰,并鼓励其重新争创下一轮市级号;对前五年内所有命名的市级号集体每年通过资料审查和实地暗访等形式开展复核,对不符合标准的集体取消命名,实行动态管理,避免"一评定终身"。

四是固化互观互检。定期组织召开青年文明号创建工作相关培训和交流学习活动,经常性组织系统内、外青年文明号参与互观互检,进一步增加现场抽检、互检互比等多元化评价手段,通过互查互学带动互促互进,从整体上提升全市创建集体的精神面貌、业务水平和工作能力。

(二)突出系统联动,强化组织覆盖

青年文明号创建作为一项系统性综合性工程,在工作推进中强化系统联动,突出活动主题,创新工作载体,切实加强与志愿服务、青年人才培养、基层团组织建设等的结合,以青年文明号创建为枢纽带动基层团组织工作整体提升。

一是扩大覆盖范围。在系统医疗卫生单位和青年员工的支持和参与下,杭州市青年文明号创建领域覆盖从市级医疗卫生单位延伸到基层、区(县、市)以及民营医疗卫生单位,岗位范围从服务窗口行业拓展到临床一线、后勤保障、科研教育以及重点工程等,杭州市现有市级青年文明号145家。

二是加强政策支持。为激发青年文明号集体创建动力,杭州市卫生健康委明确要求各医疗卫生单位加大创建支持力度,强化工作经费、场地和人员等要素保障,同时在优秀团组织和个人先进推荐、荣誉评选等方面给予青年文明号创建集体一定程度的倾斜。

三是明确考核推动。杭州市卫生健康委党委将青年文明号工作成效纳入系统大党建考核指标,强化各医疗卫生单位党组织的带动引领;同时委团工委将青年文明号创建工作纳入对基层团组织的考核评价内容,切实发挥考核指挥棒作用,有效引导青年文明号集体作用发挥。

四是做好择优推荐。积极鼓励和培育市级青年文明号集体争创省级号和国家号,明确提出每个市级医疗卫生单位和区、县(市)卫生健康系统至少争创1家省级号的工作目标。系统现有国家级青年文明号集体5家(分别来自市级医院、县级医院、基层医疗机构和民营医疗机构),省级青年文明号集体9家(其中五星级省级号2家)。

(三)突出行业特点,强化服务大局

根据委党委中心工作部署,杭州市卫生健康委在创建工作内涵、载体、手段、机制等方面加强创新,通过"青年文明号开放周""号声嘹亮·青年文明号服务亚运向祖国报告"等活动,推动各级青年文明号集体及争创集体立足本职岗位,突出杭州特色,在创建实践中展示行业风采。

一是将杭州市卫生健康事业改革发展重点任务相关内容纳入评价体系。对不同层级和类别的创建集体提出不同的创建要求,对市级单位重点推动"医学高峰"、资源下沉、"最多

跑一次"改革等工作;对县级单位重点推动"县域医共体"建设和完善分级诊疗制度,让更多的百姓留在县域能够看好病;对基层医疗卫生单位重点做优家庭签约服务、做好社区百姓健康守门人;对公共卫生机构重点做好健康教育、疾病预防控制、公共卫生应急等工作。

二是将党史学习教育作为创建工作重要载体。按照团中央关于在全团开展"学党史、强信念、跟党走"学习教育部署以及市卫生健康委党委"五学五促"工作要求,着力强化青年文明号创建带动,教育引导广大团员青年了解党的光辉历史、感悟党的初心使命、领会党的创新理论、体认党的精神谱系、传承党的红色基因,更加自觉地用习近平新时代中国特色社会主义思想武装头脑,并将学习成果化为日常自觉,切实推动解决一批群众关心、基层需要的实际问题。

三是持续深化开展"跑小青"主题活动。明确各级青年文明号集体在工作中抓好"三亮"机制(亮明品牌标识、亮明号手承诺、亮明助推主题)和"六个一"行动(制定一张服务指南、选树一批岗位能手、开展一次公益行动、开发一个文化产品、提交一个合理化建议、固化一项改革成果),同时由 4 家市级医疗卫生单位牵头,着力打造"四个青年改革团"(青年改革宣讲团、青年改革攻坚团、青年改革服务团、青年改革体验团),切实提升青年在参与医疗卫生服务领域"最多跑一次"改革过程中的参与度、辨识度和贡献度。

(四)突出岗位建功,强化示范引领

作为青年活动的重要阵地,杭州市卫生健康委着力强化青年文明号集体的岗位创优和示范引领作用,真正体现工作、管理、人才、业绩、形象"五个一流"。在新冠肺炎疫情防控工作中,系统各级青年文明号在委党委和上级团组织的科学组织和统一部署下,勇于担当、冲锋在前、日夜奋战、敢打硬仗。疫情发生以来,我们依托市级医疗卫生单位青年文明号集体迅速组建 16 支青年突击队、800 余名青年突击队员,全面投身疫情防控各个"战场",特别是从 2020 年 1 月 25 日第一批支援武汉医疗队员连夜集结出发,前后陆续有 6 批 318 名队员前往武汉、荆门支援当地疫情防控工作,其中 35 周岁以下的青年达到 176 人,占 55%,"90 后"有 79 人;作为杭州市唯一定点救治医院的杭州市西溪医院感染二科(省级青年文明号),全号成员在年初一递上了"请战书",号长晏定燕两次进入隔离病区;杭州市急救中心通讯调度科(市级青年文明号)集体第一时间设立 24 小时疫情专席,安排专人负责与区卫生健康局、省市医疗机构、定点收治医院、集中隔离医学观察点的联络协调,2 分钟及时派车率达 99.46%;杭州市第一人民医院信息中心(市级青年文明号)用人工智能、大数据、信息化医疗实现发热人数和诊疗数据实时监测,并上线"新冠肺炎免费咨询的互联网医院"。在这些青年文明号集体中,还涌现出不少先进个人和优秀事迹,杭州市中医院重症监护室(市级青年文明号)副护士长朱佳清获中国青年五四奖章、杭州市肿瘤医院重症监护室(市级青年文明号)护士汪文婷获全国优秀共青团员,还有多名青年获省、市优秀共产党员等市级以上个人荣誉,并被新闻联播、人民日报等国家级媒体宣传报道,相关事迹在《中国青年报》《中国共青团》及"青春浙江"公众号等进行刊登,充分展现了杭州市卫生健康系统青年文明号集体和青年的青春风采。

奋斗是青春最亮丽的底色。下一步,我们将进一步总结经验、强化内涵、提升服务,努力引领系统青年文明号集体和争创集体在建设社会主义现代化国际大都市,奋力展现"重要窗口"的头雁风采中贡献属于杭州卫健的青春力量。

四、广东省卫生健康委团委

坚持创新　搭好青年文明号创新平台

经过 20 余年的创建,广东省卫生健康系统目前有全国青年文明号 51 个,省级青年文明号 253 个,市级青年文明号近 1 000 个。创建集体中,临床科室占 75.97%,医技科室占 15.63%,公卫科室占 8.40%。创建活动吸引了各级卫生健康单位积极参与,并辐射到乡镇一级卫生健康机构。其中委直属单位占 9.50%,高校附属医院占 31.28%,各地市占 59.22%。为弘扬职业文明,体现青年文明号创建活动的政治性、先进性和群众性,鼓励广大青年在这个舞台上撸起袖子加油干,我们主要做到"三个创新"。

(一)创新管理,搭好服务大局的"建功大舞台"

创新是青年文明号发展唯一出路。我们大胆推出现场考核、交流布展、竞标答辩、星级动态管理、末位淘汰等管理办法,使创建活动形成丰富多彩、特色鲜明、基层能自转、上下能联动、整体有声势的局面。2000 年,省中医院提出青年文明号竞标的做法。2005 年,原省卫生厅在推荐全国青年文明号过程中首次采用竞标答辩的形式并全省推广。2009 年,原省卫生厅联合团省委制定省卫生系统"青年文明号""青年岗位能手"管理办法、"青年文明号"竞标答辩管理办法、"青年文明号"星级动态管理办法,并推出详细规范的考核评分标准。近几年,我们继续在此基础上不断传承创新。

一是科学管理,健全评价体系。我们采用差额推优、公开竞争,"赛场赛马",对青年文明号集体进行四个环节的综合评估,综合分为 100 分,其中总结 4 分,资料汇编 6 分,现场考核 70 分,竞标答辩 20 分。建立考核专家库,由团省委、省直团工委、卫生健康系统和其他行业评委组成,严肃考核纪律,以明察和暗访相结合的形式进行实地考核,通过体验就医流程、走访服务对象、集体成员访谈、听取专题汇报、查看台账资料等一系列规定动作,全面评价集体实际创建情况。评价体系科学合理、公平公正,充分调动和发挥了青年的积极性与创造性,吸引了各级卫生健康单位积极参与。

二是量化考核,规范考核方法。上述四个环节都有各自的评分标准,其中现场考核简化为 40 项,基本是量化指标,尽量减少人为因素。注重与中心工作相结合,每个评审周期修订考核标准,防止出现"两张皮"。近几年结合全国青年文明号管理办法、综合医院三甲评审和改善医疗服务行动计划等工作要求,加入定期考核、奖励政策、互访互学、互查互评、共建联创、持续改进的考核,加大优质服务、规范管理等分值,引导青年集体有方向有重点地开展创建工作。注重创建过程和成效,实现由结果性的"评比表彰"向过程性的"创建达标"转变,引领青年通过创号建功立业。在分值分布方面,创建青年文明号的规定动作占 20%,过程占 54%,成果占 26%。引导创建集体注重日常工作的积累和原始资料的保存,尝试取消完整纸质台账的考核,推行电子台账。做好评审后的反馈工作,考核结果和改进建议在考核结束后统一反馈给被考核集体,做到以评促建,以评促改。

三是动态监管,推进激励机制。引入竞争机制,实行分层分级管理,每个评审周期对国家级和省级青年文明号集体进行一次复核,对检查结果进行星级排名。对创建不积极的青年文明号集体限期整改,整改不合格的集体将按程序取消称号。星级动态管理体现了"不进则退"的要求,既有标杆单位的推出,也有落后单位的淘汰,保证青年文明号整体创建水平的提高。各医院也对院内青年文明号进行层级管理,如省中医院将集体分为 A、B、C 三个等级,对于 C 级青年文明号集体,医院党委书记将对集体负责人进行约谈。省第二人民医院坚持每季度对院内各级青年文明号进行季度考核并末位淘汰,做到常态化。

(二)创新载体,树立职业文明的"行业高标杆"

服务是青年文明号发展的生命线。我们对青年文明号管理进行理论探索,不断提升青年文明号的服务质量,推进志愿服务等延伸服务,擦亮青年文明号的服务品牌,提升服务对象的获得感。

一是理论探索,虚功实做。根据青年文明号提倡的"五个一流",结合卫生健康系统特点,我们提出服务、管理、文化、环境四项重点创建任务,同步推进人才培养,通过社会、业务、人才、品牌四方面评价创建成效,引导创建向行业高标准迈进。已出版两本青年文明号创建工作指导书《青春献南粤》《激扬青春》,坚持每年举办多场次青年文明号负责人培训班和学习论坛,加强调研、交流和培训,提倡对口帮扶、共建联创,以解决青年文明号集体传承和发展的问题。

二是优质服务,提高质量。从群众最需要的地方做起,从群众不满意的地方改起。我们提倡集体运用品管圈、精益管理等持续改进的管理方法,提高集体服务群众的能力和水平。结合党史学习教育,开展"学党史、跟党走、作表率"行业青年新媒体大赛,动员青年文明号成员通过新媒体创作的方式,展现"我为群众办实事"活动内容和成果。青年文明号创建促成了温馨多彩的优美环境、化繁为简的就医流程、细微贴心的便民措施,以及与肿瘤患者零距离交流的音乐会,赢得了患者的赞许和信任。

三是增添活力,擦亮品牌。成立行业志愿服务联盟,志愿服务成为青年文明号创建工作又一张亮丽名片。长期以来,在健康宣传教育、义诊咨询、应急救援、急救培训等方面开展各类志愿服务,拓展"社工 + 志愿者"进医院新模式,广获赞誉。与团省委联合开展的青年卫生健康志愿者"健康直通车"开进西藏自治区、广西壮族自治区、新疆维吾尔自治区,走进基层、社区、乡村。省妇幼保健院"小丑医生"志愿者登上《中国梦想秀》节目的舞台,省第二人民医院"救护之翼"等多个项目荣获中国青年志愿服务项目大赛金奖、银奖和示范项目。

(三)创新机制,建立为党育人的"人才蓄水池"

人才是第一生产力。我们注重文化引领,践行社会主义核心价值观,创建过程大大促进了人才成长,培育了一支德才兼备的人才队伍,形成了一块晶莹闪亮的文化品牌。

一是文化引领,凝聚力量。青年文明号是文化传承的品牌。在创建活动中,年轻的卫生健康人坚守大医精诚之道,广东医生精神成为他们共同的价值取向和精神追求,并结合集体特点,形成独特的青年文明号文化。在文化引领下,他们想干事、能干事、干成事。抗震救灾、抗击新冠,他们冲锋在前;援疆援藏、远赴非洲,他们义无反顾。2020 年,新冠肺炎疫情全球肆虐,广州医科大学附属第一医院重症医学科全国青年文明号临危不惧,冲在最前,不仅在大本营承担着广州最危重患者的救治任务,还派出青年骨干支援湖北和伊拉克,展现全国青年文明号的风采。

二是有为有位,培育人才。青年文明号是岗位成才的热土。因为有更多机会参与医院和科室建设,新一代医护人员的聪明才智得以充分发挥,主人翁意识不断加强。一批批年轻的号长、号手脱颖而出,近200名号手走上了医院各级领导岗位。时任南方医科大学南方医院惠侨医疗中心主任、号长李文源如今为该院院长;广州医科大学附属第一医院重症医学科学科带头人、首任号长黎毅敏如今为该院党委书记;时任中山市小榄人民医院检验科主任、号长陈光辉,如今为该院副院长、党委副书记。近十年,广东卫生健康系统2名号长、16个青年文明号集体荣获广东青年最高荣誉"广东青年五四奖章"。

三是激扬青春,收获梦想。创建活动紧密融入职业文明建设,一代代创建者在立足本职、救死扶伤的同时,收获硕果,快乐成长,勇挑大梁!近年来,全省卫生健康系统青年荣获各类国家级集体和个人荣誉100余项,获得国家级科研基金、成果等200余项,省部级科研基金、成果、专利等1000余项。委直属机关团委2014年被全国创建"青年文明号"活动组委会授予"突出贡献青年文明号活动组织单位"称号,连续多年被省创建"青年文明号"活动组委会授予"广东省青年文明号活动优秀组织"。

青春飞扬,号歌嘹亮。不忘初心,砥砺前行。我们将紧跟上级步伐,不断完善做法,为建设健康广东贡献青春力量。

五、广西壮族自治区卫生健康委团委

行健广西 壮美青号

广西壮族自治区卫生健康委作为行业管理部门,全区县级以上医疗机构693个,35岁以下青年卫生人员占比达58.53%。广西卫生健康系统青年文明号从1998年开始起步,20多年来砥砺奋进,制定了《广西卫生系统青年文明号管理试行办法》《考核评分细则》和《广西卫生系统青年文明号活动指南》等,实行"三牌二卡一台账"活动配套规章制度。在委党组的正确领导下,通过借力党建业务创号、改革竞聘方式评号、建立创新机制管号等一系列措施,围绕"机制创号、扩大影响、鼓励创新、加强交流"四个原则推动青年文明号创建工作,不断激发青年文明号新活力。

经过各级医疗机构的共同努力,全区卫生健康系统共涌现出国家级青年文明号28个,自治区级青年文明号198个,市级青年文明号300多个,形成了"有组织、有目标、有任务、有载体、有机制、有活力、有传承"的"七有"创建思路。

(一)借力党建业务创号

1. 完善机制,激发创号源动力

一是发挥政策的导向作用。以中共中央办公厅、国家卫生健康委、自治区党委办公厅关于加强公立医院党的建设文件为契机,将医疗机构党建+群团提升到新的高度,把青年文明号创建工作作为党建带团建的一项重要考核内容,纳入直属医疗单位年度党建考核任务中,层层压实责任。结合创号工作要求合理设置指标,对完成情况好、成功创号的单位予以加分,自上而下凝聚共识,总结经验,全面铺开,形成创号合力。

二是发挥业务的推动作用。围绕行业特点,将青年文明号工作纳入行业业务工作方案,与业务紧密结合。将"抓好医院精神文明建设,深入开展文明单位、青年文明号、巾帼文明岗创建和志愿服务活动"列入《广西加强公立医院党的建设工作实施办法》,完善了顶层设计。在进一步改善医疗服务行动计划中,专项列出"以人文服务为媒介、构建和谐医患关系"等方面的工作要求。借制定工作方案机会,将青年文明号的部分工作内容纳入其中,如在制定《广西现代医院管理制度实施方案》加强医院文化建设章节中,纳入创建青年文明号有关内容。通过文件形式下发,引导青年文明号创建与业务工作相结合,引起各医疗单位重视,给创号工作带来更好的氛围和环境。

三是发挥激励的正向作用。通过各种渠道推动医疗卫生单位建立创号奖励机制,通过奖励的正向作用,更好推动广大青年医护集体参与青年文明号创号工作。广西的医疗机构奖励机制大致分为三种:第一种为一次性奖励,创号成功后按照不同等级,给予该集体3 000~6 000元奖励。第二种是将创号评比纳入科室收入绩效奖金。对于创号成功的集体,在该号的存续周期内,如没有违反青号规定或投诉的,每月绩效较非青号的科室可得一定的加分,增加该科室业务收入。第三种是将创号纳入年终评比。医院团委对不同等级青年文明号制定不同的工作标准,并纳入每月绩效考评中,由医院绩效考核办按照标准进行评估打分,并将结果作为科室年终考核分数之一与年终奖金挂钩。积极引导各单位转变创号奖励机制,从表彰性的"一次性奖励"转为绩效管理的"细水长流",将突击创号正确引导至长期持续创号。

2. 拓宽思路,增强创号感染力

广西壮族自治区卫生健康委通过在全系统深入广泛开展青年文明号创建工作,不断激发青年医务工作者爱岗敬业、奋发有为,促使技术能力和服务水平双提升,增强患者获得感,青年文明号已成为行业精神文明建设的一面旗帜。

一是强内涵。坚持青年文明号"敬业、协作、创优、奉献"的精神内涵,让青年文明号成为促成青年人才成长和发展的有效平台,满足青年医务工作者的职业发展需求、政治需求和精神需求。

二是扩外延。以青年文明号为载体,将志愿服务活动、青年岗位能手、青年大调研、青年大学习等内容纳入青年文明号创号要求,形成团青工作一盘棋,互促互进。

三是设主题。针对青年文明号创建工作乏善可陈,缺乏亮点和新意等问题,将发明创新、改进服务、关爱儿童、科研立项等主题活动纳入当年创号评比的重点考察内容,引导创号发展方向,激发创号源动力,促进创号工作全面健康发展。

四是高站位。创号工作紧跟全区卫生健康中心工作的步伐,同党中央、自治区党委、政府重大部署相结合,加强与"一带一路"、脱贫攻坚、健康广西、深化医药卫生体制改革等紧密联动,引导青年在创建工作中发挥主观能动作用。例如,自治区人民医院国家级青年文明号眼科参与了3批柬埔寨磅湛省消除白内障致盲行动,为促进中柬民心相通,深化国家友谊编织新纽带。

五是创品牌。鼓励创号集体突出品牌特色,结合科室业务,发掘亮点,树立品牌,形成传统与现代相适应,继承与创新相结合的科室文化。增强创号集体的认同感和归属感,从而建立一批实践型、学习型、领军型、创新型、科研型、服务型的青年文明号集体。

(二) 改革竞聘方式评号

构筑平台,扩大创号影响力。将以往青年文明号评选由各市推荐、专家评审的方式,转变为以现场展示、TED演讲的新模式进行同台公开竞评,将"伯乐相马"改为"赛场赛马",让竞评会成为集中展示青年工作成效、发挥青号影响力的重要平台。"青号"竞评会组织安排公平合理。例如,名额分配以覆盖全区、倾斜基层、新老兼顾、区市平衡为原则。在评分安排上,将传统打分制替换为新型投票制,大大降低因评委主观判断造成的成绩偏差,营造更加公平的竞评环境。在评委安排上,除邀请共青团广西区委、卫生健康委创号领导小组成员处室负责人以及各市卫生健康委团青工作负责同志参加外,同时邀请各参评集体所在医院领导班子成员作评委,从而形成医院领导重视、上下共同参与的"创号"良好氛围。

(三)建立创新机制管号

1. 创新管理,激发创号新活力

鼓励各医疗机构在管理工作方面结合实际予以创新。右江民族医学院附属医院团委结合实际,在院级青年文明号命名的基础上,增加了青年文明号(培育)新命名,建立了院内青号创建的梯队,给予各创建集体更多机会,形成了全院科室争创青年文明号的良好氛围。自治区妇幼保健院率先开发使用青年文明号信息管理系统,设置了7个步骤的考核程序:制定工作方案→动员实施→整理纸质台账→电子台账上传系统→被考核集体确认评审→考核部门进行质量考核→考核反馈,将评分细则列入评审系统中,要求各创建集体每月定期更新、填报管理系统数据材料,考核部门在次月10日前完成创号质量考核工作,形成分数纳入全院各业务科室年终考核。创号借助互联网实现了线上互动、线下交流的双重效应,为信息时代创号管理工作提供新思路。

2. 加强交流,提升创号传播力

广西壮族自治区卫生健康委积极推动成立广西医院协会医务社工暨志愿服务工作专业委员会,促进青年文明号和志愿服务齐头并进。开展全区范围内的卫健系统青年文明号培训班,通过邀请国家卫生健康委团委、兄弟省区领导来广西现场指导,前往广东省卫生健康系统实地交流学习先进经验,形成区内区外双循环,进一步促进青年文明号创建工作。同时鼓励各医疗机构与其他行业系统交流,鼓励支持自治区级医疗机构和市级医疗机构跨层级交流,资源共享、优势互补。

在委党组的坚强领导、团委的有力推动、青年的广泛参与下,广西卫生健康系统青年文明号创建工作在引领行业青年建功,服务行业青年成才,建树行业文化等方面发挥了积极作用。通过青年文明号的创建,从行政管理和行业推动的角度,不断改善全区卫生健康系统青年文明号的创号环境,形成重参与、有考评、降门槛、广覆盖的氛围,让更多的集体能够加入创号工作,继往开来,持续树起"青年文明号"大旗,让"青年文明号"这个"老品牌"焕发出"新活力"。

六、重庆市卫生健康委团委

建机制、重实效、扩外延
努力擦亮系统"青年文明号"品牌

近年来,重庆市卫生健康委团委在国家卫生健康委文明办的关心指导下,在团市委和市卫生健康委党委的领导下,对标《青年文明号活动管理办法》《重庆市青年文明号活动管理细则》,以群团改革为契机,以弘扬"敬业、协作、创优、奉献"精神为抓手,结合全市卫生健康行业青年工作实际,围绕"健康中国战略重庆实践"总体思路,在推动"青年文明号"创建活动中,建机制、重实效、扩外延,不断丰富"青年文明号"创建活动内涵,引领全市卫生健康系统青年集体"建功新时代·助力中国梦"。

重庆市卫生健康委团委是共青团重庆市委重点联系团组织,设直属团组织 21 个(其中团委 10 个、团总支 2 个、团支部 9 个),下设团支部 463 个,共有专兼职团干部 1 079 名、"智慧团建"系统中共有注册团员 12 304 人。系统团委还负责指导联系重庆医科大学、重庆大学、重庆三峡医药高等专科学校 10 个附属医院共青团工作。

截至 2021 年 8 月,重庆市共有"全国青年文明号"集体 28 个,"市级青年文明号"集体230 个。

(一)建机制、强保障

完善"青年文明号"创建机制,以全市卫生健康行业一线青年集体为创建主体,以促进行业青年发展和行业文明进步为根本功能。结合全国创建"青年文明号"活动组委会制定的《"青年文明号"优化调整工作指引》和国家卫生健康委文明办下发的《关于开展卫生健康系统"青年文明号"优化调整试点工作的通知》,梳理总结"青年文明号"创建工作经验做法,制定重庆市卫生健康系统"青年文明号"管理办法。

在目标机制上,明确创建目标和任务,具体到岗,责任到人。按照"有组织领导、有目标计划、有操作规范、有长效机制"的要求,建立合适的创建工作目标清单,跟踪问效。

在协同机制上,要求多方联动、协同配合。各级"青年文明号"集体在各单位党支部、团支部领导下,通过与党支部、团支部紧密联系,围绕集体所在部门(科室)中心工作,以创建活动为载体,建立与其他工作紧密协作、同步开展的联动机制,更好地了解、执行国家政策。

在评估机制上,强调开门创建,以"政治素质好、职业道德好、职业技能好、工作作风好、岗位业绩好"为结果导向和评估标准,进一步加强自我约束,以群众满意度、社会认可度激发创建动力。

在激励机制上,根据创建的不同等级,在项目支持、政策倾斜、工资奖金、提拔使用、推优荐才等方面,对"青年文明号"集体成员制定并落实有力的奖励政策,将创号成效纳入各级绩效考核重要组成部分。

(二)重实效、抓落实

"青年文明号"创建活动看重结果但更注重创建过程及实效,切实实现由结果性的"评比表彰"向过程性的"创建达标"转变。

一抓标准,严把政策落地。制定《重庆市卫生健康系统"青年文明号"考核评分标准》,明确创建基本条件,结合卫生健康系统行业特点,从综合指标、岗位文明、人才效益、管理效益、社会效益五个方面进行细化、实化,保证各项工作步骤清晰、措施有力、落实到位。创建集体所在单位均成立以党政负责人挂帅,团组织、人事、财务等相关职能负责人参与的青年文明号创建工作领导小组。建立领导小组联席会议制度,在创建之初就制定具体的创建工作计划,创建资料实行单独建档、专人管理、分类归档,对创建目标、重点工作、主题活动等加强统筹和部署,明确日常工作机构和具体责任人。

二抓号长,强化能力提升。每年举办"青年文明号"号长培训班,在系统内通过培训考试提升号长业务能力,邀请国家卫生健康委文明办、团市委、市团校和相关专家现场授课,建立《青年文明号号长应知应会知识题库》,培训期间集中考试检验培训效果,未通过考试的号长将被取消所在集体年度"青年文明号"创建(复核)资格。

三抓载体,注重宣传推广。紧贴行业实际和青年需求,利用宣传栏、海报、电子显示屏、微信公众号、新媒体等形式形成宣传合力,有组织、有计划、有重点、多形式、可持续开展政治教育、业务学习、技能比武、志愿服务、应急演练、拓展训练、"青号开放周"等有针对性的思想性、技能性、文化性活动,打造宣传品牌,加强宣传效果,以彰显"青年文明号"的品牌形象,营造浓厚的创建氛围,调动青年岗位建功的主动性,践行社会主义核心价值观。

四抓形象,着力巩固提升。要求创建集体工作场所环境整洁、布置有序,设施完备、运转正常。"青年文明号"牌匾、承诺内容、集体成员、信用公约做到"四公开""四上墙","青年文明号服务卡"使用规范有效,成员着装整齐、行为规范、文明礼貌、服务热情,"青年文明号"的品牌形象树立好、创建氛围营造浓。

五抓示范,探索长效机制。开展跨系统交流、跨层级交流、跨地区交流,学习借鉴先进地区的成功经验,结合重庆市卫生健康系统实际情况,积极探索培育打造形式多样的"青年文明号"创建示范阵地,统一规划,先易后难,分步实施,稳步推进,作为其余各级创建集体现场参观学习的教学基地。进一步拓展各级青年文明号集体的视野,促进各项工作再上台阶。每年开展定点帮扶,由国家级"青年文明号"单位定期到市级"青年文明号"创建集体开展对组织管理、建设过程、主题活动等方面的指导帮助。

六抓考评,强化责任督导。注重覆盖全市、倾斜区县基层,采取集中汇报、实地交叉验收、日常监督、问卷调查等多种形式全方位评估创建成效,分别占创建成绩的30%、30%、30%、10%。集中汇报采取 TED 竞演,配以图片、视频、现场演示等形式,介绍 2 年创建周期以来创号工作做法和成效,采用专家评委打分和集体互评相结合的评分方式;实地交叉检查和验收邀请团市委、系统外优秀青号集体参与,通过交叉检查,搭建"青年文明号"集体相互交流学习的平台,同时形成督促机制,确保了实地验收无死角、全覆盖,也确保了公平公正、互学互长。

(三) 扩外延、添活力

"青年文明号"创建工作内容丰富、导向明确,创建实效需要扩展更多的外延来深化和体现。我们紧贴中心工作,卫生健康系统有着"业务繁忙、责任重大且专业性强"的行业特点,创建工作必须与当下中心工作紧密融合,如医药卫生体制改革、健康促进、健康科普、疫情防控等,相互借力、相互促进,借助行业业务进一步推动"青年文明号"的创建,并在结合中找到创新点。尤其是新冠肺炎疫情发生以来,各级"青年文明号"集体坚决扛起抗击新冠肺炎疫情的青春旗帜,慎终如始,一直战斗在疫情防控最前线。我们融合"青"字品牌,"青年文明号"不仅要着眼于自身岗位,还要努力"走"出去,服务广大群众。创建工作与共青团的一系列"青"字品牌如"青年岗位能手、青年志愿服务、青年职业技能大赛、青年婚恋交友、'五小'创新晒"等紧密结合、融合发展,互相增色、相互添彩。我们致力青年成才,在创建工作中开展一系列青年成长计划,支持青年参加学术交流,建立竞争性择优外派学习培训制度,倡导青年积极参加各类技能竞赛等,提升岗位技能,展示青年群体的职业担当,更好地为群众服务,树立职业文明的"行业高标杆",提升"青年文明号"在各行各业的知晓度及认可度,集体青年不断成长,活力不断增强。

下一步,我们将按照国家卫生健康委文明办的工作部署和要求,努力学习兄弟省市的青号创建先进经验,积极开展《"青年文明号"优化调整工作指引》试点工作,持续创新工作方法,进一步加强对"青年文明号"创建(复核)活动发展内在机理的研究总结,进一步优化全市卫生健康系统青号创建流程、标准和创建工作机制,为创建实践提供理论指导,形成一套可复制借鉴的工作经验。我们将进一步扩大宣传力度,统筹推进"青年文明号"创建工作,大力宣传"青年文明号"集体的先进事迹、典型经验和创优创造精神,不断提升创建活动的社会影响力和青年感召力,以务实有力的举措推动创建"青年文明号"活动实现新的发展、彰显新的活力。

第二节

基 层 创 新

一、首都医科大学附属北京地坛医院感染中心青年文明号

战"疫"集结号　青春永担当

北京地坛医院感染中心是国家级青年文明号，于 2009 年创建。中心大家庭中职工总人数 124 人，其中 35 岁以下青年医护工作者 63 人，占比 50.8%。自荣获国字号荣誉以来，中心在自身行业领域内积极弘扬职业文明、践行职业道德、传播社会正能量，不管是平时的日常工作，还是历次重大疫情，中心始终坚持做到青年集体在政治素养、大局意识、业务水平、工作作风、科室业绩上发挥自身示范性、代表性和影响力。尤其在此次新冠肺炎疫情期间，他们至今仍战斗在抗疫一线，深深牢记习近平总书记来到地坛医院时的叮嘱和讲话精神，要以精湛的技术、优质的服务，更好地投身于疫情防控第一线，做最美逆行者，用实际行动向社会体现国家级青年文明号应有的担当。

（一）依托医院优势专业，打造国家级青年文明号建设目标

直面 2020 年新冠肺炎疫情，中心作为全国青年文明号，在医院党委统一指挥和团组织号召下，挺身而出、冲锋在前，从未缺席任何一场战"疫"。本次新冠肺炎之战，中心青年医务人员更是积极投身阻击疫情的重大政治任务，全体投身抗疫一线工作，用实际行动把青年文明号打造成了"战'疫'先锋号"。

中心所辖的四个科室分别负责新冠肺炎患者收治、筛查和检测，并成为北京地区收治患者较早、收治患者最多、收治患者年龄跨度最大、收治重症患者人数最多的新冠肺炎患者收治中心。截至 2021 年 3 月 1 日，中心感染急诊累计接收机场和隔离点转运筛查人员 3 312 人，是当之无愧的国之"哨兵"。面对骤增的筛查量、面对个别人员的不理解甚至对抗，他们晓之以理、动之以情，全方位做好疏导解释工作。

在接到收治任务后，支部青年医护人员全部放弃休假，当天便腾出专用病房，在这里他们全部都成为战士，全部进入隔离病房。没有害怕、畏惧，"80"后、"90"后年轻人的担当在这里得到完美诠释。正如一个年轻护士对媒体所说："这没有什么好怕的，这就是我们的职业，从我踏进地坛医院大门那一刻起，就已经签署请战书了。"

在救治工作中，中心科室几乎始终是满床状态，而且重症患者居多，可以说不是 ICU，胜似 ICU。收治的患者最小 6 个月，最大 90 多岁，他们需要根据患者的年龄、身体情况、心理状态制定不同的诊疗和护理方案。在这里被救治的患者，最大的感受就是：只要来到地坛医

院感染中心,心里就踏实,感觉自己就安全。

他们以"战'疫'先锋号"为目标,通过中心全体医务人员的努力,在坚守抗疫一线阵地的同时,让更多的同事了解并加入服务"青年文明号"的队伍中来。同时,通过开展抗疫精神宣传,使"青年文明号"成为团结青年、凝聚青年、塑造青年的有效形式,使"青年文明号"真正成为医院精神文明建设和青年思想政治工作的重要组成部分。

(二) 做青年引路人、知心人,明确国家青年文明号重要意义

在全国青年文明号实践中,中心始终把建设"学习型""服务型"青年文明号作为实践活动的重要内容。

一是注重青年思想引领,一方面积极组织青年参加院团委开展的各类培训教育,另一方面中心建立了微课堂团建教育品牌,由党支部书记、团支部书记、青年骨干等轮流讲党课、讲团课,并形成良好的运行机制。

二是坚持需求导向,做好服务凝聚。针对青年工作压力大的实际,为大家发放国庆游园门票;有的放矢服务青年,中心定期了解团员青年需求,采取有针对性的服务举措。针对大家反映的科研能力不强问题,中心牵头由高层次人才开展专题培训,讲授科研文章撰写技巧。同时,组织动员青年参与院内科研基金"萌芽"项目的申报,共有3项申请予以立项并且已经顺利结题。

此外中心始终坚持加强自身的文化品牌建设,运用多种形式,开展医学专业知识竞赛、服务能力讨论、互学评优等丰富多彩、健康向上的文、体活动,寓教育于活动之中,用健康、活泼、向上的活动牢牢占领青年医务人员的思想文化阵地,牢固树立了中心"创新、高效、严谨、活泼"的文化氛围,有效地调动青年医务人员参与创建青年文明号的积极性和创造性。

(三) 在专业领域攻坚克难,传播国家级青年文明号品牌

中心牵头制定了《艾滋病和艾滋病病毒感染诊断标准》《国家免费艾滋病抗病毒药物治疗手册》,艾滋病患者抗病毒治疗成功率近100%。中心承担了20项重大专项项目、国家自然科学基金26项、国家重点研发计划3项。近些年发表SCI、中文核心期刊近200篇,影响因子合计145.5分。牵头完成了国家多种感染性疾病诊治方案、指南和标准的制定与修订。获国家科技进步一等奖1项,二等奖2项,北京市科技成果一等奖2项,二等奖2项,三等奖1项。培养硕士博士65人。中心曾荣获"全国巾帼标兵岗""全国三八红旗集体""全国五四红旗团支部""全国模范职工之家""国家卫生计生委改善医疗优质服务岗""北京市先进基层党组织""北京市抗击新冠肺炎疫情先进集体"等荣誉称号。中心现有十八大、十九大党代表、全国劳动模范王克荣,首都十大健康卫士李兴旺、赵红心、李鑫等多名先进典型。

(四) 运用"关艾防艾"志愿服务,探索国家级青年文明号新服务模式

自创建青年文明号以来,中心积极带领青年医务人员参加义诊咨询、科普宣教、门诊导医、患者关怀等志愿服务。作为传染病防治领域的专业医务人员,青年人作为主力军积极配合团委和红丝带之家牵头艾滋病防治领域志愿服务工作。

其中,"2+1"红丝带高校行项目从2000年启动至今21年中,平均每年走进30余所高

校开展"关艾防艾"宣教,累计受众大学生 11 万之多,项目曾获第四届中国青年志愿服务项目大赛金奖、首届全国卫生健康行业青年志愿服务项目大赛金奖等多项荣誉;为艾滋病患者送汤关爱项目坚持 12 年,每周两次走进艾滋病患者病房送去志愿者亲自熬制的爱心汤,每逢元宵、端午等走进病房送去慰问品和节日祝福,给予他们心理支持。仅 2019 年,项目就为住院艾滋病患者送去爱心汤、慰问品、健康知识 92 次,3 600 余人次艾滋病患者从中受益。项目获第四届中国青年志愿服务公益创业赛金奖。"大手拉小手"项目坚持 11 年从心理、医疗和经济三方面对受艾滋病影响的儿童给予关怀支持,2019 年,党团员捐赠爱心款 44 800 元。反歧视与关爱项目,中心青年志愿者参加志愿服务进藏区公益活动,6 天的藏区志愿中,他们进山村、走集市、到校园宣传防艾知识、进行义诊咨询,全然不顾高原反应给身体带来的不适。同时组织志愿者参加反歧视音乐会、反歧视午餐日、北企马拉松等公益活动。

以上围绕艾滋病防治开展的志愿服务项目,也得到了 CCTV 新闻频道、"学习强国"的专项报道。CCTV 称项目是"爱的孵化器","学习强国"称项目志愿者是大爱志愿者。

北京地坛医院感染中心作为国家青年文明号,在青年文明号建设过程中,始终坚持抓思想、强化队伍建设、落实服务的工作思路。在医院党委、团委的带领下,青年医务人员积极攻坚克难、勇于战"疫",坚守基层文明号的先进精神。

二、首都儿科研究所附属儿童医院重症医学科病房青年文明号

燃烧青春之火 缔造生命奇迹

首都儿科研究所重症医学科是国内首批国家临床重点专科,急诊年接诊患儿 17~18 万人次,ICU 年收治患儿住院近万人次。现有医护人员 111 名,平均年龄 29 岁,其中 35 岁以下年轻人 90 人,占全部职工的 81%,是一支在关键时刻"冲得上、顶得住"的年轻队伍,也是首都儿科研究所获得市级以上青年文明号荣誉最早的青年集体,2017—2018 年度获得国家级青年文明号。团支部牵头成立了创建工作小组,确立了"燃烧青春之火,缔造生命奇迹"的创建口号,以及"以人为本,病人至上;优质服务,团队合作"的创建目标,制定了青年文明号的创建措施。

(一)精诚团结,业务争先

在重症医学科,我们经常面对危重症患儿,深知生命的脆弱。与死神赛跑,我们只有精诚团结、反应迅速、技术过硬,才能留住生命的温度,而每个患儿的重生就是我们不断前行的动力。我们每周开展 1 次科室学习,模拟演练、制度学习、操作练习等,提高医疗护理水平;近年来,先后选派 11 名青年医务人员参加专科认证学习、专项技术进修,相继开展新生儿血滤、血浆置换、体外膜氧合(ECMO)等目前世界上最尖端的抢救技术。2018 年在科主任、护士长的带领下,应用 ECMO 技术成功救治心肺衰竭患儿,医护精诚合作,每隔 2~3 小时给孩子进行按摩,促进血液循环,整整八天时间,体外循环成功撤机,最后患儿顺利出院……ECMO 技术代表着一家医院危重症救治的能力与水平,独立开展 ECMO 技术是几代重症人的夙愿,科室多次开展 ECMO 治疗,积累了宝贵的实践经验,给危重患儿带去了更多的生存

希望。

（二）以人为本，优质服务

科室以创建"全国青年文明号"为抓手，调动和发挥青年医护人员的积极性和创造性，在救治生命的基础上，着力建设人文科室。2014年开始为住院患儿准备能唱歌讲故事的"火火兔"；2015年成立母乳库，年龄在6个月以下的住院小婴儿，病情允许的情况下尽量进行母乳喂养，母乳库平均每月接收80余人次母乳；2016年开始在病室内利用多媒体播放机给恢复期患儿播放动画片；从2017年开始为恢复期及较大的患儿建立爱心读书角和爱心玩具箱，减轻住院患儿焦虑情绪，帮助他们更快地恢复；虽然重症医学科是无陪住病房，但我们坚信"只要真诚付出，家长一定能够感受到"。我们设计了住院患儿温馨提示卡，家长将住院患儿的各种喜好写在上面，让护理更细致、体贴、周到；设立ICU微博和微官网，专人维护，内容新颖，与住院患儿息息相关，二维码放于病区入口处，方便家长随时扫码学习；2017年2月开始请出院家长填写满意度调查问卷，及时了解患儿家长的意见及需求，促进医疗护理质量持续改进；建立微信群，积极开展出院患儿回访工作；在患儿生日或者节日的时候，我们还会送上蛋糕，给他们"家"一般的温暖和幸福……可能就是这种润物无声的关怀，让家长和孩子们体会到我们的辛苦，会真诚地对我们说："你们也要注意保重身体！"2018年开展音乐治疗，音乐治疗师走进病房和患儿们零距离接触，通过音乐的多种形式，促进症状的缓解，减轻患儿的疾病痛苦。愉快有益的音乐体验还能促进放松，减轻焦虑、振奋心情。借助音乐的巨大魔力，患儿们成功转移了焦虑紧张的情绪。2019年为运送母乳的患儿家属制作了带有保温功能的母乳暖心包，得到了家属的认可，拉近了医患距离。2020年与志愿者服务部医务社工合作，定期消毒患儿阅读过的书籍和玩具，防止医院内感染发生，同时为一些经济困难的家庭申请基金救助，缓解患儿家长的经济困难。

（三）志愿青春，践行公益

重症医学科青年不仅在岗位上奉献青春，更把自己的热情投入到公益志愿活动中去。我们随着"健康使者火炬行动"走进平谷区儿童福利院看望孤残儿童，指导平谷妇幼保健院无创呼吸机的使用；2017年，在首都儿科研究所开展的"你是我的英雄"六一儿童节公益活动中，重症医学科团员李硕扮演蝙蝠侠与孩子们互动，走进病房为患儿加油鼓劲，并在现场分享了与患儿乐乐的感人故事；2018年学雷锋日，科室团员青年联合与潮外·社区青年汇共同开展"喜庆闹元宵，助老迎佳节"活动，关爱社区空巢老人，和社区20多位老人一起包汤圆、品汤圆、猜灯谜，看到了每一位老人们的笑脸，我们也都感到由衷的高兴；2018年10月，我们响应"西部温暖计划"，联合党团支部开展"旧物再利用，爱心传真情"公益捐助活动，发出倡议，得到同事们的积极响应，共收到捐助物品245件，并打包送往捐赠接收点，为西部地区送去一份温暖。2019年、2020年走进社区，为大家科普"海姆立克急救法"和心肺复苏术，使更多的人拥有急救能力。

（四）立足岗位，展现风采

科室青年还积极参加各种活动，展现重症医学科青年的青春风采，提升团队的凝聚力。护士李硕与患儿乐乐因病结缘，"别害怕，我来保护你，我就是你的奥特曼！"成为乐乐战胜疾病的力量源泉。重症医学科青年据此排练的手语节目《我是你的奥特曼》荣获卫生系统手语风采大赛一等奖,北京市三等奖;在首都儿科研究所护士节洗手舞比赛中,ICU病房获得院内洗手舞比赛一等奖;在职工子女暑期托管班中,我们用动画、互动的形式为职工子女上了一堂生动的急救课。

近些年,首都儿科研究所重症医学科医护团队在科主任、科护士长的带领下,争先创优,先后荣获所级"先进集体""优质护理服务示范病区""优秀志愿团体"等荣誉称号,荣获北京市医院管理中心人文科室,打造有温度的医疗。所在支部荣获原北京市卫生计生委五四红旗团支部、北京市五四红旗团支部。科室文化墙上记录着我们与患儿一起、与同事一起的快乐点滴,这是一个温暖的大集体,每天虽然忙碌,却也很有成就感,就像重症医学科曲东主任说的那样,"我们不希望把ICU当成一个生死离别的地方,它应该是一个让人觉得有希望的地方。"

三、内蒙古自治区人民医院肝胆胰脾外科青年文明号

肝胆相照　心行合一

内蒙古自治区人民医院肝胆胰脾外科自2011年开始积极投入创建市级青年文明号,到2021年顺利通过全国青年文明号一星级评审,始终坚持把创建工作与医疗业务工作相结合,将青年同志的活力、创造力凝聚在"青年文明号"的旗帜下,展示了良好职业形象和精神风貌,保障广大人民群众的身体健康。

(一)高度重视夯实创建基础,健全制度规范创号行为

为确保创号工作有序开展,肝胆胰脾外科成立了青年文明号创建工作领导小组,由科主任兼党支部书记夏医君担任指导员,护士长兼党支部宣传委员李梅为号长,设置了组织委员及创号秘书等。科室全体医护人员团结一致,积极开展创建工作。党员、团员在创号工作中充分发挥先锋模范带头作用,以党建带团建开展了多次主题党日、团日活动和青年文明号开放周活动等。

科室本着"以创建青年文明号为契机,提高医疗服务质量"的创建宗旨,提出"肝胆相照、求精创新、一路前行"的创建口号,以争创全国青年文明号为目标,明确创号工作打造"五个一流",将创建工作与"三好一满意"活动、改善医疗服务等活动紧密结合,努力打造"奉献型""学习型""创新型"的学科团队。按照上级要求,认真制定科室创建青年文明号活动方案,制定创建计划,完善创建日志,并做好青年文明号网络协同办公系统信息维护等。

按照创号工作"一栏二卡三亮"及"六上墙"要求,科室设计制作了青年文明号宣传栏、服务卡、征求意见卡(增设服务二维码),在显著位置张贴成员工作照片,将服务承诺书及监督电话上墙,悬挂征求创号工作的意见本。群策群意设计号徽"肝胆相照",红色部分代表肝,绿色部分代表胆,"十字"代表肝胆相照,"心"形代表用医护人员的爱心、责任心换取患者的放心、舒心。号手将号徽贴于胸卡醒目位置,公开接受群众监督,广纳意见,做好反馈,便于持续改进。同时科室十分注重资料的留存,由创号秘书专人负责台账的建立、管理、收集、整理及信息报送等工作。

对于宣传资料的制作及号长外出学习培训等产生的费用,医院团委都按照年度预算给予报销,在年度表彰时,对集体中的优秀团员青年给予表彰奖励并积极向上级有关部门推荐先进典型。科室同时给予相应的奖励,以先进典型榜样带动集体青年积极向善、向上,弘扬正能量。

(二)措施有效塑造岗位文明,目标明确打造三型团队

多年来,科室始终把创建"青年文明号"活动作为凝聚青年、团结青年、带领青年建功立业的有效形式,经常召开专题会议,认真学习《青年文明号活动管理办法》,交流创号工作心得,总结经验不足,为创建工作奠定坚实的思想基础。同时依照科室职责分工,对创号工作实施精细化分工管理,建立创号质量指标检查小组,并做好督导记录、资料留存等。

1. 创建"奉献型"青年文明号

创建活动中,科室以青年群体为主力,以医学优势为支撑,竭诚服务各界群众,服务广大患者。利用与医学有关的纪念日、节庆日等,开展形式多样的社会公益活动,如关爱孤残儿童、孤寡老人、义务献血、扶贫助学、公益募捐、技能培训、医学大型学术交流礼仪服务等志愿服务活动。近年来共开展志愿服务活动 10 余次,投入志愿者 37 人次,服务群众 60 人次。号长作为核心成员参与《我和小手有个约定》,为全市中小学生进行健康科普教育志愿服务。四年来科室医护人员收到感谢信和锦旗 30 余面,受到省级以上新闻媒体宣传 4 次,护士郭瑞娟拾金不昧受到主流媒体的表扬报道,也为科室青年树立了榜样。近年护理人员的分娩量剧增,人员短缺,团员青年充分发挥先锋模范作用,加班加点,为医疗安全保驾护航。

2. 创建"学习型"青年文明号

科室把青年医护人员综合素质的提升作为创建一流团队的主要内容来抓。每年选送 5~6 名青年医护人员外出进修,每季度安排 1 次应急演练,每月组织 1 次专科护理查房和业务学习,每周四进行科室业务学习,加强年轻医护人员的业务素质培养。科室鼓励青年医护人员积极承担医学院校学生带教工作,教学相长,强化基础理论学习和操作技能水平的提高。

3. 创建"创新型"青年文明号

结合科室实际,护士长和责任护士参与科主任大查房,培育了医护团队协作精神,提高年轻护士专业知识和技能水平,提升患者的满意度。围绕十九项核心制度,加强质控管理,科室针对疑难危重及手术患者术前讨论,提出手术质量控制及安全"四性""两评估"原则。每日进行三级医师查房,使用床头彩超,便于临床更精确地诊断和治疗。2014—2018 年科室将腹腔镜技术应用于三四级手术中,完成自治区级首例保胆取石、肝切除、保留脾脏胰体尾部切除术、胰十二指肠切除,使得微创手术迈向新台阶。对于长期需要进行肠内营养的危重患者,肝胆胰脾外科李梅护士长在天津进修学习回院后开展了在床边放置鼻肠营养管新技术,使得营养直达空肠,成功率达 90%,为患者找到更简单、实用、无创的供能途径。在加速康复理念下,科室于 2018 年积极开展了无痛病房,减少术后并发症,缩短住院时间,降低医疗费用,提高治疗效果,减轻患者的社会和家庭负担。

(三)围绕医院中心工作,让"青年文明号"的牌子愈加明亮

医院团委组织的一系列活动的开展,大大激发了全科室人员的工作热情,营造了全体医

护人员爱岗敬业、关注一线、服务一线的良好氛围。通过强化"服务承诺",兑现"承诺措施",使遵章守纪、敬业爱岗成了全科室青年职工的自觉行动;科室成立了"青年志愿者服务小组",坚持定期开展"多助一"活动,结合自身的特长,深入社区,到贫困乡镇进行义诊、送医送药等活动;在每年各大血站血源紧缺的情况下我们又主动伸出手臂,奉献自己的青春热血,为救助伤员贡献自己的一份绵薄之力。

(四) 抗击疫情,"青年文明号"与我们同在

作为全国青年文明号,在防控新冠肺炎疫情的紧要关头,全体医护人员积极响应号召,放弃年假,别离亲人,做好准备,返回工作岗位。在这场疫情防控的战争中,他们作为医护人员,履行救死扶伤的天职。抗击疫情的第一时刻,在科主任夏医君、副主任王烯冬、副主任王石、护士长宋丽娟、护士长李梅的共同带领下,科室41名青年医生及护士自愿报名到抗击新冠肺炎第一线。

作为肝胆胰脾外科的"领头羊",57岁的夏医君主任主动报名申请前往抗击新冠肺炎疫情一线。尽管身边人都劝他:年龄超过50岁可以不参加,科室还有很多事需要他做决定。可夏主任还是义无反顾地报名了。他表示:身为党员,我应该起带头作用!

(五) 齐心协力打造五个一流,肝胆相照斩获四大效益

科室以创建青年文明号工作为平台,为青年创新创优服务社会提供了广阔的舞台,许多青年脱颖而出,在学术科研、岗位技能和思想政治方面取得长足进步,受到医院及上级组织的表彰奖励。近五年获得集体个人荣誉多项,例如:德国大学腹腔镜技术中国培训基地、内蒙古自治区重点学科、内蒙古抗癌协会肝胆胰肿瘤专业委员会、优秀团组织(3次)、住院医师规范化培训优秀亚专业基地、火箭军总医院肝胆疾病专病协作单位、院级乒乓球比赛团体第一名,优秀党员(8人),优秀党员先锋岗(2人)等。

2015—2020年,科室青年医护人员高级职称晋升4人,中级以下职称晋升15人,学位及学历晋升12人,学会任职11人;科室医疗骨干主持国家级自然科学基金1项,省级自然科学基金4项,累计支持基金近200万;在国内外权威杂志发表学术文章18篇,其中SCI论文4篇;举办省级以上学术交流会议5次,人员达1 200人,涉及自治区12个盟市、旗县的青年医护人员积极参与,帮扶盟市级医院发展专科手术技术10项,实现了社会、业务、人才、品牌四个效益的大丰收,得到了患者和社会各界的广泛赞誉,创造出极大的人才效益和社会效益。科室超额完成每年度的业务计划,2015—2020年总手术量达10 800台,在医院外科系统中名列第一,各项医疗质量考核每年均达标;科室2次接待自治区卫生健康委直属单位创建集体号长参观,创号工作经验在全区青年文明号号长培训班做典型交流发言。

青年文明号既是荣誉也是责任,创号工作只有起点没有终点,医疗卫生服务工作只有更好没有最好。今后的工作中,我们将继续学习和借鉴其他单位的创建经验,发扬爱岗敬业精神,立足岗位,争创一流,用青春的誓言、扎实的行动,迈向新征程、创造新业绩、谱写新篇章、实现新跨越!

四、上海市卫生健康委团委

上海市卫生健康行业青年文明号创新案例

（一）技术创新

案例 1：POCT 诊治流程优化，提高 ICU 危重患者抢救成功率

复旦大学附属华山医院皮肤科是全球单科门诊量最大的科室，门诊量达 178 万 / 年。华山医院皮肤科青年文明号为了更好地接诊疑难危重患者，为"体无完肤"的重症患者开通绿色通道，第一时间收入皮肤科 ICU，青年们将优化皮肤科危重患者诊治流程（POCT）作为创新创效案例。青年医护通过日常临床观察发现，皮肤科重症药疹和大疱病的患者全身体表面积大于 90% 出现糜烂破溃，入院后无法正常盖被子，痛苦不堪。青年医护自行设计了"皮肤科护理支架"，为这类重症患者提供了一个减少痛楚的平躺空间，该项设计获得了实用新型专利授权（ZL2018 2 1331396.8）。对于全身范围累及的银屑病患者，青年们发现家庭陪护比较少，背部涂药困难，而且多数银屑病药物都要多种药物混合涂药，因此青年们发明设计了一款"银屑病涂药装置"，方便患者自我均匀混合涂药，并申请了专利（202020276400.6）。正是因为对于患者的真心，对于专业的初心，使得皮肤科 ICU 危重患者抢救成功率高达100%。在病房，青年们从细微入手，设置青年文明号专栏，设立常见病健康宣教卡片。

案例 2："5A"优质护理提升，改善患者生活质量

上海中医药大学附属曙光医院 5A（RICU）护理组青年文明号始终秉持着将利他（Altruistic）、永久（Abiding）、敏锐（Acute）、闪耀（Ablaze）、活力（Active）的 5A 承诺贯穿融入于青年文明号工作中。每一个优质护理的提升，每一个创作、革新、发明，都源自患者服务的需要。有较多的患者因为严重口腔溃疡，口水难以下咽，饭到嘴边想吃又不能吃，痛不欲生。针对此类雾化治疗的患者，青年们采用中医抗霉菌方，中药汤剂过塑包装待用。临床患者使用后，感觉口腔明显较前舒适。神志清楚的脑出血患者，卧床数月导致他们双侧足下垂严重，严重影响生活质量，针对此类患者，除了配合康复理疗之外，青年们对防足下垂功能鞋进行改进，将中药磨成粉，制成药包配合足下垂垫使用，起到活血化瘀、消肿利湿的作用。为提升长期卧床患者护理质量，青年们改进发明护理用具：能调节尺寸的冰袋套与护理小背心，人性化的设计让患者满意，这两项发明也获得专利认可。通过一系列落实细节的服务和举措，号内青年收获患者的好评与肯定。

（二）管理创新

案例 1："做四有心人"，提管理质量

复旦大学附属中山医院心内科青年文明号充分落实管理创新。在学科带头人的带领以及党支部书记的指导和监督下建章立制，成立创建小组、制定实施方案。创建措施围绕"做四有心人"展开，即守初心　筑红心——党团共建更有心；用真心　暖人心——健康科普护你心；汇仁心　聚爱心——志愿服务映初心；创新心　中国心——技术革新创 e 心。

其提供的"e 心门诊"在医疗服务在线化、数据电子信息化的基础上，延伸院前院后服务、形成扩展门诊，并满足患者诊疗需求、提升门诊医疗服务水平。主要从以下两个方面改进服务管理质量：①能为心血管病患者提供在线随访、在线复诊、在线续方、预约门诊、预约住院、心血管慢性病管理、问诊价格等全流程服务。②能为医生提供临床研究招募和患者教育等功能，帮助医生树立品牌、扩大知名度。

案例 2：环境重建，流程再造，改善人力短缺

上海交通大学医学院附属瑞金医院急诊抢救室青年文明号是一支朝气蓬勃、技术过硬、善于创新的年轻化团体。抢救室每日承担着大量的急诊抢救工作，患者病情复杂，程度危重，"急、危、重"是这里患者的共同特点。急诊抢救室青年文明号管理创新主要体现在环境重建及流程再造，具体包括封闭式管理模式转变、护理分区责任制。

抢救室开展封闭式管理，不再有陪护家属，极大减少了院内交叉感染，也让医护能够更专注于疾病的救治。更关键的是把 EICU 的治疗前移至抢救室，加大了医疗力量，让危重病得到早期及时的救治，更加体现急诊急救的特色。转变模式后的抢救室平均每天入抢 9.6 人，出抢 9.2 人，平均滞留时间从 96 小时减少为 50 小时，同比下降 47.9%，总体的平均滞留人数也从原来的 34.7 人 / 天下降至 22.3 人 / 天。虽然抢救室的医护人员始终处在高度紧张、高速运转的状态下，但也加快了周转率，为更多需要抢救的患者赢得了宝贵的时间。

与封闭式管理同时开展的还有责任制分区护理，每个区域均有护士在床旁负责治疗、护理、监测，两人一组相互照应、交替，保证医疗持续性，医护联合，真正实现重症监护。每天根据能级安排床位，高能级护士负责最危重的患者，并指导组内低级别护士的抢救护理工作，充分发挥高能级护士临床经验丰富、技术水平突出的优势，从而弥补低能级护士经验不足、考虑问题不全面的劣势。

五、上海市卫生和健康发展研究中心青年文明号

青春聚力 筑梦政研

上海市卫生和健康发展研究中心（上海市医学科学技术情报研究所）卫生政策研究部是上海市卫生健康委直属的、为政府在医疗卫生领域的决策提供科研支持的智库核心部门，该集体以"发挥青年优势，建设卫生智库，服务科学决策，助力健康中国"为创建口号，发挥青年研究人员勇于探索、敢于创新、解放思想、实行变革的工作精神，为推进卫生循证决策与健康中国战略提供支撑，荣获"2017—2018 年度全国青年文明号"称号。

（一）构建新型知识服务模式，助力健康上海建设

基于研究方面的专长优势，该集体清晰界定所在部门的战略定位，构建形成以政策转化为核心的"信息获取→整合研究→交流传播→政策转化"循环式、参与式的卫生政策研究知识服务模式，搭建决策者、执行者和研究者之间的学术合作交流平台，将高价值研究成果转化为实际政策。团队成员先后参与了上海市医改总体方案、健康上海 2030 战略、公立医院改革、老年护理服务和保障等重大政策的研制，不断推出具有权威性和重大影响力的高质量智库产品，近 30 项研究成果直接转化为上海市政策。为打响上海健康服务品牌，提升医疗卫生现代化管理水平，助力健康上海，建设亚洲一流医学中心做出了积极的贡献。

（二）引入先进管理理论与方法学，促进医院技术资源的优化配置

该集体注重理论联系实际，创号期间结合上海医改总体目标，引入国际先进的卫生管理理论与方法学，主译了业界领先的专业工具书《医院卫生技术评估：手册与工具包》，首次将欧盟"医院卫生技术评估"相关概念及项目运作经验应用到上海卫生技术评估研究领域，对促进上海地区医院技术资源的优化配置和相关标准的制定具有指导意义。创号集体基于"青年文明号开放周"活动，先后两次举办面向医院管理者的专题培训班，收到良好的传播效果。

（三）建设卫生智库文化，激发青年工作动力与潜能

在充分开展SWOT分析的基础上，该集体采用项目化运作方式开展创号活动，通过关键途径法（CPM）定义项目关键任务，形成创号期间需重点完成的"十件事"，并绘制成甘特图。

通过两年的创号工作，青年研究人员形成了较为统一的价值观和集体认同感，能够在思想上和行动上主动注重将智库的特定要求（独立性、创新性、服务和参谋角色、强调多学科合作和解决实际问题、注重国际视野和超前思维等）贯穿到具体工作中，为"创建一流卫生智库"的发展愿景努力奋斗。

（四）立足政策解读，发挥智库的多维社会价值

在创号活动中，该集体探索形成了政策研究志愿服务新模式，先后前往嘉定、崇明、青浦等远郊地区，结合当地卫生管理发展水平和卫生决策需求，义务为当地行政管理部门提供卫生管理研究技术支持和知识培训，进一步提升了相关地区卫生管理部门科学决策水平，使卫生政策更好地惠及当地百姓。

在2018年中国首届国际进口博览会前夕，创号集体策划开展了"青春进博"卫生和健康发展微论坛志愿服务活动，立足政策解读、分析政策趋势，为进博会参展企业科学制定市场发展战略提供决策建议。活动受到有关企业的欢迎，反响热烈，为进一步提升在沪医疗卫生领域外资企业的医改政策知晓度和运营便利度，促进相关医药进口市场的开发开放做出了积极贡献。这项活动已在该集体青年志愿服务品牌后续工作中传承延续开展。

卫生政策研究部在创建青年文明号过程中，充分发挥自身优势，运用科学有效的管理方法，探索形成了将科研工作与群团工作深度融合的成功案例，进一步提升了组织凝聚力和战斗力。

助力医改，造福百姓，此乃政研者的初心。吾辈青年但求不负，凝心聚力，求索，筑梦中……

六、上海市普陀区疾病预防控制中心性病艾滋病防制科青年文明号

以创新服务群众，以行动坚守初心
——"慢传说"，生活有你更健康

上海市普陀区疾病预防控制中心性病艾滋病防制科是一支年轻而充满战斗力的团队，

他们始终伴随着上海市的艾滋病防治工作不断成长和发展,展现着青年人岗位建功的昂扬风貌。他们不畏艰难、勇于探索,勇做行业先锋表率,不断开创服务百姓健康新模式。

信息时代,性的获取更加隐秘,防艾工作挑战巨大,而"互联网+"的思想让团队青年有了灵感。2018年,团队青年花费了大量业余时间,整理了全国近400个城市的艾滋病咨询检测点的定位信息,自主开发了微信小程序"艾查查",这个保护隐私、用完即走、无须安装的载体让艾滋病检测服务触手可及,开创了国内类似产品的先河,一上线便受到了广泛好评,被"大V"纷纷推荐转载。

在此基础上,随着2019—2020年全国青年文明号的创建,青年们不满足于现状,进一步积极思考,开发了同名微信公众号以及小程序"慢传说",将原有的服务领域从艾滋病扩大到艾滋病、肝炎、结核病三种慢性传染病,从简单的检测点查询服务扩展成为集健康宣教、信息咨询、线上自我检测于一体的综合线上服务品牌,提升了文明号团队服务能级。

(一)从线下到线上的全方位健康宣教

"慢传说"利用微信公众号,定期推送有趣有料的慢性传染病知识科普视频、图文、故事等,并结合主题日宣教活动开展有奖知识竞答、现场直播,用贴近人们认知的形式,说尽慢性传染病的前世今生。

(二)从"没头苍蝇"到"触手可及"的健康服务信息获取

"慢传说"微信小程序,面向全区及全市咨询、检测需求者提供基于地理信息系统的服务机构查询,可一键查询使用者身边的艾滋病检测点/结核病定点医院/肝炎门诊,让服务对象一手掌握实时检测信息,此外还可进行在线咨询、服务预约、结果查询等,让医疗服务咫尺可达。

(三)从"请进来"到"送出去"的咨询检测

"慢传说"小程序特别开发了艾滋病风险评估模块,基于人工智能,模拟微信对话框,用户根据提示一步步完成相关咨询,最终得出个人感染的风险。这种形式极大弥补了线下艾滋病咨询检测"守株待兔"式的面对面被动咨询的不足。

"慢传说"小程序内的"艾测测"模块还提供一键申请免费艾滋病自检试剂服务,申请通过后试剂邮寄到手,申领者可自行检测操作,并可上传检测结果,让艾滋病防治服务突破时间空间限制。肝炎及结核病感染的高风险人群,也可通过小程序进行感染风险评估以及症状自查等。

目前,"慢传说"微信公众号以及小程序自2019年年底上线以来,已经覆盖全区6家艾滋病性病诊疗机构、11家社区卫生服务中心以及辖区内全部高校,师生使用率最高日破千人次。按照年发放1 000份检测试剂计算,预估可节约服务对象交通费成本7万元/年;可减少因阳性感染者传播的治疗费用540万元/年。"慢传说"品牌得到上海市疾控中心的专业认可,并于2020年获得"科技创新·健康上海·慢性传染病公益服务创意大赛"服务创新类二等奖。未来团队青年将继续打磨品牌,将优秀经验与成果加以推广,更好地服务人民健康。

七、江苏省中医院肾内科青年文明号

老树常青，新芽常绿

江苏省中医院肾内科创建于 1954 年，与医院同岁，由全国名老中医邹云翔教授主持开展工作。作为第一批国家级重点中医专科、重点学科和中医肾病临床诊疗中心，江苏省中医院肾内科 60 余年一脉相承、继往开来。科室目前年门诊量超过 14 万人次，实际开放床位150 张，年出院 3 400 余人次，年血透 33 568 人次，腹膜透析年随访约近 200 余人，临床、科研、教学均在全国中医肾病科处于领先地位。

肾内科青年文明号于 1994 年成功创建省级机关青年文明号，1998 年成功创建省级青年文明号，在院领导及科室负责人的关心支持下，形成了一个作风扎实、业务出众、活动出彩、学术丰收的青年团体，连续被评为院级五星级青年文明号。

肾内科青年文明号成立由党委书记、纪委书记任组长，团委书记任主任的院青年文明号创建活动领导小组，积极开展青年文明号的创建工作。科室主任何伟明教授、副主任易岚及高坤教授组成青年文明号领导小组，王燕护士长为党政负责人，严谨同志为号长。得益于"领导负责，成员积极，分工明确，目标清晰"的创建思路，青年文明号的创建工作如火如荼地进行。

青年文明号是团结凝聚青年人的平台，作为建科 60 余年的一个老牌科室，如何将科室悠久的历史与青年文明号的特点相结合，如何将中医特色及专业特点与创建工作紧密结合，这是肾内科青年文明号一直探索的问题。青年文明号提出了"扬青春热血，燃肾火不息"的建号主题，将青春活力注入悠久历史，以创新精神继承科室历史；以"护生命之源，保先天之本"作为建号口号，以患者为核心，团结青年团体投入到"护肾延衰"的行列中去，带给更多患者健康的福音。

（一）队伍结构合理，储备力量充足

肾内科现有职工 126 人，35 周岁以下青年 66 人，科室平均年龄 35.9 岁，老中青三代队伍分明，以国医大师邹燕勤为学术中心，在江苏省名中医孙伟、盛梅笑教授指导下，何伟明、易岚、高坤三位主任带领全科不断奋进，并确立青年团体为科室中坚力量，奋发向上。科室本科及以上学历 115 人，占 91.2%，博士 24 名，硕士 17 名，博士生导师 3 名，硕士生导师 6 名，融汇中西、兼容并包，硕士博士来自南京大学、东南大学、南京中医药大学等高等院校，储备力量充足。

（二）紧抓临床技能，政治素养并重

作为临床一线科室，专业素质决定科室寿命，在建号过程中，肾内科青年文明号一直以培训青年职工为重点。从 2012 年起，青年文明号开展了"科室业务学习""青年医师沙龙""文献沙龙"等学习活动，规定 40 周岁以下职工必须参与科室相关业务学习、轮流主持学习工作，排班明确；入院新职工前 3 年需响应医院号召，严格执行晚自习制度。

肾内科青年文明号鼓励年轻同志积极参与各项竞赛，以此检验自身实力。在院级"医学技能大比武"竞赛中，青年文明号派出的代表队多次获得第一名的佳绩。"体格检查比赛""临

床护理教学比赛"安康杯""建党百年演讲比赛"等均可以看到肾内科青年文明号青年团队屡创佳绩,院内闻名。

同时青年文明号也不忘青年人的思想政治教育,在王燕护士长的带领下,定期开展政治学习,增强自身政治素养。在党日活动、日常学习、民主选举等政治活动中青年积极参与,也鼓舞了一批入党积极分子,他们在活动中努力提高思想觉悟,争取早日成为党的后备力量。

(三)以患者为中心,抓沟通提质量

临床工作中,因为工作的繁忙及经验的不足,年轻同志有时会忽略与患者的沟通交流。肾内科青年文明号在建号过程中重视这一问题,并就此定期展开专题座谈,青年团体集思广益,商讨如何加强与患者的沟通,如何提升团队在患者心目中的满意度。通过多年的努力,青年文明号已先后推行"防跌倒警示牌""病房温馨提示""便民量杯"等方便患者的措施,在科室入口张贴文明用语指示牌,同时以科普文章、科普讲座、医患联欢等多种形式与患者沟通、交流,及时答疑解惑。通过这一系列创建工作,科室满意度在全院名列前茅。

(四)创建品牌活动,投身公益奉献

在 20 年来的创建过程中,成员们结合自身特点及专业特色,策划了一系列的品牌活动,如每年世界肾脏病日的科普义诊,每年冬季的"护肾保健月"系列活动,成员们群策群力,保证了品牌活动的继承与实施。同时,青年才俊集思广益,在 2014 年后以"慢性病管理"及"肾友会"为特色品牌,以此为创建重点,不断自我总结与创新,通过努力,这两项新兴品牌已在业界广泛传播,受到了广泛好评。

"肾斗士"志愿者服务队是肾内科青年文明号的志愿服务主体,也是青年人参与社会公益活动的一扇窗,从创号之初不断吸收科室年轻人投入到志愿服务活动中。得益于医疗这一独特性质,我们与多家社会慈善机构合作,将更多的义诊活动送往敬老院、社区,真正将公益奉献融入日常工作,每年举行义诊 10 余次,服务近千人。"肾斗士"统一着装、统一号徽、统一旗帜的整齐风貌也成为一道亮丽的风景线,成员也在这一过程中养成了热衷公益、无私奉献的精神,活动创建也使成员紧密团结,拉近了青年间的距离,达到了锻炼队伍、凝聚人心的目的。"肾斗士"志愿者服务队也多次被评为优秀志愿服务项目,多次参加江苏省志愿服务展示交流会等活动。

(五)重视基础研究,科研成果创新

青年团体是科学研究的基础力量,如何指引他们学习科研方法、提高科研素养是肾内科青年文明号创建过程中一直思考的问题。在肾内科各位硕士生导师、博士生导师的帮助下,青年人才众志成城,放弃午休时间,自发进行文献学习;放弃下班后休息,在实验室挑灯夜战。青年文明号也建立了相应的奖励政策,鼓励年轻人投入科学研究。

通过科室领导支持及号组成员努力,创建结果显著:科室共承担科研课题 100 余项,其中国家自然科学基金项目 22 项,"十一五"国家科技部项目 2 项,省部级课题 26 项,厅局级课题 23 项。获得各级奖励 24 项,其中,江苏省人民政府一等奖 1 项、二等奖 4 项、三等奖 4 项,中华中医药学会三等奖 3 项。每年培养博士研究生 3~4 名,硕士研究生 20 余名,已毕业博士研究生 20 余名,硕士研究生 200 余名。已发表 SCI 论文 30 篇,中文论文千余篇,出版专著 35 部。

（六）疫情肆虐，青年当先

2020年新冠肺炎疫情肆虐，肾内科青年文明号成员积极响应国家号召，坚守医疗岗位，以不同的方式为抗击疫情做出贡献。疫情就是命令，肾内科医疗团队也踊跃报名，科主任带头积极响应，党员发挥先锋模范作用，老主任孙伟和盛梅笑身先士卒，保医疗平安，积极报名援鄂。全体病房医护不断加强抗疫理论学习，全年无休，保障病房医疗安全。

科副主任高坤作为第五批国家中医医疗队（江苏）驰援武汉医疗队队长，在一双子女年幼、父母年迈的情况下毅然报名出征。2020年2月下旬，高坤与队员们一起进驻武汉江夏方舱医院。在方舱医院，高强度的工作和高风险的感染对队员们都是极大的挑战。在没有特效药和疫苗的情况下，高坤带领队员们坚持中医药特色优势，药术并举、精准救治，并及时研究制定"1+4+N"中西医结合综合治疗方案，彰显了中医力量。李正红医师第一时间志愿报名医院发热门诊，虽然夫人作为解放军某医院急诊科医师也承担了大量的抗疫任务，同时家中儿子年幼，但李正红全家一致支持他的选择，舍小家顾大家，夫妻双双在抗疫一线奋斗。受到科室前辈鼓励，青年文明号青年医师史俊也积极报名参加门诊预检工作，不畏艰险、困难，在抗击疫情中做出了应有的贡献。

2021年7月下旬，南京暴发新冠肺炎疫情，肾内科青年文明号束洋、李正红、龚洁及李静同志第一时间加入核酸检测队伍，奔赴江宁禄口，不畏艰险贡献了自己的一份力量。7月底至8月初，根据江苏省卫生健康委、江苏省中医药管理局要求，医院紧急组建新冠肺炎救治医疗队，青年文明号束洋、郑敏、姚敏医师及刘忆、龚洁、茅麒苏护士经过组织考察，代表医院及科室作为首批及第二批医疗队成员奔赴南京市公共卫生医疗中心，号内成员坚守在各自岗位，继续谱写着肾内科青年文明号抗疫新篇章。

在一个历史悠久的科室，如何发挥青年的力量？这个问题，在青年文明号的创建过程中已经得到了解答。以悠久历史去引导青年、鼓舞青年，以青春激情去继承历史、创造未来，这是我们肾内科青年文明号给出的答案。青年文明号的日常工作，不仅仅局限于做几场活动，拍几张照片，最重要的是团结青年群体，创建终有成果。

在创建过程中，邹燕勤教授荣获"国医大师"称号；孙伟教授获得南京市五一劳动奖章；前团委书记高坤同志凭借出众的综合能力晋升科室副主任，带领第五批国家中医医疗队（江苏）驰援武汉医疗队援汉并获得江苏省新冠肺炎疫情防控"记功"；前任号长吴佳佳同志被评为"江苏省十佳青年志愿者"；"肾斗士"志愿者服务队被评为江苏省志愿服务项目、南京市优秀志愿服务项目。除了个人的成绩，科室指标也逐年稳步提高，通过微信公众号等新媒体宣传方式以及各级媒体的报道，科室的社会影响也与日俱增。

老树常青，新芽常绿，这是江苏省中医院肾内科青年文明号的日常写照，每一个青年在各自的岗位上兢兢业业，继承创新，为悠久的历史注入青春活力，最终谱写一曲华彩篇章。

八、苏州市第五人民医院检验中心青年文明号

"医"路学思悟践　"检"守青春梦想

苏州市第五人民医院是一所集医疗、科研、教学、保健、康复为一体，承担苏州地区公共

医疗卫生救治任务的三级甲等医院。医院检验中心在肝病、结核病、新冠肺炎等传染性疾病的诊断技术上有着鲜明特色和优势。该集体以"学习型集体"作为创建方向，坚决贯彻"准确、高效、科学、公正"的质量方针，不断提升患者、医护和员工满意度。成绩的背后，是青年文明号"敬业、协作、创优、奉献"精神的引领，是一个个青年医务人员忙碌的身影和一滴滴挥洒的汗水。

（一）打造创建特色，让号徽闪耀在学习中

依靠学习走向未来。青年文明号徽标中代表青年的"Y"字的形象，似一本打开的书本模样，学习对于青年的重要性不言而喻。该集体以号徽为启发，在创建之初便确立了"青年文明号"学习型的创建特色方向：以学促建、以学助检、建检相长，不断提升科室青年创建意识和理论水平，提高科室检验能力和服务质量，最终达到满足临床和患者需求的目标。

一是设立"青年文明号图书馆"。依托科室活动室，开辟专门区域建设"图书馆"，由号长把关书目，专人按计划定期采购图书，藏书类型多样，以党的理论和医学专业书籍为主，供青年学习。

二是执行"每周一课"制度。将每周三定为"集中学习日"，以青年轮流讲课、外请专家老师授课等形式开展集体成员集中学习。

三是实施"青年科研能力提升计划"。挑选科研能力突出的集体成员作为导师，与有科研需求的青年结对，将青年在工作中产生的科研思想火花转化成科研实践行为，并定期督导研究进展，促进青年学术水平提升。

四是推进"青年医师职业规划"。每年要求青年做出个人年度规划和三年计划，并向集体提出困难和需求，集体为青年提供必要的帮助，助力青年实现职业理想。

五是举办"实习生及新员工读书报告会"。该集体承担苏州大学等高校的实习带教工作及相关专业的培训工作，每年定期组织本年度实习生及新进员工参与读书报告会，由青年技师组成带教组指导课件制作，报告会邀请专家点评，各专业组长担任评委，鼓励集体新成员持续学习、充分学习。

在这些学习活动中，青年文明号的号徽始终闪耀在显著位置，时刻提醒着青年坚持学习，不断进取。通过学习型"青年文明号"建设，进一步坚定了青年理想信念，强化了青年职业道德，提高了青年业务水平，提升了青年服务能力。

（二）建设青年队伍，让号手活跃在岗位上

集体的创建工作需要依靠青年开展，青年的个人发展也离不开集体的培养。创建过程中，该集体非常注重团体与青年的关系，紧密联系青年，实现集体和个人共同发展。

一是采用"志愿服务积分制"。中心号召"志愿服务、人人参与"，积极组织青年参加"科普进校园""爱心义诊""青年文明号开放周"等团组织活动，并将志愿服务工作纳入集体积分考核，作为评先评优重要依据。与社工组织合作，定期到外来人员子女友好小学、培智学校及老年公寓等地为弱势群体提供帮助。依托党建平台，号召青年"青春心向党，一心跟党走"，参与苏州市相城区聚金村党支部的结对共建，定期为村民"上门送健康"。

二是设置"青年文明号服务岗"。在采血服务窗口设置"青年文明号服务岗"，选拔业务熟练、服务态度好的青年轮班，为患者解决疑难问题。该岗实行"闭环服务"模式，从接待开

始直至问题解决，均由首接青年全程专人负责，最大程度减少患者"无效折返"，大大提升了患者满意度。

三是组建"要素管理队伍"。借助ISO15189评审工作，在原来的"专业组"之外平行设置"评审要素组"，"要素组长"全部由青年担任，承担各要素组的管理工作，在大家的努力下，科室于2020年成为江苏省第一家获得ISO15189认可的传染病医院实验室，青年管理能力也得到了实践锻炼。

四是举行"专业主管述职及岗位竞聘会"。由专业主管对岗位工作进行总结和规划，青年骨干总结个人工作并阐述管理想法，为青年提供展示平台，为集体积蓄后备力量。

通过青年队伍建设，青年个人能力得到锻炼，个人价值得到实现，人人争当号手、能当号手，组织凝聚力增强，集体各项工作快速推进，各项能力不断提升。

（三）响应党的号召，让号声吹响在战斗中

2020年，新冠肺炎疫情袭来，苏州市第五人民医院被指定为苏州市新冠肺炎定点收治医院，在疫情伊始该集体就发出"党旗飘扬、号声嘹亮，众志成城、战'疫'必胜"的号召，在科主任和青年文明号号长的带领下，青年们毫不畏惧踊跃报名一线工作，挑起了苏州大市的核酸检测重担。

一是成立"核酸检测青年突击队"。疫情暴发初期，由号长和团干带头，广泛吸纳青年，迅速组建了一支"核酸检测青年突击队"。突击队员在短短一周的时间内完成两个规范的新冠病毒核酸检测实验室改造，开始接受苏州各采样点送检的拭子样本，挑起了苏州大市的核酸检测重担。在高强度的检测工作中，没有一名青年喊苦喊累，始终准确及时地报送检测结果。作为苏州市第一个开展新冠病毒核酸检测的公立医院实验室，在"没有作业可抄"的情况下，青年们在科主任带领下一点一滴积累数据、一步一步摸索实验流程，经过组内反复论证和实践，最终制定了包括送样、接样、登记、灭活、检测、报告、消杀等在内的新冠病毒核酸检测前、中、后全流程规范，为后续全市全面开展新冠病毒核酸检测提供了重要参考。另一方面，集体未雨绸缪，有计划地安排青年技师参加"江苏省临床基因扩增检测实验人员培训班"等相关培训，集体20余人新取得江苏省基因扩增上岗资质，并进一步以传帮带的形式培养青年实践能力，建设了一支配置合理、召之即战、战则必胜的新冠病毒核酸检测队伍。

二是承担大型活动保障任务。2020年7~9月，苏州作为承办地之一迎来了疫情防控以来国内一个重大赛事——中国足球协会超级联赛，苏州赛区所有赛事参与人员的核酸检测重任落到了医院检验中心肩上。该集体立即组建"中超保障青年突击队"应对任务。参赛球队所有人员的核酸样本送达实验室时常常已是深夜，在青年文明号倡导的高尚职业道德和高度敬业精神激励下，每一位队员都无怨无悔地主动加班检测，保证了早上6点前将所有检测结果报送给组委会。中超联赛的顺利举办，是苏州常态化防疫工作的重要体现，也是该集体听从指挥、能战善战的集中表现。

三是支援抗疫一线。2020年8月3日，集体所在科室主任和青年文明号号长两人作为江苏省核酸检测应急医疗队成员赴新疆喀什支援当地核酸检测，2021年1月7日，集体两名青年赴河北石家庄支援当地核酸检测。在异乡支援的四十多个日夜，他们并肩奋战，将青年文明号吹响在抗疫前线。

在这场疫情"大考"中,该集体每一位成员不忘初心,牢记使命,能打前线硬仗,也能守后方稳定,始终与医院站在一起,守土有责、守土担责、守土尽责,打赢了"抗击新冠肺炎疫情阻击战"。2020 年,集体成员 1 人获江苏省"全省抗击新冠肺炎疫情先进个人"荣誉,1 人获江苏省"抗击新冠肺炎疫情检验先锋"荣誉,1 人获苏州市"抗击新冠肺炎疫情先进个人"荣誉,1 人获苏州市 2020 年度"最美劳动者"荣誉,1 人受到苏州市新冠肺炎防控个人记功,3 人受到苏州市新冠防控个人嘉奖,5 人受到苏州大学抗疫先进个人表彰,1 人被评为"苏州市卫生健康系统优秀共青团干部"。

检验中心"青年文明号"创建工作已经走过十个春秋。近三年该集体承担国家重大专项课题 2 项,国家自然科学基金 2 项,省市级项目近 10 项,获省部级奖项 1 项,市级奖项 4 项,在检验学术领域影响力日益增强。在创建过程中,该集体始终坚定创建方向和目标,发挥自身特色,不断总结经验,紧密团结青年争创一流工作业绩,不论是在日常工作还是突发公共卫生事件响应中,都发挥了应有的示范引领作用,在守护百姓健康的伟大事业征程中笃定执着、一路前行!

九、浙江省皮肤病医院上柏住院部青年文明号

以青春担当助力麻防事业

浙江省皮肤病医院上柏住院部位于湖州市德清县西南部金车山中,主要承担全省麻风病畸残康复者的医疗、护理、康复以及重症现症麻风病患者的救治工作,2005 年启动青年文明号创建,于 2012 年获得全国级青年文明号称号,成为全国唯一一家获此殊荣的麻风病疗养院。

浙江省皮肤病医院上柏住院部青年文明号始终坚持以管理一流、服务一流、人才一流、业绩一流、文化一流为宗旨,提出创建全国一流麻风病疗养院的目标,不断加强规范化精细化管理,主动探索创新服务形式,加快推进人才队伍建设,全面提升科室文化内涵,引领弘扬行业文明新风,充分展示了新时代麻防医务工作者的精神面貌和良好形象。

(一)建机制、促规范,实施内部管理强化工程

1. 加强组织领导

为了保证"青年文明号"创建机制的良好运转,我们加强组织领导,成立由单位党政领导任组长、团组织主要负责人牵头、业务骨干任号长的创号领导小组,同时下设专项小组,分工负责创建工作。制定健全的创建工作计划、实施方案、服务承诺、便民(针对麻风病患者)措施以及相关制度、工作规范等,推动创建工作全面、有序开展。

2. 规范内部管理

在日常管理中制定人性化的服务措施,修订完善内部管理制度,组建医疗护理小组,取长补短。在全国首推麻风村医务人员 24 小时值班制,率先在麻风疗养院病区建立呼叫系统,为麻风病患者建立健康档案,为生活不能自理的麻风病畸残康复者提供专人看护,创新实施麻风病畸残康复者自治的管理模式。近年来,上柏住院部的管理模式被作为全国麻风病院村管理的标准予以借鉴,作为运行的规范在全国近 1 000 所麻风病院予以倡导,时任中国麻

风防治协会会长张国成教授,曾多次赞扬我们的管理和服务已经达到全国领先水平,与国际接轨。

3. 营造创建氛围

加强麻风村环境改造和宣传力度,在医疗综合楼外墙、走廊等处公开创建目标、创建活动简介、岗位职责、服务承诺、成员一览表以及各种管理制度的宣传展板。在病房走廊、病房外墙制作创建标志、监督员一览表、监督电话、文明服务之星、便民措施、麻风病防治知识等宣传展板,使创建气氛更加浓厚,提高麻风休养员对创建活动的认知感。通过制作 VCD、宣传画册、小视频等,形式多样地向社会各界宣传上柏住院部青年文明号,不断提升集体的整体形象。

(二) 重细节、创特色,实施服务能力提升工程

1. 发挥特色优势

上柏住院部青年文明号坚持以"大山中也有文明的脚印"为主题,以"以你我青春的奉献,给休养员温暖的家"为创建口号,扎实开展青年文明号创建活动。在日常工作中,坚持仪容整洁、挂牌服务、微笑服务,开展品管圈、金点子和文明服务之星评选等特色管理活动,定期召开工休座谈会、邀请监督员检查创建工作,及时听取意见建议,及时提升服务能力。从2010年起,重点实施麻风休养员心理干预项目,设立健康宣教室,开展个体和团体心理咨询,已培养出 2 名国家级心理咨询师。同时,还培养了 1 名国家级营养师,为麻风病患者提供个性化、科学化的营养饮食指导。

2. 创新服务形式

为了更好地发挥青年团员的创建主力军作用,自发成立了"映山红麻风村青年服务小分队",开展形式多样的公益活动,如组织世界防治麻风病日慰问活动,助残日包饺子、文艺演出,高温送清凉,中秋送月饼,重阳送长寿面等等;自费为 85 岁以上高龄的麻风病患者集体祝寿,为麻风休养员子女捐助入学,为老夫妻举办金婚纪念等活动。麻风村的业余文化生活比较单调,青年医护们经常向麻风村的图书室捐书,还经常与患者们开展象棋比赛、趣味运动会、唱红歌等活动,丰富驻村麻风休养员们的业余文化生活。

(三) 争先进、强素质,实施青年人才培养工程

开展麻风防治应用性研究,为麻防科研领域贡献青春力量。原住院部副主任王景权在国内外发表麻风学术论文几十篇,被聘请为"中国麻风防治协会学术秘书",多次在国家级学术会议上开展专题讲座,分享麻风防治工作经验。青年医生谭又吉曾参加中国 - 荷兰麻风病卫生系统研究项目。护士长潘美儿被湖州师范学院医学院聘请为"荣誉教师",各地麻风病性病防治机构多次邀请其做专题宣讲。近年来,上柏住院部青年文明号医护人员参与完成院级科研课题 8 项,厅级科研课题 2 项,中外合作科研项目 4 项,以第一作者发表论文百余篇,学术能力不断提升。

(四) 立本职、出实效,实施业绩一流打造工程

1. 积极健康扶贫

作为浙江省麻风病防治业务指导机构,住院部医护人员在做好本职工作的同时,还深入

省内外麻风病院（村）进行麻风病防治、健康教育、残疾护理及心理咨询等业务技术指导。青年医护人员积极参加全省各地巡回医疗，免费开展麻风畸残康复矫正手术、物理治疗及功能训练服务。同时，积极开展对口支援健康扶贫，先后与贵州省黔西南州、云南省文山州、四川省甘孜州、西藏自治区那曲市、四川省凉山州、云南省丽江市等六州（市）开展麻风病对口帮扶与合作，协助建立"症状监测、早期发现、精准救治、有效保障、跟踪预警"防治机制，为500余名麻风病受累者提供医疗救治或生活帮扶。2020年，将上柏住院部麻风村管理模式送入云南省永胜县小长坪麻风村，从技术帮扶到管理帮扶，从麻风休养员自身到"麻二代""麻三代"困难家属帮扶，全面实现帮扶地区麻风病受累者应治尽治，应帮尽帮。

2. 争当行业标杆

2013年12月6日，《光明日报》头版头条刊登了上柏住院部这支以"70"后、"80"后为主的医疗团队，十余年如一日，坚守山坳精心照顾麻风病患者的感人事迹，受到社会各界高度关注。中央和浙江省多位领导同志先后作出重要批示，要求大力弘扬和宣传上柏住院部"爱岗敬业、无私奉献"麻防精神和高尚的医德医风，成员喻永祥、潘美儿、归婵娟作为先进事迹报告团成员分别赴北京人民大会堂、浙江省人民大会堂以及山西、贵州、吉林、浙江省内各地市，浙江大学等巡回报告，传递行业正能量。2019年8月，上柏住院部全国青年文明号代表卫生健康系统10多万个青年文明号集体，参加2017—2018年度"全国青年文明号"授牌仪式暨"青年文明号"接续奋斗故事分享会作主题分享，社会影响力进一步扩大。

（五）建基地、树新风，实施"党建＋文化"引领工程

1. 夯实文化建设

为保持创建活力，上柏住院部特别注重文化建设，有效利用现有资源，充分突显行业特色，建成麻风病防治陈列馆浙江馆、马海德纪念馆、浙江省首个中国科协科技社团党委学会党建宣传教育基地、浙江大学医学院"大爱无疆"上柏生命教育基地等；同时，加强党建和党风廉政建设，建成党建长廊和浙江省省属医疗机构中首个较完整的廉政文化长廊；加强与杭州医学院、宁波大学医学院的密切合作，建成多个思想教育和实践教育基地，为医学生提供学习实践平台，助力成长成才。每年接待省内外各行各业人士前来参观学习交流，取长补短，共同进步。

2. 弘扬行业正气

近年来，上柏住院部青年文明号集体从前辈手中接过麻风防治共助的接力棒，在前辈们创造的成绩基础上续写着青春辉煌，收获满满。曾被授予"时代楷模""全国工人先锋号"，"全国三八红旗集体""中国好医生、好护士""浙江省疾病预防控制先进集体"、第二届浙江省卫生系统十大感动事例等多项殊荣，集体成员潘美儿同志获得第42届南丁格尔奖、"中国十大职业女性奖"、第七届"全国道德模范"、第十三届"全国人大代表"等荣誉称号，喻永祥获麻风防治领域最高奖项"马海德奖"，等等。

浙江省皮肤病医院上柏住院部青年文明号这个年轻而又充满生命力的集体，在平凡的岗位上展现卫生健康系统的青春担当，为实现习近平总书记提出的"创造一个没有麻风的世界"这一终极目标贡献青春力量。

十、浙江骨伤医院（杭州詹氏中医骨伤医院）针灸推拿科青年文明号

青春伴"五行"　圣手扬国医

浙江骨伤医院（杭州詹氏中医骨伤医院）作为杭州市首家民营三级乙等中医骨伤专科医院，始终坚持"弘扬国医，济世于民"的办院理念，树立了好形象，赢得了好口碑。医院曾先后荣获国家级青年文明号、浙江省先进基层党组织、浙江省敬老文明号、浙江省行业党建示范点、杭州市非物质文化遗产、杭州市文明单位、杭州市青年安全生产示范岗等荣誉称号。

在党建引领下，医院各科室以"青"字号创建为抓手，形成了国家级、省级、市级、区级——"四级联创"的浓厚氛围。其中针灸推拿科是医院重点学科之一，有诊室4间，诊疗床32张，科室成员20名，其中党员5名，团员7名，35周岁以下青年占85%。自2009年开始创建青年文明号以来，科室始终把"创号工程"作为凝聚青年、团结青年、带领青年的重要载体，围绕打造患者满意的"针馨家园"目标，聚力强化组织领导、健全工作机制、营造创建氛围、提升队伍素质，于2019年荣升为全国首个民营医院的国家级"青年文明号"，也实现了全区国家级青年文明号"零"的突破。作为创建龙头科室，该集体以"五个一流"为目标，创新开展"金、木、水、火、土——五行相生"管理模式，把管理、人才、服务、效益、文化推上了新的台阶。

（一）金：党建引领创一流管理，理想信念如金石之坚

在党组织的带领下，医院把创建工作融入医疗业务工作，注重出思路、抓督查、作示范，努力让全体成员成为骨干的先锋，通过创建为党团建设加分。

1. 学深悟透提高"四个意识"

推动习近平新时代中国特色社会主义思想入脑入心，加强理论武装，要求党员团员牢牢掌握意识形态工作主动权。思想政治教育做到经常学、反复学，促进青年不忘跟党初心，牢记青春使命。医院注重加强红色教育，通过开展"红色基因传承培训""党员公益行"等活动，把体验红色文化、考验自我品格、熔炼团队精神等教育内容融为一体，让全体成员补足精神之"钙"。

2. 搭建平台提质示范效果

开展内容丰富的活动，做实做细党建团建工作，让其成为看得见的生产力和凝聚力。组织开展"保护大运河"毅行活动，加入医院"发扬传统文化"推广志愿服务小组和非物质文化遗产传承工作室等，形成了较好的示范引领作用，促进大家"心往一处想，劲往一处使"，以实干推动更好发展。

3. 热衷公益提升创号美誉

依托"三进三送"公益项目品牌，深入贯彻创先争优服务意识，发动科室成员积极开展健康咨询、推拿、拔火罐、治未病等志愿服务，已连续坚持9年，获得了大量群众的"点赞"。G20杭州峰会期间，针灸推拿志愿服务小分队成为全市唯一的民营单位入驻杭州市公安局，为G20保驾护航。科室成员朱建华还荣获了G20国际峰会优秀志愿者称号，先后参与了"彩虹计划"助学行动和"小蜜蜂"助医行动等。

（二）木：牢记使命创一流队伍，强化担当育栋梁之材

拉高标杆，奋勇争先，严格对照三级医院评审标准和国家级青年文明号创建要求，不断完善"三化三抓"队伍建设机制。

1. 突出专业化建设抓业务

始终把"弘扬中华国粹，培育中医人才"摆在突出位置，坚持"走出去""请进来""传帮带""打擂台"相结合，建立竞争性择优外派学习培训制度和学习分享机制，聚力各类人才培养。开展推拿手法和针法等技能比武，积极参加各种青年岗位能手评比、技能比武等。两年来，获得杭州市级岗位能手 2 人次，引进研究生 1 人，职称晋升 5 人次。

2. 突出项目化推进抓创新

在传统针灸、推拿等基础上，新增"中药热奄包、热敏灸"等 5 项新技术新项目，提高患者满意度。注重实干导向，实施多种人才培育项目，及时发现和培养实干型人才。注重一线锻炼，通过业务的不断创新，促进成员的不断成长。

3. 突出制度化保障抓清廉

坚持用制度管人、靠制度管事，全面加强清廉科室建设，重点是坚决执行八项"红色院规"，始终绷紧遵纪守法这根弦。坚持严管厚爱并重，凸显民营医院关怀，如"时间银行"，职工可以把休息天"存"起来一起使用，充分照顾省外职工回家探亲。

（三）水：弘扬医德创一流服务，医患关系呈水乳交融

深化医疗服务改革，开创"五心服务模式"，着力提高医疗服务效率、温度和水平，全面构建和谐医患关系。

1. 全面深化改革提高服务水平

在院内率先提出"民营也助跑"服务举措，实施"36513"服务，即 365 天全年无休，每天连续服务时长超过 13 小时，每天保证 13 人在岗，为上班族提供了错时服务。还为老、弱等重点关爱群体提供代挂号、送诊、交费、取药等服务，多措并举提高服务水平。

2. 开创"五心"模式提高服务温度

既聚焦治好患者疾病，也聚力改善患者就医体验，创新"五心相交"服务模式，即用心倾听、细心诊断、耐心解答、精心治疗、热心服务，建立医患之间彼此的尊重与信任，并采用"PDCA"管理模式逐步提高服务质量。

3. 强化科技支撑提高服务效率

安装 PACS 系统、LIS 系统，提升信息化建设水平，做到辅助科室最多跑一次，实行电话、微信等预约形式，有效避免因主管医生休息或人员太多排长队。

（四）火：深耕国粹创一流业绩，钻研医术求炉火纯青

坚持"弘扬中医文化、传承中医国粹"主业，做到在坚守中传承，在创新中发展，创造一流业绩。

1. 创新治疗理念

率先推出针灸推拿科"治疗超市"新理念，实行"一科受理，集成服务"模式，患者在一个科室即可得到针灸、推拿、中药熏洗、微创等全方位的治疗手段，省去多科室会诊。为患者提

供"量身定制"的治疗方案,避免了"千人一方"的弊病,提高治愈率和好转率。

2. 钻研治疗手段

继承和发扬手法整复,中药内服外敷,动静结合这一祖传医学的治疗特色,结合现代医学治疗各种骨伤、筋伤等疾病。充分运用针灸、推拿、牵引、传统手法整脊、火罐艾灸等传统治疗手段,创新小针刀椎管滴注、拨松针、银质针等中西医结合治疗手段。

3. 注重治疗实效

18年来,从科室走出一批又一批的康复患者,"银针"让更多人拥有了健康,推拿让更多人延续了活力,一面面"德技双馨、医风淳朴"的锦旗印证着针灸推拿科全体医护人员的医者初心。自创号以来,针灸推拿科每年年终考核均为优秀,还先后荣获杭州市"志愿者服务先进集体"、拱墅区"团员先锋岗"、院级"先进科室"等荣誉,科室成员先后荣获杭州市"青年岗位能手"、拱墅区"优秀共产党员"、院级"先进工作者"等个人荣誉50多项。近三年来共收到患者所赠锦旗32面,表扬信8封。

(五)土:文明导向创一流文化,累土聚沙造浓厚氛围

以优质的科室文化和创建氛围,加强文体建设,为科室及成员的"生长"提供需要的"养分"。

1. 强化创建组织领导

作为全国民营医院首创集体,医院高度重视创建工作,成立由党总支书记、院长詹振宇为组长的国家级青年文明号创建工作领导小组并下设办公室,制定措施有效、操作性强的创建活动规划,定期召开创号专题工作会。设置专项创建经费和专项奖励经费,为创建活动提供充足的保障。

2. 提升创建硬件环境

克服用房紧张困难,对整体环境进行了重新规划和布局,借助宣传栏、文化墙公开创号工作,设计"创号形象代言人——小青",着力营造浓厚氛围。走廊上科学点缀绿色植物,成为院内绿化率最高的科室。

3. 突出青年主体作用

对科室青年开展有目标、有规划、有重点的培育以及"走心"的文化实践探索,激发成员内在动力。安排科主任、护士长加入"领头雁提升计划",提升其管理能力和沟通协调能力。组队参与新冠肺炎疫情防控,高速出入口、汽车站的设卡防控和企业复工复产指导都是青年文明号的成员。

十一、山东省血液中心流动采血车青年文明号

护佑百姓生命健康,打造"热血青春"服务品牌

无偿献血,是无私奉献、救死扶伤的崇高行为。血站青年,以无私奉献的热血担当吹响了奋进新时代的青春集结号。

山东省血液中心流动采血车,是一个富有青春朝气的青年集体,该号现有9个采血班组,广泛分布在省会济南泉城广场、洪家楼、和谐广场、泉城公园等商业区及景点等采血一线

服务岗位,为驻济省(部)属以上10余家大型医院提供医疗临床用血,年全血采集量约40吨,现有35周岁以下职工27名,占该集体职工总数的65%。2007年,该号被评为2005—2006年度"全国青年文明号",同年被全国总工会授予"全国工人先锋号"。

在党团组织的大力支持下,"流动采血车"青年文明号团结带领青年职工以深入学习习近平新时代中国特色社会主义思想为核心,以打造"热血青春"服务品牌为创建目标,以提供"一流品牌、一流服务、一流技术"为服务宗旨,牢固树立"在服务中提升,在战斗中练兵"宗旨理念,团结一心,攻坚克难,无论是在疫情防控、支援湖北武汉、河北省血液调配、救助稀有血型产妇、误食毒蘑菇7岁儿童急救用血等血液紧急保障还是日常血液供应工作和任务中,全体成员不畏艰难、冲锋在前,青年职工个人累计献血量超过4万毫升,多名同志先后荣获"全国医德标兵""全国五一巾帼标兵""全省道德模范提名奖"等国家及省级荣誉和嘉奖,年采血量以每年超过10%的速度递增,千人口献血率远超国家卫生健康委制订的2020年全国献血率15‰的目标,持续巩固了中心"全国文明单位""全国五四红旗团总支"等荣誉,为山东省连续7届14年"全国无偿献血先进省"殊荣贡献了青春正能量。

(一)"热血青春"学习阵地:青年职工的精神家园

根据上级党团组织对加强青年干部理论学习要求,中心充分发挥青年文明号先锋带头作用,以党团组织为"血管",以青年班组为"细胞",将"支部建在号上",青年党员特别是党务干部率先行动起来,主动扎根一线,扎根青年工作,每个支部至少与一个献血点或青年班组形成结对关系,在思想政治教育、入党知识培训、志愿服务等方面予以学习资源、工作人员、场地、经费、设备等各方面的保障支持。该号与中心7个党支部、3个团支部结对,团总支书记、团支部书记及青年理论学习小组骨干主动扎根采血一线,充分利用"智慧团建""学习强国"等学习平台,结合采供血工作实际,每月至少开展一次"流动团课",分别邀请党、团支部书记及青年模范人物、青年理论专家等到采血点现场进行授课;每月至少召开一次"青年读书沙龙"活动,每季度至少开展一次青年理论学习交流;在献血点、团员活动室、青年文明号创建办公室等场所均设置"青年学习读书角",为青年职工购买《习近平的七年知青岁月》《红岩》《红日》《青春之歌》《创业史》等经典书籍,广泛开展读书心得交流,丰富青年职工精神家园。

为进一步加强行业间青年理论学习交流,该号联合团总支主办"青年大学习"暨"青年文明号"联学联建活动,与山东省科技馆、山东省精神卫生中心等青年文明号集体签订联学联建协议,在不同行业的青年文明号集体之间广泛开展科普培训和青年联谊活动,创新开展"科技之光""血液之旅""心灵之路"青年交流主题活动,有效增进了行业间青年学习交流,增进了友谊,加强了科普知识宣讲力量,受到青年职工们的广泛好评。

(二)"热血青春"科普团队:扎根群众的红色生力军

血液健康科普宣传,需要扎根群众,从身边的青年做起。为充实无偿献血科普宣讲力量,扎实开展为群众办实事工作,该号联合省献血办公室成立了"热血青春"青年宣讲团,在他们中间,有连续多届荣获"全国无偿献血奉献奖"金奖、银奖、铜奖的献血英雄,有技术精湛、爱岗敬业的青年岗位能手,在工作之余,他们化身成为无偿献血青春宣讲员,积极投身到普及无偿献血健康知识的青春宣讲队伍中,为近百家驻济高校、政府机关、企事业单位、中小学、社区近万人次带来超过 200 场"血液科普大餐"。青年宣讲团成员还成为驻济高校无偿献血科普宣讲的"带教员",每年均举办驻济高校无偿献血师资培训班,与齐鲁工业大学等驻济高校联合建立"学雷锋"志愿服务基地,在"山东志愿服务网""志愿汇"等平台定期发布志愿服务项目,培养超过 200 名高校无偿献血宣讲员,为高校在校师生宣讲授课 2 万人次。

为大力加强青少年血液健康科普宣讲,2021 年 4 月,"流动采血车"青年文明号联合团总支成立了"雏鹰少年"无偿献血志愿者服务队,小队员们在父母陪同下参加"小手拉大手"血站开放日、献血点宣传招募等有意义的公益活动,进一步加强了青少年健康教育素质。

(三)"热血奉献"青春团队:血液保障第一线的排头兵

不同于其他医疗机构,街头采血工作几乎全年无休,且越是节假日越忙碌,不论是寒风凛冽的冬日,还是烈日当头的酷夏,血站青年们以"一切为了挽救生命"的信念,始终奋战在街头采血第一线,以青春洋溢、昂扬向上的服务形象,耐心、热情地接待每一位前来献血及咨询的爱心市民。该号各青年班组干部主动思考工作模式,创新开展"AB 角工作制"(号长与科室负责人互为创建工作负责人),"交叉式互查"(青年文明号所属班组长之间开展交叉互查),相互监督,相互交流,相互促进,达到创建责任全覆盖、服务全监督,在街头流动献血车、献血屋等服务窗口均设立"青年文明服务岗",做到青年文明号牌匾、成员照片、信用公约、公开承诺"四上墙",成员主动亮身份、亮承诺、亮形象,有效提高了青年岗位责任意识。连续多次被评为山东省卫生健康委"两好一满意""三好一满意"示范集体及山东省血液中心青年文明岗,献血服务满意度每年均在 99% 以上。在每年的中心总结表彰大会上,该号均有业绩优秀、贡献突出的青年岗位及青年岗位能手代表集体进行典型发言。

近年来,随着医疗机构的蓬勃发展,面临日趋严峻的临床用血压力,特别是疫情防控形势最为严峻的时刻,血站青年职工们主动放弃节日休假,自发成立了"热血战'疫'青年突击队",主动返岗,坚守疫情防控采血一线岗位。在日常工作中,青年职工们主动思考、集思广益,充分发挥智慧力量,创新开展"一站式献血预约服务",在五四青年节、"七一"、国庆等重要节假日期间,积极开展"为群众办实事——青年文明号服务开放周"活动,免费为市民量血压、测血型、提供便民服务。首次推广社区网络献血者"一对一"宣传招募工作法,开通"爱心有我(2425)"献血招募热线,"山东献血"公众号每日更新血液库存、血型需求、献血点服务信息,有效解决了线下献血宣传招募工作难以开展的困难局限,极大缓解了季节性采供血紧张情况。

青年文明号,是一种磨砺,是一种精神,更是一面前进的旗帜,肩负着引领新时代中国青年为实现国家富强、民族复兴而奋斗的担当使命。新时代、新挑战,山东省血液中心流动采血车全体青年职工,将继续以荣誉为动力,以"忠诚、担当、热血、奉献"血站核心价值观为引领,攻坚克难,锐意进取,为无偿献血事业发展贡献青春力量。

十二、滨州医学院附属医院重症医学科青年文明号

正青春　正能量

滨州医学院附属医院重症医学科成立于 2002 年 6 月,是山东省内最早成立的重症医

学科之一,2004 年被授予"山东省青年文明号"。重症医学科是集医疗、教学、科研为一体的临床学科,是省临床重点专科、省"泰山学者"设岗学科、省重症肺炎临床精品特色专科,省教育厅"十五""十一五""十二五"重点建设科室的龙头专业。2019 年中国医院科技量值排行榜中,重症医学专业位列全国第 46 位,山东省第 4 位。科室现共有医护人员 116 人,其中 35 岁以下 73 人,占 62.9%。科室有医师 27 人(博士 7 人、硕士 20 人、硕博士研究生导师 6 人)、护士 89 人,本科以上学历占总人数 99%。科室高度注重人才梯队培养,近 5 年新聘任学科带头人 1 名、主任 1 名、副主任 1 名、副护士长 2 名;近 3 年共有 8 名医师、12 名护士专业技术职务得到晋升;科室 11 名医师、3 名护士在市级以上 61 个不同学术学会组织任职;王晓芝教授荣获 2020 年国务院政府特殊津贴。科室荣获"山东省富民兴鲁"先进班组、"山东省巾帼文明岗""山东省护理服务示范病房"等称号。

(一)上率下行打造成色

1. 上行下效,上率下行

医院高度重视"青年文明号"创建活动,始终将之作为凝聚青年、团结青年、引领青年建功立业的有效形式。成立由医院党委书记、院长任组长的青年文明号创建领导小组,并召开专门会议安排部署创建工作,组织保障坚强有力。院党委制定《滨州医学院附属医院创建第 20 届全国青年文明号实施方案》《青年文明号周期考核工作管理办法》等文件,将创号工作纳入医院年度工作要点和精神文明建设整体布局。重症医学科成立了由团支部书记张家栋任号长的科室创建工作小组,认真学习文件精神,团结带领科室青年,扎实推进创建工作。在创建目标引领下,形成了医院党委、党支部、团支部、科室齐抓共管的良好工作格局。

2. 凝聚共识,争做先锋

科室紧紧围绕"敬业、协作、创优、奉献"青年文明号精神理念,凝聚青春力量,争做文明先锋。建立活动阵地,悬挂醒目标识,形成创建目标、主题口号和服务承诺等,主动亮品牌、展形象,形成"人人了解争创、人人参与争创"的良好氛围。病区内悬挂意见簿,及时收集各类意见建议并跟进反馈落实,医疗服务质量持续改善。

3. 党团联建,共谱新篇

科室工作坚持"党建带团建、团建促党建""把业务骨干发展为共产党员"的工作思路,科室所在党支部是全院唯一校级样板党支部,由科室主任王涛担任党支部书记,形成了党团互促互进共同发展的良好局面。科室团组织设置规范,工作制度健全,科室青年团员认真遵守团章,按期调整换届,严格落实"三会两制一课"、团费收缴、推优入党等工作,2020 年有 4 名团员青年加入党组织。科室团组织扎实开展青年理论学习和主题教育活动,引领团员青年建功立业。

(二)疫情洗礼历练本色

1. 党有号召,团有行动

2020 年新冠肺炎疫情突袭而至,科室全员递交请战书,迅速组建应急梯队,一封封请战书、一枚枚红手印,绘出最美时代画卷。2020 年 1 月 25 日(年初一)山东省成立首批援鄂医疗队,科室副主任李洪波、副护士长张家栋(号长)、护师王炎义主动请缨,作为医院首批三名队员,千里驰援湖北,科室主任王涛作为省第十批援鄂医疗队队长带队出征。滨州医学院附属医院共计派出四批 25 名医护人员驰援湖北,其中重症医学科就有 11 名青年骨干,他们用职业担当诠释最美逆行。科室王晓芝教授作为新冠肺炎省级专家、滨州市定点收治医院省级医疗组组长,长期在一线指导疫情防控工作。

2. 攻坚克难,尽显本色

号长张家栋在抵达黄冈后首批进入隔离病房,当晚收治 8 名确诊患者,连续奋战到次日凌晨 4 点,直至被强制要求出隔离病房休息。副主任医师潘磊在黄冈大别山区域医疗中心时将肺部超声技术创新应用于监测诊断新冠肺炎患者,对治疗方案的制定和调整发挥了重要作用。王晓芝主任在疫情初期提出"新冠肺炎使用 CRRT 治疗方案的临床研究",被山东省科技厅列为"新冠肺炎疫情应急技术攻关及集成应用"。科室还先后派出 7 名青年参与滨州市境外归国人员接转工作,98 天转接归国人员 140 余人次。科室 12 名青年荣获国家级、省市级荣誉 28 项。其中,潘磊获"全国抗击新冠肺炎疫情先进个人""全国优秀共产党员";李洪波获"全国先进工作者",号长张家栋获"湖北省新时代最美逆行者""山东省五四青年奖章";抗疫工作获学习强国、中央人民广播电台、山东省电视台等省级以上媒体报道。

(三)创新服务突显亮色

1. 打破传统,创新理念

科室精准了解患者及家属痛点,打破传统重症救治理念,为患者提供"生理 - 心理 - 社会"全方位的服务,真正做到"以患者为中心"。科室围绕"人性化服务"目标,制定多项切实可行措施,推行"家庭式"医疗服务,在黄河三角洲地区率先施行重症康复病区,形成从入科诊治到康复出院的闭环管理,将人性化服务理念融入医疗护理方方面面。

2. 提升形象,优质服务

科室严格按照"医务人员文明规范要求",恪守职业道德,党员佩戴党徽、团员佩戴团徽,挂牌上岗,文明服务、微笑服务,这些构成了医护人员的日常写照。科室实行目标管理责任制,充分利用"品管圈""6S""目标管理"等工具提升管理水平。严格落实党风廉政风险防控制度,认真执行医疗行业"九不准",树立良好行业新风向。2017 年 5 月,科室 8 名护士见义勇为抢救遭遇车祸的老人,善举得到多家媒体报道,荣获"中国网事·感动山东网络人物评选提名奖"。

(四)释放效益彰显特色

1. 人民健康,人才护航

团员青年是"青年文明号"创建的主力军。科室注重思想政治和业务能力同步提升,制定青年人才和岗位能手培养计划,先后选派王涛等 10 余名科室青年骨干赴芬兰、加拿大等国家和国内医疗机构进修学习近 20 次,有效提升科室诊疗水平。牵头成立黄河三角洲地区重症医学专科联盟,组建科研与技术小组,共建共享数据平台,促进区域内各联盟单位临床技能同质化,推动区域医疗水平协同发展。积极开展继续教育培训,接收省内外培训进修人员 100 余人次,获批国家、省级继续医学教育项目 6 项。积极参加各类技能竞赛,5 人次获得国家、省市级荣誉 7 项。

2. 勇攀高峰,助力发展

科室以科技进步带动业务效益,先后主持开展十余项新技术新项目,均居国内领先(部分达国际先进水平),极大提高了危重症患者救治成功率。近5年主持国家自然科学基金课题1项、省自然科学基金1项、省医药卫生科技发展计划1项、省高等学校科技计划1项,滨州医学院科技计划5项。发表SCI论文20篇,合计影响因子50.376分,中文核心期刊6篇。牵头或参与国家新冠肺炎指南专家共识2项。获发明专利1项、省医学科技成果奖1项、省高等学校优秀科研成果三等奖1项,滨州市科技进步奖1项。

3. 团结青年,服务社会

科室勇担社会责任,积极投身援助帮扶工作,选派多名青年骨干至新疆、青海及滨州市周边地区对口帮扶,促进优质医疗资源下沉基层。积极参与医院学雷锋志愿服务、青年文明号开放周、滨州市交通文明劝导、周边乡镇义诊等活动,参与突发事件物资筹备、值班值守等工作。在雅安地震等祖国危难时刻,积极响应号召,纷纷捐款捐物。青年职工积极献血献爱心,共计献血152人次,累计6万余毫升,号长张家栋、单勇参与捐献造血干细胞。2017年,科室敏锐识别滨州市第1例禽流感患者,采取积极有效措施及时阻断禽流感在滨州的大流行。全号上下通过多年的不懈努力,赢得了患者和社会的一致好评。

在今后的工作中,重症医学科将继续以"青年文明号"为动力,以患者满意为标准,完善服务机制,提供优质服务,努力开创"青年文明号"工作新局面,继续当好人民群众的健康卫士,为建设健康中国贡献青春力量!

十三、广东省中医院大德路总院重症医学科青年文明号

精益管理促创号

广东省中医院大德路总院重症医学科(ICU)成立于1998年7月,是全国中医系统首个综合ICU和胸痛诊疗中心,是国家临床重点专科、广东省抗击"非典"模范集体,勇于奉献、敢于牺牲的精神锻造了"团结奋进""责任心就是生命"的核心价值观,几代人代代传承,凝炼成精益求精、勇攀高峰的"峰"文化。2016年以全省综合评分第一的成绩获评国家级青年文明号。

(一)明主题,定方向,促创号与业务紧密结合

创号最基础的是要明确主题,确定创号努力方向。每个青号集体都必须清晰回答好"为什么要做?做什么?"这两个关键问题。重症医学科以心肺重症为主攻方向,患者病情瞬息万变,医护每天都在与死神赛跑,争取挽救更多的生命,要求做到"技术更精准、流程更精简、服务更精细",所以需要引进精益管理,打造"精益ICU",利用精益思想和技术,从技术、流程和服务三方面推动青年文明号的创建,也促进业务工作水平的大幅度提升,做到创号和业务工作一手抓。

(二)精管理,制规范,提高全体号手积极性

如何带动全体号手积极参与创号是每个青年文明号团队都面临的挑战,精细的管理和规范的流程可以焕发号手的主观能动性,有效提高号手的积极性。青年文明号提出"精益求精 人人参与"的口号,确定"人人都有改善的能力,事事都有改善的空间"的精益思想,制

定了详细的精益管理规范流程。号手在平时的业务工作中,一旦发现不足或隐患时,可以随时向青号精益管理小组提出合理化建议,管理小组评估该合理化建议是否应该立项为精益项目,号手完成精益项目后,鼓励发表论文、申请专利等,科室会根据项目改进情况和成果,给予号手相应的奖励。近几年,在精益管理的引导下,全体号手共提出80项合理化建议,立项46项,其中18项成功申请国家专利,1项获得广东省护理用具创新大赛二等奖,号长受邀在2016年全球精益高峰论坛分享精益管理的创号成果,精益项目荣获全国医院擂台赛合理调配医疗资源第一名。

下面通过实际案例分享如何通过精益工具的运用,使创号与临床业务紧密结合在一起。

1. 定标准,扬中医,精益求精攀高峰

作为全国中医系统最早开展心脏介入的团队,率先提出心肌梗死"救心、治心、养心"三位一体救治模式。为规范急性心肌梗死诊疗,牵头发布全国首部中英文《急性心肌梗死中西医结合诊疗指南》。以中医特色为纽带,帮扶下级医院提高心肌梗死的诊治水平,一带多路,补齐医疗短板,建立"2h生命圈",将转诊时间在2h以内的心肌梗死患者与绿色通道连接起来。急性心肌梗死堵塞血管再通时间严重影响生存率,青年文明号成立精益管理项目,对心肌梗死救治流程进行优化。通过绘制价值流图、鱼骨图、亲和图等,确定关键延迟环节和因素,并针对性进行流程优化及精益改善,改善措施包括人员问题的改善、环境问题的改善和制度问题的改善。启动精益改善以来,患者首份心电图确诊中位时间从20分钟下降至1分钟,门-球平均时间从100分钟下降至72分钟,达标率为96.2%,挽救更多生命。

2. 精技术,简流程,畅通生命绿道

(1)床旁超声,精准评估:重症床旁超声被喻为"看得见的听诊器",是医生精准评估与诊断的最佳助手。青年文明号引进重症床旁超声,但是临床上发现很多医护不能够熟练掌握床旁超声的操作,一定程度上延误重症患者的诊疗。运用精益工具,从寻找根因(利用精益工具鱼骨图分析法从人物环境等分析根本原因;利用瓶颈分析法找到技术操作的最大"短板")、规章制度(制定床旁超声机操作技术流程规范)、技术培训(开展全面技术规范的培训)等多方面精益改善,大大提升了医护床旁超声操作技术水平。

(2)一针见血,精准技能:动静脉穿刺是急危重症患者诊疗、监测的"钢需",一针见血能够减轻患者的痛苦。号手们发挥匠人精神,开展精益改善,针对四项动静脉穿刺的13个难点,利用精益工具鱼骨图、亲和图等进行深度剖析及改进,优化规范,耗时缩短,"一针见血"率提高35%~50%。

(3)"秒速"备物,为急救提速:重症医学科的抢救要分秒必争,而深静脉穿刺、气管插管等紧急操作,需要准备很多物品,花费很多时间。立项精益项目后,我们首先通过"走现场",观察操作物品准备的过程,绘制精益的价值流图,寻找存在的流程缺陷,逐一突破。最后号手们发现根本问题,创造性设立了深静脉穿刺和气道专用车,将操作所需物品全部放置在专用车上,"秒速"搞定备物,平均每次操作节省时间约6min,为抢救生命赢得时间。

3. 细服务,优环境,凝聚医患情深

ICU,是一个离死亡最近,却也离生最有希望的地方,为了给患者注入战胜病魔的能量,创建"昏迷患者清醒化、清醒患者家庭化、家属沟通亲邻化和封闭空间透明化"的"四化"服务,已成为青号服务模式标杆之一。清晰的服务模式让创号工作更具体化,更容易操作。

(1)昏迷患者清醒化:号手们首先提出的问题是"怎样像管理清醒患者一样管理昏迷患

者?"通过群策群力,精益求精,落实了很多精益改进措施:患者们全新的一天从号手们"朋友般的问候""倾诉式的沟通"开始;等候区的便民电话和病房内的专机让患者与家属"亲情连一线";家人亲切的话语、悠扬舒缓的音乐通过"播放器"流入患者双耳,我们用声音让患者感受到亲人和医护人员的爱。

(2)清醒患者家庭化:时钟、百叶窗,维持了患者正常的生物钟;"有报天天读,新闻日日睇",让患者仿佛置身家中;写字板、识别卡搭建起医患间无障碍沟通的桥梁;"方言护理"让患者感受到故乡般的亲切;自创中医特色的"八段锦序贯疗法",助患者早日康复,已被40家中、西医院引用。

(3)家属沟通亲邻化:"守护生命,心系健康""荣誉墙"增加家属对我们的信心;"健康驿站""用心托起生命的绿洲"让家属了解患者在ICU的生活和治疗;"家属驿站"里,可以看看书、读读报;生命"长青树",让家属们的心愿与祝福得到了倾诉。

(4)封闭空间透明化:青年文明号在醒目的位置展示俯视平面图、健康驿站和养生食疗长廊,让神秘封闭的ICU透明化。精心打造病区温馨舒适的环境,设立"光荣榜""荣誉墙",让号手们时刻感受到自己工作的责任感、荣誉感和使命感。

4.勤公益,创品牌,助力健康中国

20多年来,青年文明号以心肌梗死防治为突破口,以中西医结合为优势,以构建创新的救治模式、制定中西医结合防治标准、开展中医药研发、推广中医特色康复方案、打造科普品牌活动、建设全媒体科普传播平台等为内容,实现多元化、全方位、全生命周期的心肌梗死中西医结合防治知识的科普传播,累计影响数千万人,对加强心肌梗死知识健康教育,提高全民健康素养,推动健康中国建设具有重要意义。创新打造品牌志愿服务公益项目——冠心病公益学校《塑心学堂》,实现志愿服务专业化、持续化、品牌化,荣获中国质量协会质量技术奖优质服务项目、广东省"益苗计划"志愿服务组织成长扶持行动重点培育项目和广州市科普创新奖科普贡献奖一等奖,为健康中国、健康广东助力。

(三)"精"于管理,效益成"峰"

精益管理有效促进创号工作,同时科室业务量也稳步增长,人才辈出,2任号长成为科主任,35名号手成为医院中层干部,1名号手获省港澳优秀护士,1名号手荣获中国医师最高殊荣"中国医师奖";医、教、研全面发展,主持国家级、省部级课题23项,发表论文300余篇,SCI源期刊收录40篇,主编参编著作15部,获省部级和全国一级学会科学技术成果奖16项;荣获"广东省五四奖章"提名奖,2次被评为广东省优秀护理集体,16次获得医院最佳集体。

拥抱新时代,踏上新征程,持续打造特色的精益ICU,让技术更精准、流程更精简、服务更精细!

十四、广东省妇幼保健院医学遗传中心青年文明号

孕育健康种子 谱写生命序章

每一个孩子都是家庭的整个世界。随着三孩政策的实施,广东省每年预计将新增出生

缺陷儿童近 2 万例,这意味着每年约有数以万计家庭被卷入无尽痛苦中。医学遗传中心青年文明号就是一支致力于预防和控制出生缺陷的团队,一支守护"生命种子"的团队,一支让"种子"健康萌芽的团队。

(一)稳固"种子"根基

"种子"团队年轻且具有活力,组织架构健全,创建措施有力,以"不唯虚而求实,不唯多而求精,不唯旧而求新"为主题,以"解读生命密码,为母胎安全护航"为口号,用赤诚的心专注研究,用温暖的心呵护患者,让生命之树永葆健康。

(二)丰富"种子"内涵

1. 精准服务

夯实防治基础,建立地中海贫血防控规范标准,梳理防控要点,为地中海贫血防治工作在省内的有序开展打下坚实基础。

强化治理网格,搭建地中海贫血产前筛查与诊断网络。网络覆盖 130 多家医院,依托全省妇幼信息平台,进行全程信息化管理,落实个案全程追踪,确保干预效果。近 3 年共进行地中海贫血基因检测 85 818 例,减少重型地中海贫血治疗医疗负担约 16 亿,极大减轻了社会和家庭的负担。通过由点及线到面的层层网络部署,有效建立多层级、多方位的地中海贫血防控及救治体系。

2. 公益服务

深入基层群众,增强群众防治地中海贫血的意识与能力。作为广东省地中海贫血防治宣教志愿服务联盟之一,在全省开展地中海贫血和出生缺陷防控项目及形式多样的出生缺陷防治社会多样宣教活动,参加群众约 2 000 人次,发放健教资料约 249 万份,健教光碟 5.72 万张,宣传海报 16 万张,线上宣教知识点击量 1 836.59 万人次,全面提高群众出生缺陷防治知识和项目知晓率。

坚持授人以渔,注重基层医务人员地中海贫血防控知识和技能培训。积极推进建立广东省出生缺陷与产前诊断专科联盟,已覆盖全省各地市联盟单位 34 家,定期举办免费地中海贫血培训班、进修、远程线上培训、现场技术指导,基本实现全省覆盖,累计 14 万余人次参与,培养遗传咨询、实验室人员 467 人,切实提高基层医务人员地中海贫血防控知识与实践技能。

3. 贴心服务

创新服务形式,线上多学科会诊携手救治产前胎儿。为了进一步降低疫情期间患者出行的风险,依托广东省妇幼保健院成熟的远程医疗中心,制定会诊流程,启动线上胎儿医学多学科会诊模式。通过网络,打破时空限制,让患者足不出户就能享受到一站式专家团队服务,已为 32 个基层异常病例进行远程线上会诊,辐射 34 家出生缺陷与产前诊断专科联盟单位。

(三)孕育"种子"人才

"种子"破土萌发,健康成长,从院内走向院外。院内:完善人才培养计划,通过业务培训、技能竞赛等,全面提升号手综合素质,2019—2021 年,号手们外出参加技能竞赛及交流进修

30 余人次,35 岁以下的号手获得课题立项 20 余项,发表 SCI 文章 20 余篇,中文核心期刊文章近 100 篇,多人获得职位、职称、学位提升。院外:作为全国首批产前诊断培训基地,已培育来自全国各地 467 名产前诊断技术人才,向全国输送优秀种子。

(四)成就"种子"梦想

我们付出了辛劳,也收获着喜悦,实现了梦想。地中海贫血防控项目实施以来,全省中重型地中海贫血患儿的出生率由 0.4‰下降到 0.2‰,被国家卫生健康委授予"妇幼健康服务集体"称号。2019—2021 年,服务量年年攀升、服务满意度不断提高。获得新技术、发明专利 10 项,国家级奖励 2 项,省市级共 7 项。

嘹亮号角,再次吹响,不忘初心,继续前行,医学遗传中心青年文明号始终用责任与爱保护每一个生命的萌芽。孕育健康种子,谱写生命序章!

十五、广西中医药大学第一附属医院骨三科青年文明号

用心关怀,"骨"动奇迹

广西中医药大学第一附属医院骨三科(关节创伤骨科、股骨颈骨折专科)是广西医疗卫生重点学科和广西重点中医专科建设单位。科室开放病床 47 张,设有病房、门诊和专科治疗室,拥有美国关节镜、戴安利动力刨削系统、断指(肢)再植显微器械等技术领先的专科设备,在人工髋、膝等关节置换、翻修手术等领域达到区内先进水平。2019 年科室获得全国工人先锋号,2021 年获第 20 届全国青年文明号。科室现有医务人员 24 人,其中广西名老中医 1 名、广西名中医 2 人、博士 1 人、研究生学历 8 人;主任医师 1 人、副主任医师 3 人、副主任护师 1 人、主管护师 5 人、护师 5 人;党员 8 人、团员 8 人。团队平均年龄 32 岁,35 岁以下人数 18 人,占人员总数的 75%,是一个综合素质高、业务能力强,蓬勃向上、积极进取、不断开拓、勇挑重担的集体。

自 2006 年创号至今,骨三科人时刻坚持"匠心独运,仁心护众,知心守护"的"三心理念",爱岗敬业、创优奉献。

(一)党团齐抓共管,共绘有深度的青号创建蓝图

医院领导高度重视青年文明号工作,将青年文明号创建活动有机地纳入医院发展总体规划,较好地形成了党委统一部署、部门协调配合、系统督促落实、团组织具体实施"四位一体"的青年文明号创建工作格局。由医院党委、团委划拨专项经费在科室设立了青年文明号活动室,为科室青年创立了交流、工作、学习的专属空间。为了让创号氛围更浓厚,还量身定制了青号文化墙,丰富的内涵建设承载着党、团、青号教育与传承的使命。科室以此为契机带领广大青年时刻坚持向党看齐,向党学习,做好党的助手和后备军。

(二)完善组织架构,建立有力度的竞聘考核机制

在创号过程中,科室不断完善创号的组织架构,积极推动青年人参与创号工作。在创号初期,号员们积极性不高,号长推一推,号员走一走。或者是日常服务、生产工作太忙碌,科

室业务与创号工作相脱节,等到总结或汇报时才匆忙收集材料,导致青号工作只是某几个人负责,违背青号创建的初心。在实践中不断摸索改进,创号成员组织架构采取竞争上岗机制。在负责人与号长的领导下,设置副号长 2 名,业务专项小组组长 4 名,2 名副号长分管活动开展及专业技能两大方面,并将号员分成 4 个专项小组,组长竞聘上岗,根据特长,再让组员们负责组织策划、技能培训、宣传等工作,将临床一线工作与创号相结合,让每位青年都参与到青号创建工作中,每位青年都有机会展示自己,也有被组织需要的感觉。真正做到有参与度才有满意度,有付出感才有收获感,有自主性才有自觉性。

(三)"心"服务引领创建,打造有温度的特色服务

骨三科以创建青年文明号为抓手,秉承"以患者为中心"的服务宗旨,以匠心、仁心、知心的"三心"服务为主线,通过科技引领、改革创新、联动攻坚,把青号创建工作与医疗业务工作相结合。

1. 匠心独运,精益求精,技术精湛"骨"动干劲

骨三科始终秉承"为患者所为,锻精湛医术"的理念,以人为本,精进务实,着力打造一支医德高尚、本领高强的精英诊疗团队。科室在全髋(半髋)和全膝(单髁)关节置换、足踝关节矫形术、骨肿瘤保肢及规范化化疗等方面走在广西前列。同时,科室在区内率先提出中西医结合阶梯化综合治疗膝骨关节炎模式,项目获批为广西医疗卫生适宜技术开发与推广应用项目。科室还引入国际先进的疼痛管理模式开展"无痛病房"工作。坚持质量为基,科室采用 PDCA 的管理方法持续开展医疗护理质量改进工作,设立专科护理敏感指标,运用国家护理质量数据平台找质控短板。

2. 仁心护众,悲悯于怀,彰显大爱创造奇迹

在骨三科的病房里,患者每一次术后下床都有医生亲自指导与鼓励,患者的每一次翻身与生活护理都有护士的悉心协助;出院前,为患者发放记录有各主任医师出诊时间、科室电话等信息的青年文明号服务卡;公众号上,患者可以随时查询、下载和观看烫疗药包、外用中药膏的制作及保存方法视频,方便出院患者及门诊患者在家中继续理疗。科室还自发组建"'骨'励"志愿帮扶小组,利用业余时间不定期陪同患者、家属谈心谈话,勉励他们积极应对病情、战胜病魔。

3. 知心守候,细节为王,提升服务创新优势

科室注重以患者需求为导向,从诊疗环节的每一个细节入手,通过创新发明,让患者获得 360° 全方位优质服务体验,增强了就医的获得感:

为了促使患者胃肠功能早日恢复,骨三科护理团队研发了"益气开胃酸梅汤",每日现熬现煮,并发明了酸梅汤的专属包装——自立吸嘴袋方便术后患者饮用,该茶饮方经广西名中医、青号负责人段戡博士审核通过,现已成为科室"药膳名片"之一。

为解决患者调理饮食的难题,科室根据不同疾病、不同季节、不同体质,为每位患者定制专属的中医养生膳食食谱,药食同源,促进患者快速康复。

为解决患者回家自煎中药的难题,研发多种院内制剂,制成汤药和丸剂成品,如化瘀祛湿方、肢伤方、骨痹方等,省去了保守治疗及术后患者回家自煎中药的麻烦和等待药房煎药的时间。

（四）实施人才战略，搭建有宽度的青年交流平台

近年来，科室多渠道为青年医护人员打造成长平台，鼓励员工多种途径参与继续教育，先后选派青年技术骨干到国内知名医院进修学习 10 人次，参加区内外举办的各级各类培训班、研讨会 60 余人次，8 名员工考取在职学历教育并已进入学习阶段，为专科发展蓄积活源之水。在专业技术工作上敢于交任务、压担子，科室青年医护人员先后承担国家级、省（部）级和厅局级课题 10 余项，发表科研论文 50 余篇，出版专著 3 部，教材 3 本，获广西卫生科技进步奖三等奖 1 项。

骨三科青年以"小创新、大作为"的理念，结合临床开展护理用具改革、创新与研发。他们无数次测量和俯身下蹲，为患者量制出床边踏脚凳的适宜高度，方便术后患者安全、及时地下床进行功能锻炼；他们无数次实验又不断改进，为患者制作抬臀单，协助卧床患者翻身抬臀以减少压疮发生；他们无数次观察又调整数据，研制了牵引秤砣用套、多功能下肢垫等创新型护理用具，并已获批 1 项国家实用新型专利、2 项通过受理。以服务创新为抓手，以优质护理为特色，科室先后荣获"全国中医医院优质护理服务先进病房""第二届全国中医特色护理优秀科室""广西优质护理服务先进病区"等荣誉称号。科室成员多次荣获广西卫生适宜技术推广奖三等奖、广西高等教育自治区教学成果奖三等奖、广西优秀护士、广西中医药大学先进工作者、广西中医药大学工作人员嘉奖 / 记功奖励、优秀共青团员、优秀共青团干部、医院"十佳护士长""十佳教师"、青年岗位能手、"星级护士"等荣誉称号。

（五）加强人文关怀，铸造有厚度的科室"家"文化

科室把"以情动人、以行带人、以德育人、以智教人"作为创建青年文明号的根本出发点和落脚点，关爱科室员工，他们心中有爱，才能把爱传递给患者与广大人民群众。每逢母亲节、父亲节等特殊节日，骨三科都会为已成为父母的职工发小礼物，在职工及其父母、孩子生日时为其调休。同时，在护士节、医师节等节日，科室还创新开展"我夸我的伙伴"活动，让号员互相激励，发扬优点，互赠礼物，全员争先创优氛围积极且活跃。

每逢节假日，科室还会组织患者们共同庆祝。中秋节与患者一起制作月饼，共享美食；"三月三"，制作五色糯米饭，和病房里不能回家的患者一起过节。让他们感受到医院里除了器械的冰冷，还有医护的温情。我们不仅要用专业的医疗技术为患者解除病痛，还要用有温度的服务带给他们心灵的慰藉。

十五载辛勤耕耘，十五载春华秋实，十五载无悔"创号"之路。我们将以创建全国青年文明号为契机，以高尚的医德、精湛的医术、优质的服务，坚守好医者承诺，为全国卫生事业发展做出新的更大的贡献，努力在跨越式的发展中书写青年文明号的华章！

十六、重庆医科大学附属第二医院感染病科青年文明号

坚持党的领导　打造"宽仁"特色

重庆医科大学附属第二医院，始建于 1892 年，是重庆最早的西医院。医院感染病科为国家重点学科，现有 35 岁以下青年 59 名，占全科医护人员总数的 61.2%，是一支朝气蓬勃

的青年之军。科室开展青年文明号创建工作 20 余年,荣获 2015—2016 年度"全国青年文明号"。近年来,在医院党委和市卫生健康委团委的坚强领导下,院团委和科室坚持深学笃用习近平新时代中国特色社会主义思想,以"建设党政放心、青年向心、病患安心的战斗集体"为目标,立足自身实际,突出"宽仁"特色,发挥青年文明号凝心聚力的重要作用,团结带领青年医务工作者爱岗敬业、奋发有为,取得显著成效。

(一) 把政治建设作为宽仁青号之"根",打造一支紧跟党走的团青队伍

始终将政治建设摆在首位,教育引导科室团员青年深入学习党的创新理论,完善团员青年管理模式,确保团青队伍忠诚可靠。

一是加强思想引领。将习近平总书记关于青年工作重要思想和党的人才工作方针政策作为科室青年教育培训的重要内容,依托团支部"三会一课"、团组织生活等形式,定期开展主题教育活动,推动青年号手更好地用党的理论创新成果武装头脑、指导实践、推动工作。

二是深入开展党史学习教育。组织团青"讲着学",举办"党史学习小讲堂",用故事宣讲、情景演绎等多种方式,讲述党的历史,分享心得感悟;带领团青"走着学",以"重走刘邓大军解放重庆之路"为主题,组织前往石柱县中益村红色教育基地开展现场参观学习,传承红色基因,延续革命薪火;推动团青"干着学",通过"门诊志愿者""出院办理陪伴"和院外延伸护理等多种形式为群众提供便民服务,践行"我为群众办实事"。

三是探索党团青一体化管理模式。科室认真落实医院党委印发的全市卫生健康系统首个《"青"字号活动管理办法》,以青年文明号建设为载体,构建党、团、青年文明号"一体化"建设管理模式,通过党支部指导团支部工作,团支部指导青年文明号工作,实现科室党支部、团支部、青年文明号工作统一规划、统一协调、统一执行。

(二) 把服务中心作为宽仁青号之"魂",充分发挥青年号手生力军和突击队作用

始终坚持"党政关心所在,就是团青努力所向",以开展宽仁青系列品牌活动为抓手,全面推进团员青年专业技能提升、关心关爱患者、加强团队建设等各项工作,把服务推动中心工作作为青年文明号工作的指挥棒。

一是开展"宽仁青匠"技能提升活动。近年来,科室开展院感防护知识比赛、英文讲课比赛、抢救技能比武等岗位练兵 20 余次,有效提升团队综合技能素质。特别是在 2020 年新冠肺炎疫情暴发后,科室把大战大考作为提升能力的重要试金石,充分发挥青年文明号突击队作用,全科 59 名青年号手第一时间向科室党支部递上"请战书",积极投入疫情防控工作。从科室的防控工作方案制定到防护知识培训;从病房改造到隔离病房、发热门诊等重点部门的医疗救治;从发热患者就诊流程优化到医疗防护物资调配;从驰援湖北到做好后勤服务保障,全科青年号手们奔赴在战场的最前线。在抵御疫情冲击的生死搏斗中,青年号手们用青春的臂膀担负起发热门诊、隔离病房以及重庆市新冠肺炎外籍人员的救护工作,用医者的责任和青春誓言捍卫着人民健康的铜墙铁壁。

二是开展"宽仁青心"关爱患者活动。"以患者为中心""把患者放首位",营造和谐温暖的就医环境一直是院团委和感染病科的工作重心。科室以青年文明号为抓手,近年开展"宽仁青心"患教活动、贫患慰问、健康义诊等关爱活动 15 场。创新设立"青心驿站",在外籍新冠定点收治隔离病房,选派外语水平较好的青年号手为外籍患者实施"叙事护理",帮助远离

家乡、语言不通的外籍隔离患者顺利通过隔离期,科室先后收到数位外籍患者的感谢信和锦旗。成立"青年文明号义诊服务队",每年派出医术精湛,具有奉献精神的号手对口支援石柱、奉节、巫山等偏远区县,开展对口支援、卫生下乡、健康义诊等公益性医疗卫生服务工作,与21家单位医院形成技术联盟,实现技术指导与推广联系。建立"艾滋防控进校园"志愿服务项目,每年开展两场艾滋防控进校园活动,宣传普及艾滋病防治知识,提高广大高校学生预防艾滋病的安全意识和防范能力。成立"青年宣讲团",通过微信公众号、视频号、抖音等平台不定期推送传染病领域及新冠肺炎疫情防控相关的科普文章,帮助提升全民健康意识,促进健康行为养成和健康生活方式改变。参与公益义诊和科普活动50余次,发表和汇编科普类文章700余篇;利用信息平台及时推送最新科普知识,发表原创文章72篇,科普视频30个。

三是开展"宽仁青悦"团队文体活动。积极为"高压"医护人员放松减压,推动形成积极向上、团结友爱的团队文化。青年文明号组织全科青年医护人员参观抗战博物馆,组织开展羽毛球比赛、踢毽子比赛、乒乓球比赛及汉服文化暨爬山活动等,丰富了大家的业余文化生活,有效提升青年号手"精气神",推动服务中心工作和服务青年成才实现有机统一,得到医院、科室、青年和患者的一致认同。

(三)把"四个一流"作为宽仁青号之"核",不断提升创建实效

一是争创服务一流。增强服务意识,创新服务内容,科室门诊、病房护士站等窗口发放"青年文明号服务卡",设置"青年文明号服务箱",服务承诺上墙。创新开展"老、弱、残绿色通道"服务,专人陪同老、弱、残等特殊病患就诊、拿药、检查以及办理入院等服务。优质高效服务获得了广大患者的一致好评,科室无一起严重服务投诉,2017—2021年全科获得患者表扬信400封,锦旗97面。

二是争创管理一流。感染病科青年文明号创建以来,以青年为主体,以倡导职业文明为核心,以行业管理规范为标准,以科学管理为手段,以岗位建设、岗位创优为重点,科室根据《"青年文明号""青年岗位能手"管理办法》等要求编印了创建青年文明号活动管理手册和规章制度、台账记录等。同时,为提高医疗护理质量、保证医疗安全,科室成立质控小组、感染监控小组,每月对医疗质量及院感工作进行自查自纠。通过完善科室劳动记录、绩效考核、医德医风管理等制度,不断优化工作制度和工作流程,有效提升医疗质量和安全。

三是争创人才一流。在人才培养方面,近年来科室青年号手获得重庆市内外各种奖项50余项。特别是在新冠肺炎疫情中,感染病科青年号手简秀英支援湖北孝感抗疫工作,荣获"最美逆行者""孝感市新冠肺炎疫情防控工作先进工作者"等荣誉称号,发热门诊护士张蓉及彭娇娇被评为"南岸区2020年度优秀护士"称号,另有两名青年号手获得"渝中区最美巾帼英雄"称号。全科近五年培养博士生20余人,研究生50余人,选送优秀团青参加国内外学术会议和进修研学32人次,为重庆市内外输送了大批优秀传染病学科人才,为传染病学科发展提供了源源不断的新鲜血液,也为新发传染病的防治工作构筑起牢不可破的人才队伍和中坚力量。

四是争创业绩一流。随着专业技术、服务范围和服务质量的不断提高,学科建设不断完善,服务能力不断提升,科室实现了良好的发展。2020年发热门诊接诊新冠肺炎筛查患者4 000余人次,隔离病房收治外籍疑似及确诊新冠肺炎患者22人。在完成防疫工作的同时,科室普通病房年出院患者4 053人次,完成各类手术554例。科研教学方面,感染病科多名

青年号手承担"十三五"国家传染病科技重大专项、"973"计划、国家自然科学基金、国际合作项目等,总经费达 9 000 余万元。发表 SCI 论文 77 篇,其中 30 篇 IF>5.0。申请国家专利 9 项。承担国家精品课程 1 项,主编/参编教材 8 本,承办 *Journal of Clinical and Translational Hepatology*《中华肝脏病杂志》《肝博士》等国家级期刊。

重庆医科大学附属第二医院团委和感染病科青年文明号,用自己的热情和真情不断进取,不断创新,换来了全国青年文明号的可喜成绩。我们有信心有能力让"青年文明号"继续闪光,让仁爱施医、拼搏创新的优秀血脉继续传承。

十七、四川省医学科学院·四川省人民医院"绿色生命通道急救组"青年文明号

时间就是生命　呼叫就是命令

四川省人民医院"绿色生命通道急救组"暨四川省急救中心急诊急救部,是集医疗急救、灾难救援、医疗保障、危重病监护转运等功能于一体,具有急危重症全方位紧急救护能力的现代化科室。1997 年被授予"全国青年文明号"、2004 年获得"全国青年文明号十年成就奖",时隔 20 年后再次荣获 2017—2018 年度"全国青年文明号",该集体一直以青年文明号的高标准严格要求自己,用"患者至上,服务一流"的思想鞭策和激励自己,为保证"绿色生命通道"通畅无私地奉献着自己的青春和汗水。

(一)打造优质高效服务品质,承担生命救护使命

作为灾难救援先锋队,在多次国内外大型和特大型灾害事故救援中表现突出,包括"5.12"汶川地震、确诊全国首例甲型 H1N1 流感病例以及成功应对甲型 H1N1 流感暴发流行、"6.5"公交车爆炸案、尼泊尔地震、"6.24"茂县泥石流、"8.8"九寨沟地震、2020 年新冠肺炎疫情等。灾难发生后,急诊急救部总是立刻响应,启动应急预案,人员、物资、车辆即刻到位,上报、通知、联络紧张有序,正是有了这样一支训练有素的专业队伍,才使我们在多次灾难救援中成为首支到达现场的医疗救援队伍,才使我们在多次灾难救援中拯救了无数鲜活的生命。2017 年在四川省内首批开展航空医疗救援,搭建首个城市空中救援平台,为急危重症患者抢救生命开辟空中通道。

(二)持续开展科普宣教活动,承担青年文明号职责

2017 年依托全国青年文明号建立"爱,救在身边急救培训"志愿服务队,开展急救知识和技能安全培训服务,推动公共急救培训向专业志愿服务方向规范化发展。该项目自启动以来,深入学校、社区、企事业单位开展急诊知识科普培训,培训对象涵盖高速交警、地铁司乘及站务人员、公交劳模司机和驾乘人员、大中小学生、社区工作人员等,大大提升了公众对突发事件和意外伤害事故的应急救援和自救互救能力。先后开展"急救知识进校园,培养'校园急先锋'"志愿服务活动、春运"暖冬行动""警医联动,争做高速急先锋"科普培训、"走进公交,为劳模司机送健康"活动、急救知识进地铁等特色志愿服务活动 40 余场次,参与活动人员达 3 000 余人次。志愿服务得到了社会各界广泛认可,相关的服务事迹曾被新华社、

四川日报、成都电视台等媒体广泛关注与报道。

十八、新疆维吾尔自治区人民医院临床营养研究所青年文明号

以青春之名　构建守护生命的"营养堡垒"

这是一个青春洋溢、勇于奉献的年轻集体,这是一个以医食同根、药食同源为理论基础的研究团队,这是一群将悬壶济世、大医精诚设为人生目标的"白衣天使"。成立32载,初心不变,惟以青春之名,以勇敢、热情之心,去构建守护生命的"营养堡垒"。

从重症患者的营养支持到新冠肺炎患者的个性化配餐;从药食同源的深度挖掘到临床患者的营养风险筛查;从紧急医学救援的积极参与到边远地区的特殊饮食诊疗……新疆维吾尔自治区人民医院临床营养研究所(临床营养科)一直致力于临床营养的诊疗与研究。

科室全体医护,以"青年文明号"为抓手,不断优化服务方式,细化服务内容,通过为院内外、疆内外各族患者提供营养支持及治疗,改善疾病发展及预后,减轻患者痛苦及支出,以实际行动将"全心全意为患者服务"践行到底。

(一)争创"青年文明号",做各族患者"营养后盾"

成立于1989年的临床营养研究所,至今已走过了30余年的历程。随着医院发展壮大、患者需求日益多样,研究所也在茁壮成长着,逐步从医院临床诊疗辅助科室,发展成为包含营养厨房、营养药房、静脉配制间与营养门诊的特色专科。

临床营养研究所现有37人,其中35岁以下医护人员26人,占70.27%。是一个由汉族、维吾尔族、回族、蒙古族、哈萨克族等多个民族组成的民族团结大家庭。不仅负责自治区人民医院各科室的临床营养支持、特色药膳会诊,肠内、肠外营养制剂配制等工作,还承担着教学、科普、科研等工作。

在新疆维吾尔自治区卫生健康委党组和自治区人民医院党委的领导下,临床营养研究所全体医护人员始终坚持以习近平新时代中国特色社会主义思想为指引,自觉在思想上、政治上、行动上同党中央保持高度一致,增强"四个意识",坚定"四个自信",做到"两个维护",始终把人民群众生命安全和身体健康放在心里,放在首位。

自国家卫生健康系统大力提倡青年文明号评定工作以来,临床营养研究所高度重视,将创建"青年文明号"工作提上了重要日程。在所长范旻的带领下,成立了创建"青年文明号"工作领导小组,以培养青年责任感为目标,结合营养学专科特色,狠抓创建工作。并通过定期召开专项讨论会议,解决工作中遇到的实际问题,制定下一步工作计划。

临床营养研究所秉承着"创新临床营养新概念"的创建口号,认真履行"创新临床服务治疗"的创建承诺,以"双赢""双新""双升"为创建目标,不断加强思想道德及职业道德建设,爱岗敬业,文明服务,以高度的责任心和爱心为患者提供优质、安全、高效、便捷的服务,做全疆各族患者的"营养后盾"。

(二)日渐壮大:对内不可或缺,对外声名鹊起

营养支持,一直是临床综合治疗不可缺少的一部分。自治区人民医院临床营养研究所

充分发挥专业特长,打造以"民族团结、敢于担当"为主题的长效化服务集体,在营养调节与临床诊疗有机结合的基础上,根据患者的不同状况,提供个性化营养方案,患者诊疗效果显著提升,就医获得感与幸福感大大增强。

以苯丙酮尿症患儿为例,2000年年初,在儿科邀请下,临床营养研究所开始参与苯丙酮尿症孩子的治疗,根据患儿身体所需,提供特殊膳食治疗。并以住院患儿为基础,着手与疾病相关的流行病学调查。随着患儿的逐年增多,研究所发现,未经特殊饮食治疗的患儿,100%会出现智力障碍和发育迟缓的情况。以临床数据为基础,临床营养研究所向医院提出项目申请。在院党委支持下,于2010年开始向全疆各地州提供患儿特殊治疗膳食。

2011年,范旻率领科室青年骨干前往各地州,调研特殊治疗膳食服后效果,却发现边远贫困地区的许多患儿因家庭困难无法服用。返程后,范旻经医院批准,向当时的自治区卫生计生委妇幼保健处提交了苯丙酮尿症患儿特殊膳食报销程序的申请。

2016年年初,新疆南疆各地区陆续启动报销程序。患有苯丙酮尿症的贫困患儿们也能免费吃到有治疗效果的特殊膳食了。5年的不懈努力终获成功,这对临床营养研究所全体医护来说是巨大的鼓舞,激励着他们在临床营养的发展中不断精进。

而苯丙酮尿症患儿特殊治疗膳食的成功,只是临床营养研究所各项工作的缩影。

为了满足早产儿少量多次的喂奶需求,研究所专门成立了配制组,根据患儿数量、喂奶频次、喂奶剂量等要求,完成配奶工作,极大缓解了新生儿科医护的压力;协助内分泌科为糖尿病患者量身制定饮食方案,以临床患者为基础,进行科普宣教,大大降低糖尿病并发症的发生;配合产科做好妊娠糖尿病患者的血糖、体重管理,在保障"准妈妈"们身体健康的同时,也确保了胎儿正常的生长发育;针对高血压、慢性肿瘤、慢性心脑血管疾病的患者,秉承着"药物治标,营养治本"的理念,将营养指导与心理疏导相结合,进行长年的随访,患者营养健康意识明显增强;科室自主研发的活菌制剂酸奶获得了国家专利,使需要肠道治疗与微生态调节的患者的固定临床治疗更加有"药"可寻;在全疆范围内率先独立完成"粪菌移植"术,为溃疡性结肠炎、长期便秘、儿童自闭症等疾病引入了新的治疗方式……

随着科室的日益壮大,诊疗方式的不断增多,自治区人民医院临床营养研究所声名鹊起。

对内,研究所日渐成为各科室不可或缺的协作伙伴;对外,全疆、全国各地越来越多的营养专科医护将自治区人民医院临床营养研究所选为进修地点,研究所也开始承担更多的教学、科普、科研工作,青年团队随之同步成长。

(三)临床科研互促,只为让更多患者获益

作为学科带头人,范旻将临床营养与科研有机结合,带领团队在临床营养的科研道路上高歌猛进。

2012年,由范旻主持的"十二五"国家科技支撑计划"临床营养关键技术及产品开发"中的"危重症患者个性化营养治疗关键技术及产品研发"开始稳步推进。2014年,他出任国家"863"高新技术项目"药食同源生物资源挖掘关键技术产品研发"首席专家,并主持"临床营养菌种资源库的建立及应用"研究;2018年,作为负责人,范旻着手国家重点研发计划课题"多学科协同促进老年围手术期康复和改善远期预后的策略效果评价研究";2021年,他又申请了自治区自然科学基金项目"黑果小檗果花色苷通过ROS/NLRP3调控肝星状细胞活化及其机制研究"。

以临床促进科研,以科研反哺临床,在这一过程中,他鼓励青年骨干们积极参与,勇于创新。

在此基础上,临床营养研究所始终以创建"青年文明号"活动为载体,围绕服务狠下功夫。以创建"青年文明号"为契机,从服务态度、服务质量、社会监督等方面做积极改进,充分听取广大患者的意见和建议,改进工作方法,完善服务模式。打造以患者为中心的"五心"服务患者,营造良好服务氛围。

在做好科室本职工作的同时,科室还自发组建了"临床营养研究所青年文明号——志愿者服务队",并积极参加医院青年志愿者服务及团工委的"蒲公英"志愿者服务活动。

2020年,新冠肺炎疫情来袭。营养研究所全体医护主动请缨,志愿奔赴抗疫一线。最终虽未能如愿,但不论是在援鄂的重症救护战场上,还是在自治区新冠肺炎医疗救治定点医院内,每一位患者营养治疗及营养药品的准确应用,都有着营养研究所全体医护的积极参与。

此外,临床营养研究所还在全疆率先开展"营养风险筛查",并将营养风险评估表纳入无纸化病历系统,通过筛查及时发现高危患者、给予营养干预,避免了由于营养问题而导致的临床治疗风险,获得了患者一致好评。

"要将优质的营养诊疗经验推广到基层,要让更多的患者受益。"秉承这一理念,2019—2020年,临床营养研究所通过举办自治区级培训班,专科联盟线上培训,共培训全疆医务人员400余人,把临床营养创新知识播撒到全疆各地,不断提升全疆医务人员的临床营养治疗能力。

自开展"青年文明号"创建工作以来,临床营养研究所的凝聚力和战斗力不断增强,充分发挥了青年先进集体的模范带头作用。并决心以创建青年文明号为契机,用实际行动立足岗位、踏实工作,不断擦亮"青年文明号"这块金字招牌,为健康新疆、健康中国建设做出更大贡献。

第四章

风采篇

　　历史和现实都告诉我们，青年一代有理想、有担当，国家就有前途，民族就有希望，实现我们的发展目标就有源源不断的强大力量。

　　现在，我们比历史上任何时期都更接近实现中华民族伟大复兴的目标，比历史上任何时期都更有信心、更有能力实现这个目标。行百里者半九十。距离实现中华民族伟大复兴的目标越近，我们越不能懈怠，越要加倍努力，越要动员广大青年为之奋斗。

——习近平同各界优秀青年代表座谈时的讲话

（2013 年 5 月 4 日）

一、北京妇产医院妇科五病房青年文明号

爱 的 桥 梁

2020 年，岁在庚子，一场新冠肺炎疫情突如其来，蔓延波及全国。在以习近平同志为核心的党中央坚强领导下，14 亿中国人民众志成城、团结一心，打响疫情防控的阻击战。北京妇产医院妇科五病房作为国家级青年文明号，时刻准备听从组织召唤，奔赴这场没有硝烟的战"疫"。

新冠肺炎疫情暴发以来，妇科五病房先后派出四名青年医护人员奔赴小汤山疗养院及地坛医院支援，二十名青年担任院内疫情防控志愿者，六名青年到各区县社区支援核酸检测及疫苗接种工作。冲锋在前，艰苦奋斗，展现了当代青年无畏的担当精神。

陈喜军是妇产医院派出到小汤山支援的第一批医护人员。疫情期间小汤山主要承担的任务是筛查入境旅客。当陈喜军和同事们初到小汤山，这里还在抢建维修，没有一间完整的病房，更没有一名旅客，而他们接到的命令是 3 天必须达到接收旅客的标准。面对如此紧迫的时间，面对一片狼藉的施工现场，护士姐妹们脱下护士帽、撸起袖子、白天搬箱搬柜、整理物品，验收水、电、网络、调试仪器设备，晚上熟悉制度、流程、制作中英文宣传板。

小汤山是外防输入的抗疫关口，陈喜军回忆道："'120'送来了从塞尔维亚归国的一家四口，是年轻夫妇带着两个儿子。他们一下车我就向前问候道'欢迎回家'，而女士来不及回应就开始干呕。""您怎么了？ 哪里不舒服？"她向我挥挥手说道："没事，我就是感冒了，胃也有点难受。"而此时，我又听到了孩子们的咳嗽声。特殊时期的敏感性让我一下子意识到这一家可能被病毒感染了。我毫不犹豫冲上去为他们抽血、采集咽拭子。当准备为 10 岁的大男孩采集标本时，他一边咳嗽一边哭着说"我不想做检查，不要抽血"，大大的眼睛中充满了恐惧。我弯下腰轻声安慰他"别怕，阿姨就是用棉签在你的嘴里轻轻地擦一下，你是小男子汉、是哥哥，要为弟弟做榜样啊"。随着我的安慰，孩子情绪渐渐稳定，张开了嘴巴配合我。可尽管我动作迅速轻柔，还是引发了他的强烈反应，咳嗽加剧，我清晰地看见飞沫喷溅在了我的面屏上……我心跳骤然加速："我会不会暴露了？ 会不会感染？"坦率地说，在那一刻，我真的有些害怕。而我也知道，我必须要直面恐惧，做好我的工作。第二天，孩子的父母相继确诊被转入其他病区，当说到两个孩子将与他们暂时分开时，孩子母亲失控大哭，她用无助的眼神望着我说："我真害怕再也见不到他们了……他们还那么小，拜托帮我照顾好他们啊。"同是母亲的我对这份无助和担忧感同身受，医护的使命感让我许下承诺："相信我们！ 我们会打电话告诉您孩子的情况，我会像对待自己的孩子一样去照顾他们！"为避免两个孩子发生交叉传染，我们只能将他们分房安置。为了缓解孩子的紧张，我们给他们买来了玩具，特意安排了可以隔窗相望的房间，我们还在窗户上分别贴上了字条，"不要害怕，阿姨们会一直陪着你们""哥哥的电话是 6482，弟弟电话是 6483"。透过大大的玻璃窗，孩子们相视笑了。看到他们的笑容，我心中也有了些许安慰。之后，两个孩子也确诊了，但幸运的是，在我们的精心治疗下，在祖国大家庭的温暖下，他们一家都治愈出院。这真令我们开心啊。

这样的故事每天都在发生。隔离病房隔离了病毒，但没有隔离爱。我们用爱为归国的同胞们搭建安全的堡垒，搭起沟通的桥梁。因为这样的爱，我们的青年文明号如同家一样温

暖;因为这样的爱,患者和我们的心紧紧贴在了一起。

二、首都医科大学附属北京安定医院抑郁症治疗中心十二区青年文明号

一盏灯的温情

我是一盏灯,时间太久,我也不记得自己是何时从工厂被运出来又如何被装在十二病区了。每天配合一群白衣人忙忙碌碌、进进出出,看形形色色的人忧虑或轻松、哭泣或嬉笑。久了,也就渐渐生出一种"你站在桥上看风景,看风景的人在楼上看你"的缱绻来。我守卫、照亮这条特殊的医护通道,渴望他们每一个人平安顺利。每当夜晚降临,灯光洒落,我也会小小地憧憬一下,自己是否可以装饰一下他们的梦,像外面的明月一样。毕竟,科室如家,我便是这家的方向啊。

然而,2020 年,一场突如其来的新冠肺炎疫情席卷全国。从此气氛开始变得不一样了。

十二区积极响应党和国家的号召,参与到抗击疫情的工作当中。一时间所有人枕戈待旦,格外繁忙。疫情就是命令,哪里需要就奔赴哪里。我开始怀念那些畅快呼吸的日子,更担心自己守护的人们接到任务后能否平安顺利。接到增援小汤山指派命令后,他们来不及做道别就要即刻出发。我不甘只能在他们身后默默发光,努力分了一抹光芒挣脱本体束缚,附在整装待发的他们身上,期待他们照亮前进的方向和归来的道路。

来到小汤山医院后,我骄傲而自豪地融入新环境,告诉周围其他的灯具兄弟:这便是我们安定十二病区,永远认真专业、团结坚强、所向披靡,我象征着他们集体的光辉,时刻牵挂抗疫一线,代表整个科室在努力为前行者照亮。

他们没有时间平复复杂的心情,立即投入到工作当中——组建病房、搬柜子、摆桌椅、连接调试仪器、铺病床、制定流程,看着他们的工作走上正轨,我也有满满的成就感。除了日常的工作,所有人利用休息时间反复学习穿脱防护服,互相检查指错。我看着这些白衣人变成了厚重的"大白",看似可爱,但我渐渐照不清他们护目镜下水汽氤氲下的双眸,能够预见他们脱下这数层防护衣服的满身汗珠,担心他们平日里得心应手的操作受阻于厚重的三层手套还能否完美发挥。当然,客观的困难他们总是能克服与忍受,没有一句怨言。我也见证了他们尽管行动受限,却总是能平心静气用手指细触,凭多年工作经验操作"一针见血"。

在小汤山,他们最初是在初筛病房,接触的大多是海外求学人员,年龄偏小。为了缓解学生们的紧张情绪,他们在防护服上画上了可爱的漫画,写上"欢迎回家"的标语,见面说的第一句话就是"欢迎回到祖国的怀抱,我们就是你们的家人"。想必安定十二病区早已经成为他们所有医护人员的港湾,他们才能时刻有底气极尽关怀,成为更多有需要的人的家人。

随后在确诊病房,这里的任务更加艰巨。一天夜晚,我正在怀念许久不见的月光,一时间难免怅惘疲惫交织,黯淡了下来。突然一位被迫与家人分开隔离的小朋友拉着一位护士的手,向上抬头看了看我洒下的灯光。"护士姐姐,好久没有晒太阳了呀。"护士说:"姐姐明天带你检查走慢些,这样咱们在路上就可以感受到更久的阳光了呢。"另外一人笑说:"小妹妹,这盏灯跟姐姐家里的是一样的呢,这是个好兆头,相信你很快就能回家了。"闻言,我顿时搁置一切离别情绪和万千思绪,尽力同他们一起作战,努力发光,站好每一班岗。

当然,最后我见证了他们平安凯旋,这也令所有人坚信,离疫情结束的那天更近了。我

继续回到十二病区守护着可爱的人们。疫情不退，我们不退。要去到一线，到疫情最危险、群众最需要的地方，共同守好北京的大门，助患者康复，保家庭美满，是十二病房全体医护的奋斗目标。

科室如家，夜深入梦，明月饰窗，平淡的时光成为所有成员心中的温存缱绻。我这小小的灯盏，得益于集体信念和凝聚力，也将一如既往守护照亮着家的方向。

三、天津市第一中心医院重症医学科青年文明号

白衣执甲　逆行出征

天津市第一中心医院重症医学科青年文明号，在抗击新冠肺炎疫情工作中，充分发挥党员模范带头作用和青年突击队作用，面对突发公共卫生事件，全体医护人员踊跃报名投入一线，承担起了白衣天使的职责和使命，充分彰显出卫生健康行业青年工作者风采。

（一）逆行出征紧急驰援湖北

一是第一时间紧急支援武汉钢铁（集团）公司第二职工医院。重症医学科青年文明号王莹、李寅作为天津首批支援湖北的医疗队员，2020年大年初二紧急奔赴武汉。其中王莹同志作为天津市首批援鄂医疗队员，被任命为首批138名医疗队的护理和感控组负责人。她身先士卒，到武汉钢铁（集团）公司第二职工医院一线，了解患者收治情况，对参战护理人员进行梳理，明确责任人，实地勘察病房病区结构、后备住院楼等。以人盯人的方式保证所有进入"红区"的医护人员穿脱防护服规范，确保医疗队全体成员零感染。在进驻武汉钢铁（集团）公司第二职工医院的前期，她每天坚持工作十四五个小时。在多方共同努力下，实现了所有医务人员零感染的任务，圆满地完成了党和人民交付的使命。

二是再出发支援武汉江岸方舱医院。2020年2月9日，重症医学科青年文明号再次选派4名医护人员支援武汉江岸方舱医院，他们在顺利完成第一阶段工作后，又加入了支援武汉协和西院重症区救治任务，成为"党员先锋队"成员，继续留守武汉，直至患者清零才返回天津。同时，科室成员朱艳飞撰写的"新冠肺炎轻症患者呼吸康复干预方法"被编入《塔子湖江岸方舱医院护理管理手册》。

三是再战湖北恩施。2020年2月12日，科室骨干邢迎红主任医师作为天津市医疗队成员出征湖北恩施。因邢迎红同志业务技术过硬，被任命为专家组组长，带领队员们进驻湖北民族大学附属民大医院开展工作，负责医院隔离病区患者救治等工作，圆满完成支援任务。

（二）发挥技术优势守护津门

一是勇担全市会诊任务。科室党支部书记、学科带头人王勇强作为天津市疫情防控救治专家组成员，承担了全市大量急危重症患者的会诊诊疗等工作。科室研制的国家级二类急救中药"血必净"注射液作为《新型冠状病毒肺炎诊疗方案》（国家卫生健康委修订）推荐的重型及危重型患者用药发挥了重大作用。

二是全力支援海河医院。2020年2月6日，科室李健主任医师带领53名一中心医护人员（其中ICU医护人员10人）支援海河医院第七病区，并担任天津市第一中心医院支援

海河医院医疗队队长和"援海河医疗队临时党支部"书记。进驻海河医院后,迅速进入备战状态,带领队员积极有序进行物资准备、文件管理,建立应急预案、各项临床操作及突发病情救治抢救流程,强化穿脱防护服训练、熟悉病区工作特点。进入红区后,先后承接不同病区,推行红区三级查房制度,充分发挥一中心以重症及中西医结合为主的团队优势,每日晨交班制订工作计划,逐个审核每一位患者的治疗医嘱,不放过任何一个小问题,及时与会诊专家沟通,实现了多学科联合诊治患者。施行"一人一策"精准施策,积极防治并发症、治疗基础病。积极开展心理疏导,对患者进行情感安抚,帮助病患理性客观看待疾病,增强战胜病毒的信心。支援期间,李健带领一中心全体队员扎实有效做好患者救治和疫情防控各项工作,全力以赴救治患者,保卫了天津人民的健康,圆满完成组织交给的工作。

三是支援泰达、津南医院及发热门诊。重症医学科青年文明号选派 8 名医护人员支援泰达医院,全面承担泰达医院重症病房的患者救治工作。选派于永波主治医师支援津南医院,负责新冠肺炎患者出院后治疗等工作。同时,自疫情发生后,科室积极选派 7 名医护人员支援医院发热门诊,负责门诊、住院患者核酸采样、接诊有发热或呼吸道症状患者等工作。

在疫情面前,ICU 医护人员白衣执甲,逆行出征,不管是在武钢二院、江岸方舱医院、湖北恩施,还是在天津海河、泰达、津南医院,处处都能看见 ICU 医护人员战斗的身影,他们以自己的实际行动自觉践行着白衣天使的职责和使命。

四、河北省胸科医院呼吸与危重症医学科青年文明号

燃青春使命之火 守一方健康平安

河北省胸科医院呼吸与危重症医学科(原名呼吸一科),是一支年轻、和谐、团结、充满活力、开拓进取的青年队伍,共有成员 49 名,35 岁以下成员 39 名,占 80%。

2020 年年初新冠肺炎疫情发生后,河北省胸科医院被选定为河北省唯一的省级医疗救治定点医院。该科主任张玲同志在这次阻击战中担任全省新冠肺炎医疗救治专家组副组长,领衔 25 人专家组,指导培训一线救治梯队迎战新冠肺炎。该集体在张玲主任和号长、护士长秦立志的带领下以最饱满的精神状态,争分夺秒地抗击疫情、抢救生命。

2021 年伊始,新冠肺炎卷土重来,号内所有青年悉数进入备战状态。1 月 6 日,他们接到上级下达的任务,到社区开展居民核酸采集工作。这个冬天异常寒冷,所有采样人员的手套上都已结出薄薄的冰层,一双双手红肿如胡萝卜一般。但是,面对等待采样的市民,大家从来没有过怨怼,相互打气,一直战斗到次日凌晨。在完成核酸采集的任务后,来不及休息,号长秦立志带领团队马不停蹄地进入确诊病房,建立起发热第十七梯队,当日收治确诊患者33 人次。其中老年人居多,80 岁以上患者 3 人,70 岁以上患者 6 人,60 岁以上 11 人。

还记得确诊患者李奶奶来的那天早上,她由护士慢慢地搀扶着来到病房,满脸惆怅。护士小郑安慰她:"奶奶,您有什么需要我帮助的吗?""孩子,没事儿,你去忙你的吧!"即使奶奶嘴上说着没事儿,护士小郑也能看出奶奶是不想给自己添麻烦。在小郑护士的再三安慰下,奶奶用那双沧桑的眼睛望着她,小声地说出了几个字:"想儿子,也不知道电话。"一听这话,小郑马上详细询问了李奶奶家儿子的基本信息,几经波折联系到本人。当李奶奶和儿子通完电话后,惆怅的情绪荡然无存。在医护人员的悉心照料下,李奶奶病情逐渐好转,面上

也渐渐有了些许红润,科里的同事开玩笑地称她为"爱笑的粉嫩奶奶"。

虽然抽血、采集核酸、记录每个患者的体温、带着患者去做 CT 等,这些都是医护日常的工作。但由于患者年龄较大,沟通不畅,无形中延长了工作时间、加大了工作量。呼吸与危重症医学科的青年们面对困难,总是想尽办法去解决,考虑到老年人的胃口不好,马上协调老年餐;患者的头发长了,她们掌握了第二个技能——理发。有个小男孩才 13 岁,大家主动把自己所有的零食都给了孩子,给他辅导功课,像对待自己的孩子一样。

这样的故事还有很多很多……

2020 年年末,该集体在全国卫生健康系统青年文明号创建培训班做号长经验分享,收到了广泛好评。今后的日子里,他们将继续肩负时代重任,以永不懈怠的精神状态和一往无前的奋斗姿态,为人民健康而战!

五、山西医科大学第一医院精神卫生科青年文明号

病毒无情,热线有情,暖心青说,抗疫有我

2020 年,原本一个平凡的庚子鼠年,原本阖家欢乐的除夕之夜被武汉关闭离汉通道的消息打破了,至此也拉响了全国新冠肺炎战"疫"警戒的号角。

在党和国家的号召下,山西医科大学第一医院精神卫生科青年文明号依托于山西省心理卫生协会和山西医科大学第一医院精神卫生科立即启动了 24 小时心理援助热线。各位青年骨干踊跃报名,积极参与,一个办公室,一台电脑,一部电话,便组成了防疫第二战场,并有序开展至今。

2020 年 1 月 28 日,大年初四,热线开通的第二天,我值班。其中有一位武汉大学生在凌晨来电,我刚接起电话就听到她说:"我终于打通了! 我从早上 8 点打到现在,你是第一个接我电话的人,所有的电话都是占线……"说完她哭了。感觉我就是她的亲人,也是她的一根救命稻草,这一通咨询电话持续了近一个小时,我一点一点去平复她的情绪……

一根弯曲有限的电话线,好似在我和来电者之间架起了一座无限延伸的桥梁,结束之时,来电者在电话线那头说:"感谢你们的付出,特殊时期,你也要做好个人防护啊,注意保护自己。"连线结束了,我内心却荡起了阵阵温热的涟漪。

某天深夜 23:00,一位来电者边哭边说:"我去武汉看病,没想到遭遇了新冠肺炎暴发,返回山西家后才得知疫情严重。我彻夜难眠,在家里也戴着口罩,睡觉也戴着,我怕传染家人,将老人孩子安排离开这里,一切安排妥后自己就开始不停地回想在火车上的一举一动:如何喝水的,如何用肥皂水洗手的,如何全程带口罩的……尽管我当时用心做好了每一个动作,现在仍在强烈自责,自责自己为什么要去武汉看病,万一全车厢因自己而感染新冠肺炎怎么办? 我控制不住自己的想法……"我静静地倾听着、澄清着、回应着。

"当监测体温是 37.5 摄氏度时,我马上到指定的传染病医院就诊,隔离、核酸检测阴性,我竟然在隔离病房感到了安全,每晚睡得很香""是啊,在最危难的时候,祖国和你在一起!"我温柔坚定地说。"可是,过了隔离期,CT 也正常,体温也正常了,我回到家中,一个人守着空空的房间,恐惧孤独又向我袭来,我不敢让老人孩子丈夫回来,我害怕……又翻来覆去睡不着了""睡不着,我陪着你……"我缓慢温柔地回应,"来,我们慢慢做个深呼吸……"电话

那头渐渐听不到哭泣声了,沉默了良久,"谢谢您,有您陪着真好⋯⋯"

面对不断反复的新冠肺炎疫情,人们可能会产生各种各样的心理状况,以上是山西医科大学第一医院精神卫生科青年文明号在热线工作中遇到的求助电话,针对来电者的不同情况,心理治疗师们运用专业技能,帮助他们获取社会支持系统、挖掘自身优势资源、传授情绪疏导技巧,帮助人们尽快适应疫情常态化形势,为疫情之下的人们提供了有力的心理支撑和精神支持。

在热线工作开展的同时,我们也通过免费线上义诊、线上科普讲座、电台直播、推送公众号文章和制作科普动画视频等方式为疫情期间民众的精神心理健康保驾护航。

六、包头医学院第二附属医院眼科青年文明号

抗疫光明行

包头医学院第二附属医院眼科成立于 1957 年,是包头市最早成立的眼科专业科室之一,现有近 20 名医护技人员,其中主任医师 2 名,副主任医师 1 名,主治医师 2 名,住院医师 5 名,眼科专科护士 3 名,眼科技师 2 名。其中 35 周岁以下的青年占 68%,中共党员 3 人,是一支朝气蓬勃,团结向上,能吃苦、能战斗、能奉献的青年队伍。科室全体人员爱岗敬业、诚实守信、服务群众、奉献社会,荣获 2019—2020 年度"青年文明号"等荣誉称号。

2020 年新春伊始,新冠肺炎疫情来势汹汹,包医二附院眼科工作人员第一时间提交了请战书,纷纷冲在抗疫前线,无畏风险,克服困难,坚守岗位。在这场战役开始打响后,"80 后"眼科负责人吴彬阁主任,当时正怀有 8 个月身孕,她带领眼科青年医护不辱使命、勇往直前,第一时间进行最新版《新型冠状病毒肺炎诊疗方案》的培训,为打赢这场疫情防控战役,不惜舍小家,为大家,一直坚守在病区工作,她勇于承担责任、毫无怨言,她说:"我是一名母亲,但我更是一名战士。"

新冠肺炎疫情来袭之时,正是"80 后"青年医生张海涛新婚之时,他看到疫情形势日益严峻,还没来得及感受新婚的喜悦,便主动请缨进入感染科病区工作,奋战在疫情防控的最前线,迎难而上,日夜坚守,关键时刻更是向党组织递交入党申请书,火线入党。由于他在抗疫工作中表现突出,恪尽职守,冲锋在前,荣获了"包医二附院优秀医师""包医二附院先进个人"等多项荣誉称号。

包医二附院眼科的其他青年医生也纷纷投身于抗疫工作的第一线,他们按时到岗、轮流坚守在医院入口处的"预检分诊"工作岗位,他们热情严谨、认真筛查、毫不松懈,做好个人防护的同时,为来院的患者做好了第一防线保障工作,并提供第一时间的救助。为减少人员流动、避免交叉感染,他们还开通了"在线门诊",免费为需要帮助的患者进行线上指导。同时他们还积极向广大患者进行"疫情期间防护眼睛"的宣传推广工作,呼吁大家保护眼睛。

当新冠肺炎疫情得到明显控制之后,包医二附院眼科全体医护人员又第一时间投入到"儿童青少年近视防控"工作当中,他们走进包头市各个中小学,为儿童青少年进行全面的眼健康体检和筛查,并为每一位孩子免费建立眼视光档案,实时监测孩子的眼健康问题,及时提供有效的预防和治疗措施。吴彬阁主任更是在繁忙的工作中抽出时间,进入包头市教育局及各个中小学,为孩子们的家长进行眼健康知识讲座,让父母重视儿童青少年的眼健康问

题,希望孩子们有个光明的未来。

这就是包医二附院眼科的同志们,他们青春洋溢、团结善良、不惧困难、不怕辛苦、敢于挑战,他们定将不负韶华,砥砺前行,共同谱写新的篇章!

七、中国医科大学附属第一医院重症医学科青年文明号

驰援武汉医生的一封家书

国家有信仰,人民有力量。并非岁月静好,而是英雄替我们负重前行,非常荣幸生为华夏儿女,在生死存亡的关头,中国的医护人员勇敢坚定地站在武汉抗疫战场上,国家可以把"家底"拿出来,我们就要把患者一个个救活。2020年2月9日,中国医科大学附属第一医院重症医学科6名壮志男儿踏上了驰援武汉抗击新冠肺炎的道路。胡博告别了爱人,也留下了思念。平时的他是个少言寡语的人,辛勤工作、默默守候。他对妻子的爱已化作生活中的点点滴滴。2月16日,一封家书伴着他的爱与思念回到了家中。

亲爱的妻子:

来武汉已一周,一切安好。相识相知5年,从未与你分开过这么长时间,甚是想念。我好像也没有给你写过信!疫情暴发时,看着千万家庭被病痛折磨,作为一名重症医学专业的医生,虽与武汉相隔千里,我却无时无刻不心心念念着武汉,总想尽自己的一份绵薄之力。早已做好前往一线支援的准备,没有与你商量,我第一时间填报了志愿。记得接到任务那天,我刚上完科里24小时班,回到家昏昏沉沉地睡了。第一时间接到出征任务电话的是你。你匆忙喊醒我,为我收拾行囊。转过身去,我看到你含着泪水的双眼!"苟利国家生死以,岂因祸福避趋之",我知你虽万般不舍,但同为医护人员的你,却知此行非去不可,只能默默地支持我,为的是医者仁心,为的是那入学时便许下的誓言——"健康所系,性命相托"。从接到任务到集结完毕仅仅3个小时,你一直陪在我身边,说过最多的一句话就是"保重身体,一定要平安回来"。平日里我木讷、不善表达。但远在武汉,想你!谢谢你!每天上班要完成高强度的重症护理工作,回家后还要收拾屋子,家里永远被你收拾得干干净净,一尘不染,让我回家总是感到那么的温馨!有你一直在我身后,在我身边,我就感觉特别有力量。谢谢你为咱家默默的付出!2月9日晚10时登上飞机,乘务人员也对我们送上了温馨的祝福。到达武汉已是凌晨。驻地比想象中好,简单收拾后休息了几个小时,便开始了紧张的培训。第二天全面入驻医院接诊患者。我们收治的患者大部分是重症、危重症,在我们的努力下现在病区零死亡!患者对来自中国医大一院的我们也十分信任,积极配合治疗。相信我们一定能打赢这场战"疫",让所有患者平安回家。在2月14日这个特殊的日子,我收到了你给我的情人节礼物。我们彼此深信时空的距离阻挡不了心,相信我,等我凯旋!

爱你的,胡博

2020年2月16日

八、吉林省疾病预防控制中心传染病预防控制所青年文明号

要让青春吐芳华

青春是人生最美丽的季节,青春是生命中最亮丽的时期,有一群年轻人,他们以传承疾控人的职责和理念为己任,以做好打赢疫情防控总体战、阻击战的坚实堡垒为目标,践行"诚信为本,有诺必践,恪尽职守,率先垂范"的青年文明号信用公约,用青春的蓬勃绿色铺满征途,用青春的全力拼搏奏响前进的战歌。

新冠肺炎疫情肆虐,吉林省疾病预防控制中心迅速驰援武汉,向病毒宣战!道阻且长,行则将至,注定了防疫事业的艰巨不平凡。2020 年,吉林省传染病预防控制所满负荷、高强度地日夜奋战,为打好打赢这场特殊战役作出了重大贡献。这支战队中有年轻的身影时刻践行着上级的战"疫"任务,紧密追随着流调专家的脚步:阻疫情,驱病魔,白衣执甲;不懈怠,勇冲锋,不甘落后!从 2016 年传染病预防控制所获吉林省"青年文明号"那天起,至 2020 年获中共中央宣传部命名的全国学雷锋活动示范点,"青年文明号"如路标,似号角,刻画着青春奋斗的色彩,引领着时代共济的风尚!

2021 年初,长春市、公主岭市、松原市和通化市相继暴发新冠肺炎疫情,吉林省传染病预防控制所第一时间组织专家开展风险评估,预判疫情走势,提出针对性防控措施,及时开展高效、有序的流行病学调查、密切接触者管理、协查督办等工作,为吉林省后期各项防控工作的有效开展和落实打下了坚实的基础。团队上下一心,在经验丰富、2020 年转战吉林市舒兰市抗疫一线、累计指导完成 4 万余人流行病学调查工作的徐长喜,以及撰写 219 份流行病学调查报告的沈博带领下,恪尽职守,默默贡献。学识渊博的卢欣荣,2020 年在梨树县、伊通县奋战过的年轻妈妈栾博和祁亚妮,还有青年骨干崔红丽和于欣桐,她们用执着和坚守,让青春在这场没有硝烟的战争中吐露芬芳。2021 年援助西藏自治区日喀则市戎装未脱的沈博,连续三周夜以继日协同各部门指导督导全省疫情的流行病学调查工作,精准捕捉每一个细节,追查每一个疑点,配合国家专家组找到了通化等地区疫情传染源,明确了病毒传播链,在与病毒赛跑中抢得先机、占得主动,为控制吉林省新冠肺炎疫情的蔓延打下了突破口。他放弃 2020 年和 2021 年春节的阖家团圆,连续 50 天不休节假日,7 天内访查长春市、吉林市、白山市、延边州和长白山管委会等各级疫情防控相关单位,将专业知识和当前防控政策相结合,指出防控工作出现的纰漏,提出合理化建议,解决基层工作中出现的问题。吉林省传染病预防控制所以坚定的职业操守和过硬的专业能力守护着一方人民的安全健康。

"功成不必在我,但功成必定有我",吉林省疾病预防控制中心传染病预防控制所不忘初心,牢记使命,定让青春吐芳华!

九、上海市普陀区中心医院重症监护室青年文明号

别样的"三最"人生

2020 年 2 月 4 日是普陀区中心医院护士王冬麟援鄂的第十天,记者拨通他的电话是晚

间 6 点，电话那头传来的一声"喂"，声音沙哑疲累，让记者对打扰他颇有些不好意思，他却说："没关系，我刚好休息了一会儿，精神还可以。"

虽然很累，但在电话那头，王冬麟还是说了很多，年夜饭也未和家里人吃完就第一时间奔赴武汉金银潭医院支援的他，在那里体验到了别样的"三最"人生。

他说，自己从未和病毒离得那么近，和死亡离得那么近，也和希望与感动离得那么近……

（一）最脏、最累、最危险：每一天都在为自己倒数

王冬麟是上海市普陀区中心医院重症监护室的副护士长，上海市青年文明号号长，上海市第一批援鄂医疗队队员，重症护理经验丰富。可即便已经从事医护工作 8 年，他也坦言，这 10 天的护理工作"最脏、最累、最危险"。

在重症监护病房工作，王冬麟一人要负责 4 位重症病患的生命体征监测、日常生活护理、常规治疗，还需要清理病患的大小便。"最难的就是给患者戴呼吸机，患者常常会本能地扯下面罩，我就需要再去帮他们戴上呼吸器。患者一吐气，机器一打气，气流一对冲，力量很大，我穿着防护服也能感受到那股气流的冲击。那一刹那，说实话，是我感觉最害怕的时刻，真真切切地感受到自己离危险那么近。"

苦点累点并不怕，他更怕的是万一感染了，他的岗位就要由别的"战友"来支援，还要给本就已不堪重荷的医院增添负担。"说实话，每天上班的时候，都做好了被感染的准备，每过完一天，我就开始为自己倒数新一轮的'14 天潜伏期'。"

"原先我们是 8 小时工作制，但是因为一脱防护服，这套衣服就浪费了，所以大家都是坚持 8 小时不吃不喝，就怕上厕所，后来怕大家身体顶不住，我们调整了一班工作时间为 4 小时。"虽然一班的工作时长由 8 小时缩减到了 4 小时，但也意味着轮转频次更快了，基本没有休息的日子，每三天里还会错过两顿正餐，只能吃干粮充饥。

（二）最感动：团结关爱在身边

"这 10 天，带给我最深刻的感动就是团结和关爱。"王冬麟说，除了身边的朋友、医院的领导，每天铺满手机微信的关心问候，还有来自全国各地多方渠道的医疗物资等各类支持，都让他满心温暖。

在武汉的日子里，这种贴心的关爱几乎无处不在。在他们住宿的酒店，无论何时回去，也总有一个人、一盏灯在等着他们。"我们常常工作到凌晨，半夜三更回酒店来休息，夜里不论多晚，在酒店大门外的寒风里，永远有一位值班的工作人员在站岗，穿着大衣，坐在冷风里，等我们回来。里里外外，上上下下，连鞋底也不放过，帮我们全面消毒。"来来往往间，他们都在默默用行动为彼此打气、给彼此温暖，"有一次，我和几位同事一起去上夜班，一位穿着制服的安保人员见我们是要走夜路去医院的工作人员，什么话也没说，就一路默默地在后面跟着，打着手电筒给我们照路。"这些细碎而平凡的温暖，让王冬麟觉得所有的坚守都是值得的。

（三）最义无反顾：怕死但更怕活得没意义

王冬麟从事重症监护的工作已经八个年头了，他热爱这份工作，因为被别人需要的感觉真的很不错。科室第一次动员大家报名支援武汉时，护士长话音未落，他就说，"我报名呀！"

说起这段经历，他不禁笑了起来，"其实后来想了想，那一刹那，我也不知道自己为啥要报名，好像就是冥冥中的一种力量。"比起生死，王冬麟说，自己更害怕活得没有意义，他曾在三年里两次赴西藏自治区亚东县人民医院支援当地医护；在"东方之星"沉船事件后也前去支援。"假如真的不幸，我想留下点什么，值得被人记住。"

采访的最后，记者还是忍不住问他："那还会害怕吗？"

"会呀，我很怕死的，在这里的每一天我都很害怕，但是我不后悔。我好像就是这样的人，在第一排瑟瑟发抖也会第一个举手报名，落选会失落，选我心跳会加速，也会害怕紧张。"

说着，王冬麟在电话那头哈哈大笑了起来，此刻，记者才意识到，这个出生于1990年的大男孩，今年也不过刚刚30岁。

十、上海交通大学附属瑞金医院青年文明号

青年文明号，我们共同的名字！

（一）急诊抢救室

"已经记不清有多少年没回家过年，没回家吃年夜饭了。"此时，上海交通大学附属瑞金医院急诊科青年文明号号长王义辉刚结束一个急诊室的夜班。

疫情就是命令，新冠肺炎疫情暴发的消息传来以后，他主动请缨，放弃辛苦换来的休息和心心念念的"回家"，坚持留守在最前线的急诊岗位上。"做决定的时候我也没有多想，就觉得这是应该的，是医生应该做的，也是党员应该做的，于是就做了。"那天，恰好是他3岁儿子的生日。

王义辉医生的故事，是瑞金青年的缩影。在疫情笼罩下，瑞金医院急诊每日处于高速运转状态，收治了许多疑难、危重、具有挑战性的患者。面对疫情，每一位急诊青年都坚守在自己的岗位上，为守护百姓的健康兢兢业业。

（二）感染科

2020年2月9日，瑞金医院第四批援鄂医疗队出征武汉，其中感染科项晓刚、辛海光医师及崔洁、张俊护士4人主动请缨，赴最前线抗击新冠肺炎疫情。

作为青年文明号号长的项晓刚，不久前从美国国立卫生研究院（NIH）访学回国后正在云南剑川县支援建设，春节返沪后放弃休息，直接进入感染科病房工作，元宵节晚上出夜班后便立即响应号召奔赴武汉；青年医师辛海光曾赴非洲抗击埃博拉疫情，刚结束瑞金医院发热急诊工作即积极报名医疗队；崔洁是一位资深的护士，曾参加过抗击SARS疫情，传染病护理经验非常丰富；张俊也有多年的护理经验，细致认真、充满热情，也第一个报名参加医疗队。

刚到武汉不久，项晓刚由于搬运物资，手受伤了，但他仍然坚持上班。没有进入隔离舱，他便在舱外协助舱内战友开医嘱、写病史，还为医疗队重新设计了新入院患者的病史采集单，更方便舱内污染区接诊时的问诊，提高内外沟通效率。

由于接管的是同济医院光谷院区的重症病区，这批患者都是重症肺炎，病情重、合并症

多,大部分都存在不同程度缺氧等表现,而且短期大量收入病区,可谓工作量巨大,但是大家团结一心,众志成城,在高强度、高风险的压力下都挺住了!

项晓刚说:"这是一场持久战、人民战,在这场战役面前,每个人都是战士,都有责任保护好我们的健康家园,而我们也只是作为专业医护人员做着我们该做的事。我们医疗队每个人都相互帮助,希望能早日战胜这场疫情。"

十一、江苏省人民医院门急诊挂号收费处青年文明号

疫情下的收费窗口

江苏省人民医院门急诊挂号收费处共有成员69人,其中35周岁以下青年49人,占71%,2016年被评为"省级青年文明号"。

2021年7月南京突发疫情,医院门诊迎来大量核酸检测患者,大厅人群聚集,窗口排队压力大。青年文明号所有人员取消休假安排,门诊各楼层窗口全部开放,保证换人不换岗,所有窗口全部延迟关窗、提早开窗,在窗口人群积压时,收费员主动要求加班加点,最大程度上减轻窗口排队压力。

为了加强疫情防控的需要,门急诊挂号收费处配合信息处在挂号流程中设置了身份信息自动识别健康码的功能,保证患者就医安全。有一位老年患者刘大妈患有残疾,出于定期拿药的需求来窗口挂号,挂号时收费员发现系统出现"患者健康码是红码"的提示,此时收费员耐心询问道:"老人家,您去过高风险地区吗?"刘大妈拄着拐杖,在窗口焦虑不安地拍着桌子:"没有啊,我就是从徐州过来的,我们那没疫情。那我是不能挂号了吗?我这个药每个月都要吃的,我没有药了呀!不然外面有病毒我也不会出来了!"收费员见状赶紧先安抚她:"老人家,您先别着急,您带手机了吗?打开健康码我帮您看看,好吗?"说完,刘大妈慢慢从口袋里掏出了手机,手指不熟练地在屏幕上来回滑动,"姑娘你帮我看看吧"。收费员接过手机一边操作,一边仔细与患者核对信息,原来是她选地址的时候选了国外,健康码这才变成了红码。随即收费员按照刘大妈口述的信息帮她进行了信息更新,然后告诉刘大妈"好了,您看,这不就是绿码了",之后便顺利地挂了号。刘大妈拿着号单连连道谢,走的时候还不停的说"哎呀,太谢谢你了啊,姑娘,我又不懂,还好你们帮我看了,不然我没药吃了可怎么办哦!"说完,拄着拐杖蹒跚地离开了。看着老人欣然离去的背影,我们突然明白了这才是窗口工作的价值——用心去帮助每一位患者。

"叮叮叮……"收费处一阵急促的电话铃声响起。"您好,这里是省人民医院门诊收费处。"登账员熟练地接通了电话。"你好,我挂了一个明天的眼科专家号,300块呢,但是现在南京发生疫情我去不了了,我在手机上弄了半天都退不掉,这可怎么办呀?"电话那头的患者焦急地询问道。登账员安抚患者:"您先别着急,您把就诊卡号告诉我,我先查询一下……"接着又告诉患者"正常退号是需要本人来院才可以,但是因为疫情期间的特殊情况,我们请示过领导是可以帮您代办理的",与患者再次确认后登账员帮助把号退掉了。患者表示非常感谢,并贴心地提醒登账员注意自身防护,虽然隔着电话,但患者的关心就像一股暖流。

疫情期间,青年文明号的每一员都设身处地为患者着想,开通绿色通道办理患者退号。青年们将"敬业、协作、创优、奉献"的精神理念充分融入到窗口工作中,在自己平凡的岗位

上书写着自己的抗疫故事,同舟共济战胜疫情。

十二、无锡市疾控中心突发公共卫生事件应急检测组青年文明号

战"疫"中的青春号角

很多人知道做个核酸采样不过就是几秒钟的事,但并不知道检测一份核酸样本需要经历多长的时间。

很多人知道一份及时的核酸检测报告保障了一路行程通畅,但并不知道有人在沉重的防护服下经历了多少繁复的步骤。

很多人感受过收到核酸阴性结果的如释重负,但不知道有人在应急情况下给出权威报告时承担了巨大的压力。

就在这些不为人知的故事里,却澎湃着一曲关于奉献与爱的青春号角。

这曲激昂旋律的演绎者,就是来自江苏省青年文明号无锡市疾病预防控制中心检验部突发公共卫生事件应急检测组的青年组员。自新冠肺炎疫情发生之日起,这群年轻的"擒毒高手"坚持 24 小时待命,与时间赛跑,与病毒较量,以"一锤定音"的检测结果为无锡全市的疫情研判提供了强有力的技术支撑。

(一)5 个昼夜吹响复工复产的"先锋号"

在全市疫情防控最前沿,检验组成员肖勇退了买好的机票,带领团队用 48 小时确诊了无锡首位新冠患者。他号召全员出动,用 24 小时坚守换取疫情防控先机。在全市复工复产的大潮中,他所在的疾控专家组用 5 个昼夜推动日检测量达 5 000 人份的"火眼"实验室从无到有,为无锡市复工复产中核酸检验提供了坚实的防护盾。

(二)24 小时坚守吹响扎根一线的"集结号"

新冠肺炎疫情暴发以来,已经经历了两轮春秋。可是对于检验应急组的检测人员来说,却每天都在过着"盛夏"。防护装备穿在身上又闷又热,一呼一吸都很困难。如今,疫情防控虽然已经进入了常态化阶段,应急检测组工作却一点没有减轻。从疑似病例、发热门诊病例的样本核酸检测,到针对入境人员的新冠病毒核酸及抗体检测,再到冷链食品新冠病毒核酸检测,每一批样本都从全市各处汇集而来,需要检验人员"火眼金睛"揪出病毒。为了提高工作效率,应急检测组轮流值班,24 小时坚守,不给病毒留下任何喘息的可能。

(三)"90 后""硬核"担当吹响青春无畏的"进击号"

在应急检测组,平均年龄只有 29 岁,其中出生于 1995 年的蒋露是年龄最小的一个。2020 年除夕当天,中心给全体员工发出了一份倡议书,蒋露见此立刻就要返回实验室。爸爸心疼女儿,知道她这一回去就要踏上艰苦的战场,原本怎么都不肯放行。没想到昔日的"乖乖女"态度异常坚决,他也只能做出让步。在应急检验检测小组,蒋露负责检测数据的梳理反馈工作。一旦实验室结果揭晓,需要由她立刻报送给疫情处置组,以便尽快开展流行病学调查和消杀。考虑到女儿在无锡没住处,蒋露的爸爸主动当起女儿的"专车司机",每天一

大早就亲自开车送女儿返回中心,等她工作结束了再赶来接回江阴。蒋露说:"这么多年,我们一直在父母保护下长大。这一次,我们终于也可以穿上'铠甲'去保护大家了!"

面对新冠肺炎疫情,他们不显山不露水;面对百姓重托,他们有作为有担当。

青春承载梦想,担当护佑生命。应急检测组的所有号手们将继续义无反顾、冲锋在前,誓用青春的汗水吹响决战疫情的胜利号角。

十三、浙江省瑞安市人民医院急诊医学科青年文明号

筑起战"疫"青春长城

瑞安市人民医院是温州南翼地区规模最大的集医疗、科研、教学、预防、保健、康复于一体的医学中心,系瑞安市规模最大的综合性三级甲等医院。急诊医学科创建于1984年,经过30多年的发展,形成了院前急救-院内急诊-急诊监护室-急诊病房三位一体综合发展的急救医疗服务体系,同时承担全市突发公共事件的应急任务及急救技术的培训和推广工作。抢救中心现设有床位45张,急诊病房74张,急诊监护室30张。

急诊医学科青年文明号是医护队伍中的"急先锋"和"特种部队",在没有硝烟的战场上与死神赛跑。他们始终以为患者及家属提供及时、有效、安全和优质的服务为宗旨,解决患者和家属的燃眉之急。实战铸就了他们"豁得出、顶得上、靠得住、战得胜"的"号魂"。厚德、精医、慎思、明辨表明了他们创号的初心。

凡为医者,侠之大者,奉命于病难之间,受任于疫虐之际。青年号手急速凝聚青春力量,阮战伟主任、李蓓蓓医生、戴其和医生、翁春亥护士、郑欢乐护士以最美的姿态争做逆行者,筑起了战"疫"的青春长城。

疫情暴发初期,阮战伟主任就深感此次疫情来势汹涌,他既有在医院"非典"病房担任过主任的工作经历,又有成功救治重型甲型H1N1流感、禽流感等类似患者的丰富经验,在此次战"疫"中必须有所担当和作为。他第一时间向院领导请战,在等待组织征召期间,作为新冠肺炎救治专家组成员积极参与专家组值班、会诊等工作,为疑难患者的鉴别诊断、拟定诊疗方案提供专业建议。他科学管理院感防控措施,充分发挥科室单间隔离病房的作用,组织抢救了多位在隔离观察期间并发脑出血等其他疾病的危重患者。随着疫情发展,新冠肺炎隔离病房出现新情况,不少患者病情加重。他临危受命,进入隔离区工作,经常24小时留在医院的指挥部,后来直接驻扎在医院。他发挥所长,密切关注每位患者的病情变化,快速甄别出重症患者并救治,避免病情进展,守住零死亡底线大门。一天,他敏锐地发现一位原来呼吸稳定的患者在吸氧这个细节,马上仔细分析原因,通过紧急检查,发现CT病灶快速进展,血气分析结果明显恶化,判定该患者已经达到重症标准!他立即根据最新诊疗规范,针对该患者特点调整治疗方案。经过团队36小时的不懈努力,患者终于转危为安。

岂曰无衣,与子同袍。他们既是夫妻,亦是战友。"双职工"家庭的李蓓蓓医生接到任务后,拨通了丈夫林建赟的电话,在急诊病房工作的他非常理解并支持妻子的决定,立即接来了两位父母,把两个孩子交托给父母照顾。为了节省穿戴防护装备的时间,降低交叉感染的风险,全身心投入战"疫",当晚她毅然剪短了自己心爱的长发。她的断发逆行,令人动容,而她的丈夫林建赟医生也在一周后受命前往医共体定点卫生院驻守值岗。

　　资深老将戴其和医生,平日负责救治各种危重患者,其中也不乏治疗成功的重症肺炎患者,因此当面对隔离病房的确诊患者时,他十分从容:"只是换了个地方上班。"简单中透露着医者的侠骨气质。

　　党员翁春亥护士、护理组长郑欢乐护士作为护理部第一批支援团队中的成员被抽调至新冠肺炎隔离病房。郑欢乐护士积极向党组织靠拢,并呈递了火线入党申请书。"90 后"青年温小芬护士奔赴温州医科大学附属第一医院重症医学科进行对口支援,如鲑鱼逆流而上,为危重患者带去生命的光亮。

　　党员郑旭东副院长作为医院生活保障组组长,与上级主管部门实时对接,同频共振,深入临床一线充分调研,多次召开专题会议,建立快速联动工作机制和流程,对医院员工"衣食住行"进行安排部署,提供全方位保障。

　　科护士长胡晓春、护士长姜晓芬、贾小静、林小琴、陈丹与科室兄弟姐妹们共进退,胡晓春说:"疫情一日不退,一日不下火线,疫情面前,我们都在!"抢救中心青年号手守好战"疫"防线的第一道关卡,提高响应级别,加强疫情管控和排查,从源头隔断疫情传播渠道。急诊监护室共 30 张床位,其中两个负压单间,青年号手每天高强度高压力地连轴工作,守护危重患者的生命安全。急诊病房是战"疫"的后方基地,协同分流患者,及时收治高龄、慢性病、多病种、多并发症、专科病房入住困难的患者,确保全科救治工作有序进行。贾小静、吴可可等 14 位青年号手向院党委郑重地递交了支援武汉的请战书。65 位青年号手加入"我们是战士——瑞医医护志愿者群",随时待命,听从组织调配和安排。72 位青年号手利用休息时间参加医院主入口的测温工作和科室门禁入口人流管理。青年号手众志成城,共克时艰,坚决打赢这场艰难勇毅的疫情防控阻击战。因此急诊科党支部被评为瑞安市疫情防控先进党组织。他们的先进事迹先后被人民网浙江频道、温州日报、温州农工党等公众号和媒体报道10 余次。

十四、中国科学院大学宁波华美医院重症医学科青年文明号

抗疫前线排头兵

　　中国科学院大学宁波华美医院重症医学科国家级青年文明号作为收治急危重患者的重要抗疫战斗基地,培养了大批有技术、有业务、有热血的青年医务人员。2020 年新冠病毒肆虐,重症监护病房将防控的警钟敲响,迅速启用独立应急备用区为重症(新冠待排)患者提供医疗救治服务,并固定专人照护。不仅保证了其他患者的安全,也保护了医务人员。

　　在抗击新冠肺炎的一线重要岗位上都有重症人的影子,宁波市第一批驰援武汉的名单里就有重症医学科护士陈海燕的名字,她不仅把科室的防控经验带去了前线,还带去了重症青号的精神。科主任许兆军带头参与了宁波市定点隔离病房新冠肺炎重症患者的抢救工作,科室先后派驻 12 名中青年医务人员前往隔离病房,是所有科室中派驻人员最早也是最多的。在战"疫"打响的最初,就有 28 位青年医务人员自愿签下请战书。"90 后"的大男孩米航就是其中一个,他已经三年没回家过年,经历了甲型 H1N1 流感暴发后,又毅然决然地站在了抗击新冠病毒的一线!作为一名党员的王泓权副护士长临危受命组建宁波市新冠定点隔离病房,从无到有,完善流程,把控细节,保护患者及医护人员的安全,而从病房准备到开

科收治病患只用了短短 24 小时。中国科学院大学宁波华美医院隔离病房疫情期间收治本土确诊病例 108 人,后疫情期间承担了境外输入病例的医疗救治隔离观察任务,交出"患者零死亡、医护零感染"的硬核成绩。重症医学科 2 名青年成员参与医院采样大队组建,4 位青年成员主动报名防疫志愿者工作。

有前线当然也有后方,在抽调大批医务人员后,日常工作愈加繁忙,在一边收治患者一边做好防疫工作的同时,我们还不忘给前线的小伙伴送去物资和关怀,自发成立了"华美重症物流小分队",在物资紧缺的日子里为前线搭建起了一条生命之路。

疫情防控常态化让重症医学科原本全市巡讲的"爱惜友健康宣讲团"停下了脚步,但"课"不能停。2020 年初推出微论坛线上视频教学,面向省内急危重症医护人员,发布学习内容近千条,微信浏览量 5 万余次,每个工作日持续更新。值得一提的是,我们还在抖音平台上创建了"爱惜友"课堂,成为院内首个拥有抖音账号的科室。同时利用网络平台把重症人的抗疫故事分享给大众,让大众认识重症,了解监护,共推送视频 800 余个,获赞 7.8 万次。

抗疫工作只是青号工作的一个组成部分,重症人"爱岗热情奉献""珍惜守护崇尚""友善团结和谐"的爱惜友精神将在这个全国青年文明号中生根发芽。

十五、江西省肿瘤医院妇瘤一病区青年文明号

隔离病毒 不隔离爱

2020 年注定是不寻常的一年!新冠病毒突袭神州大地,扰乱了人们的工作、生活和学习。江西省肿瘤医院妇瘤一病区全体人员积极参加医院新冠肺炎疫情防控工作,青年文明号号长何佳星更是主动请缨,借调隔离病房、门诊预检分诊,奋战在医院防控一线。

疫情就是命令!面对突如其来的疫情,面对医院护理部的号召,何佳星同志没有丝毫犹豫,第一个报名,要求赴医院前线,到隔离病房参加战斗;同时还恳请护士长,如果可以,她想报名前往武汉抗疫前线,为祖国、为人民尽自己的一份绵薄之力。正在丰城过年的她,大年初二一大早就和家人匆匆道别,赶往医院。因为在疫情面前,她是一名白衣战士。隔离病房,是医院的最前沿战场,她和她的同伴们是这场战役的最美逆行者。作为隔离病房的一名护士,必须穿防护服,为了节约穿防护服的时间和避免出现交叉感染,她们经常不喝水或者少喝水,只为减少上厕所的时间。为了与时间赛跑,同病毒战斗,她和同事们昼夜奋战在病房,尤其是夜间,需要同时护理多名发热患者,而患者都是单独分散在各个病房,她要不停地来回跑,在几个小时的战斗之后,汗水浸湿了防护服,口罩在脸上也留下了深深的印痕。对此,她毫无怨言,还经常安慰患者:"经历过生死的人会知道,没有什么比放弃希望更可怕,这个世界永远有人爱你,每一个你都不曾被放弃。"

何佳星在隔离病房工作的第二周,碰到了一位特殊患者。尹大哥是一位有着 20 多年精神病史的鼻咽癌患者,两个月前出院回家,因为疫情原因,一直未按时返院,医生多次与他联系却依旧未返院,几天前因全身疼痛不适入院。入院时行 CT 检查,提示左肺有阴影,经过专家们的讨论并综合临床指征后,确定为影像学可疑患者,随即收入隔离病房。入院时,尹大哥血象检查提示钠离子值已经是危急值。得知这个结果后,主治医生立即行抗炎、补钠等对症治疗,开具了病重通知,这就需要隔离病房的护士 24 小时守护他。白天还好,上班人员多,

可以轮流安排护士进隔离病房,可晚上就只有两名护士值班,通常防护服一穿就是七八个小时,不能喝水不能上厕所。由于有精神病史,这位患者经常情绪不稳定、拒绝治疗,每次护士都要耐心劝解半个小时以上,他才肯接受治疗。患者怕冷,病房里空调温度较高,但护士长时间戴着口罩说话,又穿着不透气的防护服,经常里面的衣服都汗湿了。为了帮助尹大哥补充营养,护士姐妹不仅把一日三餐送到他手里,还常常为他带来奶粉、水果等营养品,购买纸巾、水杯等生活物资,尽己所能帮助他渡过难关。他也把大家的关爱都看在眼里,每一次都竖起大拇指表达对护士们的感谢。

十六、南昌大学第二附属医院手术室青年文明号

抗疫急先锋,巾帼不让须眉

2020年初,一场疫情席卷全国,举国上下众志成城、共克时艰。

2月12日,南昌大学第二附属医院接到国家卫生健康委通知,要求迅速组建一支百人医疗队支援武汉。郑琴、周颖两位护士长接到消息后,立即在工作群发布通知,大家都踊跃报名。深夜急召,当看到我们四位姑娘被选中去武汉支援的时候,我心里甚是激动。永远忘不了收拾行李的画面,什么都想带,却不知道应该带些什么。漫长的夜,在科室领导、老师和同事的千叮万嘱中悄悄消逝。

2月13日,早上七点不到,我们拖着行李出门。到达医院后,两位护士长、科室的老师、同事一大早贴心为我们准备行李,仿佛想把全世界装进我们的行囊。离别总是伤感的,出发已是箭在弦上,我们把所有的不舍深埋心中,带着众人的期盼踏上征程。

2月14日,我们在驻地进行了穿脱防护装备的培训。每一个人都全身心投入,只为了把好进入战场的最后一关。

2月15日,是我人生中最难忘的日子。武汉的天空飘起了小雪,很快这座城市变成了银装素裹的世界。那一天,我们在风雪中开启了战"疫",南大二附院援鄂医疗队整建制接管华中科技大学附属协和医院肿瘤中心Z15楼重症病房。

在这里,我们收获了情谊和感动。一栋封闭式住院大楼里住的都是新冠肺炎患者,或许别人只能看到对病毒的畏惧,可是,我想说里面住着的是一群可爱的人。他们暖心、坚强、乐观,而且不乏幽默。

进入重症病房的第一天,我负责的一位患者阿姨发热、咳嗽厉害,用了心电监护,进行面罩给氧,好在血氧饱和度维持在正常范围。在我看来,她在我照护的患者里面病情算是比较严重的,所以刚开始我有点紧张和害怕。我怕我在不熟悉的情况下,不能很好地帮助到她,只能每隔一小时进去查看她的生命体征。阿姨人很好,和我说话很亲切,每隔一小时自己会测量体温并在纸上记录,所以每次进去,不用我开口,阿姨会自己告诉我刚刚测量的体温。很多事情她都会小心询问我的意见:我可以吃个梨吗? 你能帮我打点热水吗? 我想上个厕所(因为阿姨接了心电监护,下床要取掉指脉氧和测量血压的袖带等物品)……在隔着口罩、护目镜和面屏的重重阻碍下,我尽量轻声回答她的问题。有一次我查看了她的生命体征准备离开病房前,那个阿姨说:"谢谢你们,你们真棒。"我的心底顿时泛起了丝丝波澜。阿姨,你们是最棒的,要加油啊!

20岁的小伙子张零,应该是病房里年龄比较小的了。都说男孩子饭量大,真不是假的。有一次,发完饭后,我准备要走。小伙子支支吾吾想说点什么。我就问他,什么事?后面我才知道,每次发一份饭菜给他,人家根本吃不饱。他说要是饭菜有剩余,能不能多给他一份。说完,我和他都笑了。我说我知道了,放心,以后会多发一份给你。毕竟还在长身体的年纪,是该多吃点。

人间烟火气,最抚凡人心。就是在这样的环境当中,朵朵生命花依旧努力地在绽放。生活还在继续,他们只是换了一个地方生活而已。同样地,我们只是换了一个地方工作。希望在不久的将来,我们一起回归生活的平静,重拾美好的生活!

历经一月有余,我们圆满结束了华中科技大学附属协和医院肿瘤中心Z15楼重症病房的工作,全队进入原地休整状态。紧接着我们又接到国家卫生健康委指令,休整完毕后再上抗疫一线。3月23日,医疗队正式整建制接管武汉大学人民医院东院25重症病区。此次战"疫"远比我们想象中的艰难。来到一个全新的环境,这里的患者住院时间已经近两个月,生理和心理上都不同程度地发生了改变。所以,在做好平时的治疗工作后,我们把更多的时间倾注在患者们的生活护理和心理护理上。因此,护理组让两个月没剃胡须的叔叔重获新颜;为卧床不起的患者翻身拍背、擦澡、换上干净的衣服;把春天的气息带进病房,给每位患者送上一支康乃馨;多点时间陪他们聊聊外面的世界等。那些日子,他们都好开心,仿佛生活翻开了新篇章。

3月30日,我们结束了在武汉大学人民医院东院25重症病区的工作。次日,我们一个不少地踏上返程。4月15日,我们解除医学观察。回到南昌,郑琴、周颖两位护士长以及全科同事为我们举办了一个简短的欢迎仪式,我们正式回家啦!

面对突如其来的病毒,我们不是一个人在战斗,手术室的全体兄弟姐妹们是我们在一线抗疫时期最坚强的后盾,感谢有你们,因为有你们,我们才能义无反顾地奔赴战场!

作为全国青年文明号的南昌大学第二附属医院手术室团队,在武汉疫情告急之时,全科人员众志成城,倾尽全力支援湖北,支援武汉。我们在抗疫一线充分发挥岗位技能和优势,以最优质的护理帮助他们减轻病魔带来的痛苦,提高治愈率,用实际行动践行青年文明号的初心与内涵。我们将不忘初心,牢记使命,继续为人民群众办一件又一件的实事,解决一个又一个难题,不断凝心聚力,发展壮大!

十七、山东省立第三医院重症医学科青年文明号

青年领航 未来可及

2020年初,突如其来的新冠肺炎疫情快速蔓延。山东省立第三医院重症医学科全体青年积极响应,按照"疫情就是命令、防控就是责任"的要求参战。院内院外充分发挥青年文明号的战斗堡垒作用和党员的先锋模范作用,院内防控做到严防死守,坚持精准分诊、精准诊断、精准隔离,杜绝漏诊和疫情在院内传播扩散;院外继续做好支援湖北前线医护人员的动员和组织工作,院前急救做到发热、疑似和确诊患者的安全转运,严格遵守疫情防控要求。青年文明号集体建立关心帮助湖北前线人员家属长效机制,保证前线人员能安心工作。各青年文明号集体加快推进所属科室及帮扶其他科室恢复正常诊疗工作。

山东省立第三医院重症医学科青年文明号是一支有朝气、团结向上的专业队伍,每年抢救危重患者 1 500 余人次,成功率达 90% 以上,是临床科室危重病人的避风港。

肩负使命,义不容辞。新冠肺炎疫情暴发后,山东省立第三医院重症医学科青年文明号立即启动紧急预案,调配医疗资源、组织人员成立救治先锋队,从备战到实战,仅用 4 小时就迅速组织到位。义不容辞地担当起"做危重患者安全卫士"的责任,以实际行动践行"医路先锋、救在身边"的创建口号,投身抗击疫情的最前线。同时,我们的优秀青年也纷纷响应,第一时间报名支援湖北和院本部发热门诊。在这场战"疫"里,青年文明号的青年们勇担使命,汇聚成抗击疫情一线的先锋力量!

重症人不忘初心,勇挑重担,是医院的"特种兵"。深化精神文明建设,弘扬医者"敬佑生命、救死扶伤、甘于奉献、大爱无疆"的职业精神。薪火相传,不知其尽。为此,重症医学科涌现出一批积极抗疫的青年成员。

"90 后"的优秀代表贾文君、邵姗姗、李喆、苏飞在出征湖北抗击新冠肺炎疫情工作中表现突出,他们带着青年文明号的精神投入到了新冠肺炎重症患者救治的工作中。响应青年文明号集体号召,把参与疫情防控作为践行初心使命的重要标尺;立足岗位,在急难险重任务中打头阵,随时听候召唤,为危重患者尽自己的一份力量。记得一位由邵姗姗精心护理了近十日的患者,在终于顺利脱离呼吸机、拔出了气管插管的那一刻,激动地握着她的手说,"谢谢你姑娘"。简短却有力的一句"谢谢",仿佛寒冬中的暖阳。对于邵姗姗来说,这不仅仅是工作的肯定,更像是一道胜利的曙光,再厚重的防护服,再负重的前行,再深的勒痕此时都是值得的。

守好家,通难关。全体青年团员主动放弃假期,加班加点,全力保障危重患者救治工作。青年团结一心、众志成城、排除万难,为阻击新冠肺炎作出了突出贡献,赢得了疫情防控阻击战的最终胜利。工作中的青年们把自己对生命深深的热爱,融入工作的每一个细节中,每天以最亲切的语言、最体贴的照护、最饱满的热情救治危重患者,视患者如亲人,一句句真诚的话语拉近了医患之间的距离,架起了一座座心灵的桥梁,赢得了病患信赖。也很好地诠释了青年同志敬佑生命、救死扶伤、甘于奉献、大爱无疆的职业精神。

成绩只属于过去,风景辗转的四季,日出也好,日落也罢,不过是一场与时间的赛跑。省立三院重症医学科青年文明号集体拼命追赶,与生命赛跑,不辜负生命,不欺骗生活,终获日光倾城,花开遍野!

十八、山东省公共卫生临床中心结核内科二病区青年文明号

战"疫",与你在一起

一场不见硝烟的战争打响了。新冠肺炎疫情暴发,在疫情最严重、最危险、最艰难的时刻,山东省公共卫生临床中心结核内科二病区全体医护人员,始终坚守在抗击新冠肺炎疫情的第一道防线上。作为一个优秀的青年文明号集体,时刻发扬青年文明号精神,发挥青年生力军的作用。一声令下,二病区医护人员全体请战,毫无畏惧,随时待命。

2020 年 1 月 25 日,大年初一,正在单位值夜班的曹文婷接到护士长的电话,让她下夜班后立即去隔离病区报道。此时的她,略显紧张与不安,但仍毫不畏惧,翻看资料,熟悉穿脱

隔离衣流程,安顿好常年患病时刻都在吸氧的父亲,狠心"抛下"两岁多的儿子,开启了她的隔离病区抗疫历程。

大年初三,曹文婷进入隔离污染区4小时后,第一次走出污染区,她将防护用具一层一层脱下,当摘下最后一层防护口罩时,被同事抓拍到一张照片,而这张照片与手机里的其他照片相比,显得"格格不入",这张照片是相册中最"丑"的一张,因为此刻的她,来不及整理那被汗水浸透、已经粘在一起的头发,脸上的勒痕还清晰可见,甚至还带着缺氧状态下的一种疲惫,但其实这张照片,已经胜过了百张、千张高清照片,因为,每每看到它,总会让人鼻头一酸。

十天下来,穿着严密的防护服、捂着双层口罩的她,已经逐渐习惯了缺氧环境,但和患者交流起来显得游刃有余,她说:"一日三餐的询问,可以感知到患者的心理状态,每当把饭菜递到他们手里,多希望他们可以全都吃光,看着患者每餐变着花样点餐,我们心里可高兴了,因为说明他们的胃口好,人只要能吃,就没什么大问题。"有一天,一位大叔向曹文婷讲道:"我今天一天状态都不好,我老父亲也被隔离了,他已经88岁了,在家吃饭时需要人照顾,到了那里该怎么办呐!"对家人的担心、对隔离的恐惧,让患者表现出烦躁、焦虑的情绪。在隔离病区工作时期,曹文婷一直坚持做好"家"文化,在做治疗护理时,曹文婷尽可能与患者多些交流,让他们面对的不再是冰冷的手机屏幕,而是一名有"温度"的护士,三分治七分护,在这特殊时期,"爱"显得尤为重要。

2月12日山东省公共卫生临床中心集中收治了近30名新冠肺炎确诊患者,下夜班的曹文婷主动要求加班,看着满屏闪烁的医嘱,立即投入忙碌的工作,终于能停下来休息的时候,已是晚上10点。第一位患者康复出院那天,曹文婷曾写下这样一段话:感谢你,让我们坚定了抗疫到底的决心;感谢你,让患者们看到了希望;感谢你,让在抗疫一线的医护有了必胜的信心!

像曹文婷这样不惧生死,战斗在最前线的二病区的医护人员还有很多,发热门诊、预检分诊、留观病房、青年突击队中都有他们的身影,他们始终以高标准、严要求,时刻提醒自己,用行动诠释初心和使命,万众一心、众志成城,同舟共济、守望相助,在防控疫情斗争中彰显青年文明号集体的责任与担当!

十九、河南省胸科医院医学检验科青年文明号

奉献青春力量 构筑抗疫防线

有这样一群医务工作者,在平时的工作中他们默默无闻、踏踏实实;在抗击疫情的关键时刻,他们勇于担当、使命必达,他们守护在"后方",却也是"前线"。他们,就是河南省胸科医院医学检验科的医护工作者们。作为获得"国家级青年文明号"称号的集体,该科室凝聚青春正能量,众志成城抗疫情,以实际行动助力打赢疫情防控阻击战。

(一)若有战,召必应

2020年农历大年三十,本该是一派祥和团圆的景象,但是新冠肺炎疫情的暴发却打破了这份宁静与美好。接上级通知,要求所有医务人员立即返回工作岗位,医学检验科主任王

伟还没来得及与80多岁的父母亲、年幼的孩子道声别，便马上返回单位、进入工作状态。她带领科室业务骨干迅速建立起河南省胸科医院的新冠肺炎患者各类标本采集及检测流程、消毒隔离制度、风险评估制度、安全防护制度等，并立即对科室人员进行培训考核。继而在医院统一安排下，率先成立了发热门诊新冠肺炎检测小组，积极配合发热门诊完成对初诊患者的预检分诊工作。在她的带领下，全科人员全力以赴、直面病毒，为每一个标本交出准确无误的检测结果。

作为河南省新型冠状病毒实验室生物安全防控工作专家组中的一员，王伟主任在2020年2月同6位其他医院专家共同编写了7个医学检验标本采集及检测感染防控流程、2个临床用血感染防控流程以及医疗机构内新型冠状病毒感染预防与控制相关流程；2021年又被河南省卫生健康委抽调开展新冠病毒核酸检测质量监督工作。

（二）没有人生来就是英雄，总有人用平凡成就伟大

有着豫风楚韵的信阳，与武汉仅一山之隔，共有7万多人从武汉返回，确诊病例极多，需要驰援。检验科主管技师汪领闻此消息，第一时间报名，将大女儿、小儿子交代给家人，便义无反顾踏上征程，走进光山县人民医院。面对防护服、乳胶手套、医用口罩等防护用品紧张的状况，为了不浪费有限的防护用品，她从早上八点半进入实验室后就不吃饭、不喝水、不上厕所，直到晚上下班。摘下口罩，她的脸上是深深的勒痕；几天下来，脸颊、鼻头处竟已溃烂泛红，更不用提因饮食不规律引发的胃痛。如此的紧张节奏，在每一名进行核酸检测的检验人身上都不足为奇，只因他们心中有大爱、胸中有担当！

（三）身着白衣，心有锦缎

2021年7月30日，郑州报出第一例新冠肺炎无症状感染者，原本平静的生活再次起了涟漪。7月31日，郑州市疫情防控领导小组办公室发布通告，要求全员核酸检测。当日深夜，河南省胸科医院便集结220名医护人员，准备赶赴社区进行核酸采集工作，医学检验科主管技师王亚丽就是其中一员。8月1日中午，太阳暴晒下的气温已经超过40摄氏度，从冰柜拿出的矿泉水，不到5分钟就变成了常温水，而身着防护服的医务"大白"们汗水早已湿遍全身，走路时都能明显听出踩在水中的响声。面对超过50小时的连续作业，王亚丽开发出了"打盹十分钟，干活十小时"的超人潜力，克服困难、坚持着直到完成任务。地板上、椅子边，都留下了他们短暂休息的背影。

在这场无声的战"疫"里，还有很多名医学检验人用自己的实际行动奋斗着、努力着，缘于医者使命、缘于医者信念、缘于医者大爱！从2020年至2021年9月，河南省胸科医院医学检验科共检测核酸199 796人次，仅2021年8月份就检测110 000余人次。这，就是我们检验团队交出的抗疫答卷！

二十、河南省人民医院急诊医学科青年文明号

吹响冲锋号角　集结青春磅礴伟力

青山矗立不坠青云之志，沧海横流方显英雄本色。河南省人民医院急诊医学科是河南

省卫生系统一支以特别能吃苦、特别能战斗、特别能奉献而著称的青年集体。危难时刻显担当,急诊医学科在洪涝、疫情期间涌现出的优秀事迹不胜枚举。

(一)壮志凌云援鄂行,急诊先锋勇担当

疫情号令下,急诊医学科接到出征指令,立即派出以王龙安主任带队的七勇士驰援武汉。他们奋勇向前,不畏艰难,历经 55 个日夜,打赢了这场疫情防控阻击战。

(二)履行新使命,抗洪急先锋

2021 年 7 月 20 日,郑州遭遇极端暴雨灾害,河南省人民医院急诊医学科急诊抢救病区医护人员、急救司机、导医、急救员共计 88 人不畏风雨、不分昼夜,坚守在抗洪救助一线。暴雨、积水给院前救治带来了极大的压力,河南省人民医院乌尼莫克全地形越野救护车重装上阵,急诊科抽调 2 名技术过硬的专职司机、8 名医护骨干执行普通救护车无法执行的急救任务,累计转运急诊患者 33 人,一次次完成生命的接力。

(三)紧急转运任务重,航空救援显温情

7 月 22 日,阜外华中心血管病医院告急,洪水导致 1 183 名患者被困,河南省人民医院航空救援紧急启动,急诊抢救医护共计 4 人加班加点投入到航空救援任务中,部分患者病情危重,在飞行过程中随时都有可能发生病情变化,机舱狭窄行动不便,这对救援小组来说都是极大的挑战。由急诊抢救医护组成的救援小组接受过全面、系统、专业的航空救援培训,有着丰富的实战经验。历时 8.5 小时,72 架次飞行起落,所有重症患者均被安全转运,护理组长张祁在执行最后一次转运任务时不慎扭伤腰部,虽疼痛难忍,但他撑到最后一刻,才返回科室进行紧急处理。

7 月 24 日,洪灾肆虐,鹤壁告急。在医院的统筹部署下,急诊抢救医护 2 人加入河南省人民医院抗洪救灾医疗队,他们匆匆告别家人,奔赴鹤壁,逆风执炬、无畏前行。急诊医学科李静宇主任作为医疗队队长率领 13 名队员在直至 7 月 30 日的时间内累计巡诊 200 余名村民,义诊 2 000 余人次,筛查和诊治重症患者 30 余人,科普宣教 3 000 余人,急救技能培训 200 余人,为灾区人民提供全方位医疗健康服务。

(四)德尔塔病毒肆虐,急诊人初心始终

8 月初,郑州遭受新冠病毒变异毒株"德尔塔"突袭,为快速有效阻断疫情扩散,在河南省卫生健康委指示下,河南省人民医院急诊医学科急诊抢救病区先后派出 4 批 10 人次逆行入封控区为高危人群和社会人员采集核酸,在高温烈日下挥汗如雨,奋力坚守。

同时急诊医学科委派 3 人执行机场转运任务,历时 7 天,共计转运 35 人次,派出两队急救小组共计 4 人分别支援郑州市第六人民医院、商丘市第一人民医院,均圆满完成任务。

在全力抗击疫情的同时牢牢驻守医院阵地,进一步强化举措,实行最严格感控标准,科学管理隔离病室,为高风险重症患者提供无缝衔接的优质医疗服务,疫情期间接诊发热患者共计 1 285 人,抢救重症患者共计 2 186 人。在洪灾、疫情期间体外心肺复苏术(ECPR)技术大放异彩,顺利完成 6 例体外膜氧合器上机,重症患者抢救成功率从 89% 提升至 97.2%。全力做好患者救治、坚决筑牢感染防控闭环,努力为实现全民健康做出急诊人的贡献!

二十一、湖南省肿瘤医院头颈外二科青年文明号

守护生命的文明号"蒙面侠"

党有要求,团有行动。在湖南省肿瘤医院,有一支年轻的队伍在疫情暴发的特殊时刻,毅然选择冲在前线,践行"全国青年文明号"的精神。他们戴着口罩护目镜,手术时穿着不透气的防护服,他们像一个个"蒙面侠",为癌症患者保驾护航。

再危险,患者的病情无法等候;再困难,患者的治疗也不能中断。面对肿瘤患者的特殊性,"全国青年文明号"头颈外二科的号手们以守护人民群众生命健康安全为己任,主动请战,冲锋在前,在疫情特殊时期为肿瘤患者架起生命希望的桥梁,以青春先行的姿态做好疫情防控的"逆行人"、抗击肿瘤的"坚守者"。

"我报名援鄂!""我申请出征!""我们是文明号手,我就是先锋队。"在疫情防控一开始,这支青年队伍就有坚定的信念,鲜明的旗帜,积极的态度,科室青年们纷纷主动请战,申请支援前线,印满红指纹的请战书谱成了一幅医者仁心的动人画卷。

前方积极请战,后方做好防控。在党委的统一安排部署下,头颈外二科践行党员先锋、支部堡垒、号手先行,严格、严密、严肃做好防控,竭尽所能守护人民群众的生命健康安全,共同渡过难关。为做好疫情防控,他们设立三大屏障,筑起抗疫坚固防护墙。病房入口的初筛屏障是第一道关卡,护士24小时值守,限制陪护人数,把疫情风险控制到最小。住院患者的筛查是第二道关卡,对所有住院患者尤其是手术患者进行严格的身体筛查,两次肺部影像学筛查,各项指征符合要求,筛查过关后才能进行手术。第三道屏障是支持保障服务,为减少交叉接触,医院实施点餐制,每天护士会前往患者病床收集点餐需求,并将饭菜送到每个患者手中,一天三次,将暖心的服务送至病床,也将感染的风险降到最低。

"救治肿瘤患者义不容辞。"头颈外二科所接收的患者大多为舌癌、口颊癌、喉癌等头颈部肿瘤患者,患者术后口腔分泌物增多,呼吸道的直接暴露为科室医护人员带来了巨大风险,但是他们没有退缩。科室主任喻建军介绍,对于重症患者,毫不犹豫接收入院。正因为是重症患者,手术大多具有高难度,穿着厚重的防护服,一站就是五六个小时,随时有被口腔及气管切开分泌物喷溅的可能,但他们却迎难而上,用生命实现担当,用生命护卫生命。

这群青年卫士们不顾风险走在抗击疫情的路上,不惜代价坚守岗位,为肿瘤患者、广大群众构筑起安全防线,担起岁月静好的"守卫者"。

二十二、湖南省疾病预防控制中心微生物检验科青年文明号

最美疾控检测人

湖南省疾病预防控制中心微生物检验科创建于2002年,是微生物分子生物学湖南省重点实验室、湖南省新发传染病防控研究中心,主要承担全省新发、突发、不明原因性重点传染病和食源性疾病以及突发公共卫生事件的实验室检测工作,同时承担法定传染病、保健品、食品、饮用水等健康相关产品的检测检验。科室现有在职职工22人,本科学历8人,硕士研

究生学历9人,博士研究生学历2人,40岁以下职工15人,平均年龄38.3岁,是一支技术精湛、年富力强、朝气蓬勃的青年队伍。

故事一

2020年,面对来势汹汹的新冠肺炎疫情,科室迅速组建青年突击队,他们恪尽职守、不畏艰难,舍小家、为大家,始终把人民群众生命安全和身体健康放在第一位。实验室一方面承担全省新冠病毒核酸检测复核、培训、质量控制等重要责任,另一方面做到随时应对重大防控任务,应检尽检、愿检尽检、随到随检,为湖南省新冠肺炎疫情防控取得阶段性的胜利和保护全省人民群众身体健康做出了贡献。

自科室检测出2020年全省首例输入性病例开始,连续100多天,整个科室无休,实验室24小时人员"三班倒",仪器设备"连轴转",确保堆积如山的标本及时检测,全年累计检测各类标本3.8万余份,践行了"当日标本不过夜"的承诺,为病例确诊、无症状感染者排查、聚集性疫情溯源和复工复产提供了及时、准确、科学的实验依据。一个实验流程下来,少则3小时,多则6小时,他们随叫随到,从不喊累,不谈条件、不讲价钱。同时,他们负责对全省各级医疗机构和疾控机构开展生物安全和核酸检测技术培训,培训3000余人次,确保了各市州核酸检测的有序开展和医护人员的零感染。

在党中央号召支援湖北之际,科室党员、群众积极响应号召,多名青年同志带头请缨报名,支部书记蔡亮在关键时刻挺身而出,把风险留给自己,把安全留给他人,受组织委派,作为湖南省支援黄冈流调检测队队长,带领全省9名队员奔赴湖北黄冈协助开展实验室检测和流行病学调查。他们在黄冈坚守37天,进实验室35天,每日检测标本上千份,累计检测标本2.7万份,凭借务实的工作作风、扎实的专业功底和敢为人先的湖湘精神,助力黄冈取得了疫情防控的阶段性胜利。

随着疫情形势的变化,科室又加入到了"外防输入、内防扩散"的战斗,由黄一伟、王娟、贺子翔、夏昕、陈雨、袁青、向星宇、李世康、李芳彩、何方玲等人组成的采样队多次赴黄花机场协助海关采集入境人员样本,对每一例海关检出的可疑阳性病例进行仔细复核,确保检验结果正确,严防输入。

在疫情常态化防控下,全省重大活动保障、海鲜市场排查、国外航班入境人员排查、电影院等公共场所复工、企业复产、学校复学等排查,随处都可以见到他们采集标本、送往实验室检测的身影。这些工作的顺利完成,凝聚着科室每一位职工的汗水和心血,他们为疫情防控贡献了疾控力量。

故事二

疫情就是命令,防控就是责任,德尔塔毒株汹涌来袭,从2021年7月28日检出第一例由输入性病例引起的本地病例开始,旅游城市张家界关闭景区、商场、店铺,全城按下暂停键,进行一轮又一轮全员核酸检测。疫情防控刻不容缓,当地检测能力十分有限。科室马上派出8人检测队伍,携带移动P2+核酸检测车及全套装备,赶赴张家界,协助当地开展核酸检测工作。他们第一时间熟悉战场,当晚就投入战斗,克服高温酷暑,在密闭闷热的移动实验室内用一天半的时间完成1500余份标本的核酸检测工作,之后更是服从指挥部统一调配,承担起标本复核及环境监测的重任。

在这里,时间就是先机,质量就是保证。他们深感责任的重大,不敢有丝毫大意和侥幸。李芳彩主任技师对队员们进行一轮轮培训指导,动作要标准,流程要认真,每一份标本都要仔仔细细,不求最快,只求更稳。要求接到标本不管是深夜还是刚刚从实验室出来,都要及时尽快进行复核。他们8个人承担了24小时的轮流值班,24小时的无缝对接,标本随到随检,要做双份双检,双试剂复核。即使是深夜,他们想到还有无数人在等着他们的结果一夜无眠,他们就顾不得擦一擦头上的汗,顾不得喝一口水,又一头扎进了实验室。最苦最累的晚夜班,他们个个抢着上,理由很充分:党员同志模范带头! 袁青等"90后"说自己年轻精力好,有困难先上;陈帅等"70后""80后"认为自己经验丰富理应冲锋在前;男同志认为男子汉应该承担更多,加夜班更是义不容辞。他们相互支持、相互鼓励、相互帮助,确保了张家界市病例筛查结果的一锤定音。

又一轮疫情刚露苗头,科室主任湛志飞立即组织专业骨干向星宇、黄超洋、王娟等夜以继日地开展新冠病毒基因测序工作,通过文库制备、簇生成、上机测序与数据比对分析,2021年8月,完成各类标本测序207份,从分子生物学层面揭示病毒的传播方式,为病例溯源、传播链的确定提供了技术支撑,为控制疫情提供科学依据。

二十三、广州医科大学附属第一医院重症医学科青年文明号

战"疫"青春永不褪色

何为医者担当?"把最重的患者送到我这里来。"这就是医者担当! 从"非典"到禽流感,从禽流感到新冠肺炎……每一次公共卫生事件面前,他们始终临危不惧,冲在最前,他们就是钟南山院士领衔的广州医科大学附属第一医院重症医学科团队!

2002年底,不明原因肺炎在广东暴发(下文简称"非典"),由于初始病原不明,给治疗带来极大难度,而且当时防护经验相对缺乏,导致部分医务人员在救治患者的过程中被感染。然而就在这种艰难的情况下,钟南山院士说出"把最重的患者送到我们这里来",广东很多重症患者纷纷转到广州医科大学附属第一医院重症医学科进行治疗。在集体的共同努力下,特别是年轻人冲在抗击"非典"的一线,与病魔斗争,最终打赢硬仗,创造了了不起的"九个之最"。也正是这一次与"非典"正面交锋,为他们在呼吸道传染病救治和防疫等方面积累了丰富的经验。甲型H1N1流感、禽流感、中东呼吸综合征等呼吸道传染病相继出现,他们一次次从容面对。庚子岁初,新冠肺炎来袭,面临大考,广州医科大学附属第一医院重症医学科临危不惧,全力以赴,守护生命。

2020年新冠肺炎疫情暴发,钟院士嘱咐大家尽量不要前往,而他却乘坐餐车逆行武汉,这位"80后"为国分忧,为民奔命,而他的弟子、同事、青年一代,也纷纷请求出战。

疫情很快波及广州,疫情阻击战瞬间打响,这一次又是"把最重的患者送到我们这里来",因为他们有"啃硬骨头"的实力和经验。他们不仅在大本营承担着广州最危重患者的救治任务,还派出青年骨干支援武汉金银潭医院、协和西院;广州市第八人民医院作为广州传染病收治医院人力告急,他们及时顶上;国外疫情同样严峻,青年医生徐永昊驰援伊拉克,向世界传播中国抗疫经验;他们还通过视频会诊、现场会诊等方式指导国内、省内多地医院进行新冠肺炎患者救治。一个团队,四个战场;一个结果,四场胜利。坚守医院大本营的团队向广州交出了"三个零"(零死亡、零医务人员感染、康复患者零后遗症)的完美答卷;武汉团队集中救治了大量重症患者;市八团队锦上添花;援外团队防弹衣下抗新冠,为国争光。

2021年5月下旬,广州出现本土新冠肺炎病例。家园保卫战,团队人人奋勇争先,第一批支援队伍于5月底进驻抗疫主战场市八医院开展新冠肺炎患者救治和护理工作。随着重症患者的增多和病情的加重,第二批支援团队10名护士于6月初抵达市八医院。6月12日星夜,第三批医疗队勇挑重担,火速接管市八医院重症隔离病房,并统领八家医院的医护人员共同抗击疫情。看起来都是巨大的挑战,就是这看起来的不可能,在一群人为着一个目标的共同努力下,在短短一个多月的时间里硬是取得了来之不易的胜利,建立了广州同城抗疫的新模式。

一场战"疫",他们全力以赴;多个战场,他们节节胜利。是什么能让他们无往不胜呢?因为有"奉献、开拓、钻研、合群"的"南山风格"一直伴随他们前行。在"南山风格"引领下,在疫情大考面前,他们勇于奉献、总结经验、开拓创新,攻克一个个难题,留下一个个宝贵经验,打造一支来之能战,战之必胜的青年团队!

全力以赴,守护生命,请党放心,请人民放心,战"疫"青春将永不褪色!

二十四、海南省海口市人民医院急诊医学部青年文明号

发热门诊战"疫"记

发热门诊属于传染病就诊科室,病种涉及手足口病、水痘、麻疹、肝炎、肺结核、流行性感冒等,在应对麻疹及登革热等重点传染病时,他们精细诊疗,严防死守,有效控制了传染病的传播。

2020年1月,新冠肺炎疫情突如其来,"疫情就是命令,防控就是责任",面对这场突如其来的灾难,作为医院第一道防线的发热门诊,必须发挥好战斗堡垒的作用。他们深知责任重大,在院领导的统筹部署下响应号召,启动疫情防控一级响应,全科人员全部取消春节休假,立即返程回岗,积极请战应对疫情。发热门诊医护人员在医务处、护理部、感控处、设备处、后勤管理处等多部门的联动下,紧急重新规划发热门诊的布局并制定各项工作流程,为畅通发热患者的接诊和排查做好充分的准备。为了杜绝新冠肺炎的传播扩散,医院做出决定,所有发热及有密切接触史的患者全部归属到发热门诊就诊。

因为疫情来得太突然,防疫物资全国告急,但全科医护人员并没有因为畏惧而不敢接触发热患者,而是戴着简单的防护装备接诊了一个又一个发热患者。在院内支援团队未到之前,面对大批量的就诊患者,科室原有的医护人员便稍显紧缺,起初每天接诊发热患者200~300人,一个诊室看诊已经解决不了问题。再加上要尽量缩短患者等待就医及在发热门诊的滞留时间,科室便决定增加诊室。医护人员们加班加点,就诊高峰时,有的医护人员在岗位上连续作战长达十几个小时,顾不上喝一口水,吃一口饭。

为了杜绝医护人员所造成的院内感染的暴发流行,同时也方便就诊高峰时能更快地支援,他们"抛家弃子",简单收拾行装后便搬到医院安置的临时宿舍。保存体能是医护人员自身防范感染的关键,所以他们抓紧仅有的一点休息时间恢复体力,甚至顾不上跟牵肠挂肚的家人报一声平安。因为每天下班前医护人员都需要从头到脚洗一遍,为了方便,大部分女同志们便毅然剪去一头长发。

有位医务人员在请战志愿书上签名后,丈夫不能理解:"我不知道你为什么要请战上湖

北前线，你知道我有多害怕会失去你吗?""作为一名医者，一名共产党员，这是我的使命，我责无旁贷。你理解不了没有关系，只要支持我就好了……"丈夫听着这铿锵有力的言语，明白无论如何都改变不了她的决定:"家里的老人和孩子就交给我吧，你一定要注意防护，保护好自己。"尽管经过层层筛选，她未能被选派援鄂，但是她仍然在发热门诊这个特殊的岗位上散发着自己的光和热。

孩子是母亲的心头肉，长时间的分别难免会想念孩子，有的医务人员抽空跟孩子视频时，视频那头都会传来孩子撕心裂肺的哭喊声:"妈妈，妈妈，我要妈妈……"还在哺乳期的护士主动请战参与值夜班……他们何尝不想陪在老人膝下，伴儿成长，可是，他们都深深明白，这个时候，患者更需要他们，人民群众的生命安全高于一切，他们必须坚守在这个特殊的岗位上。

穿着密不透风的防护服，他们的衣服湿了又干，干了又湿，为了缩短患者的救治时间，为了节约防疫用品，大家上岗前都不敢喝水，因为一旦穿上防护服，他们便不能上厕所，几个小时甚至十几个小时不吃不喝。尽管条件艰辛，但当他们看到疫情通报时确诊患者数下降，疑似患者数下降，出院病例新增时，他们笑了……虽然看不清他们的脸庞与笑靥，但却能看到他们护目镜下的眼睛，那是一道曙光，照亮患者的阴霾，让患者相信:他们一定可以康复，一定可以迎来希望。

这是一群志同道合的战友，这是一个勇者无惧的团队，在第一道防线上，他们众志成城，向疫情发起总攻，待到春暖花开时，他们一定能打赢这场没有硝烟的战争。

二十五、重庆市南岸区疾病预防控制中心传染病防制科青年文明号

信息化建设开新局　智慧云平台抗疫情

重庆市南岸区疾病预防控制中心传染病防制科（以下简称"传防科"）发展至今现有成员10人，平均年龄35岁，其中有70%的成员在25~35岁之间，是疾控战线上一支特别能吃苦、特别能奋斗的青年工作队伍，也是一支召能来、来能战、战能胜的青年突击队。该队伍紧紧围绕中心使命、愿景、价值观，坚守"诚信为本、有诺必践、恪尽职守、率先垂范"的信用公约，充分发扬爱岗敬业、文明奉献的精神。

（一）助力疫情防控，做信息化建设先行者

"工欲善其事，必先利其器"，2020年初新冠肺炎疫情来势汹汹，传统的信息收集方式已不适应复杂的疫情形势，为取得疫情防控先机，传防科一边化身"福尔摩斯"与新冠病毒正面交锋，一边身体力行，争当信息化建设"先行者"。在一次又一次尝试与探索后，2020年1月24日，中心率先建成全市首个应急作业管理系统。1月27日，南岸区出现了首个新冠肺炎病例，传防科通过实时录入感染者流行病学调查结果、发病前14天活动轨迹、密切接触者及次密切接触者等相关信息，可快速地形成直观的数据分析图表、精准的地图定位，以及全过程的活动轨迹等，为疫情形势研判和制定防控策略等提供技术支撑。在青年文明号的号召下，同志们昂扬斗志，夜以继日，与病毒赛跑，累计完成了200多例疑似病例、15例确诊病例流行病学调查和800多名密切接触者判定，仅经过2个潜伏期便控制住了疫情，真正发挥

出了应急作业管理系统的价值,体现南岸加速度!

(二)用脚步丈量坚守,用担当筑起防疫青春长城

尽管全国疫情防控形势持续向好、生产生活秩序逐步恢复,新冠肺炎疫情防控却是一场持久战。为顺利保障全区复学复课,2020 年 4 月 27 日,传防科紧急上线"学校晨午检及因病缺勤追踪系统"。共纳入管理 86 所中小学及公办职业学校,日均上报师生信息 12 万余条,能实时访问、动态监测师生人群健康状况,及时发现学校疫情苗头,前移疫情处置关口。同年 11 月,培训指导全区 14 家基层医疗机构卫生应急队伍并纳入应急系统使用,进一步织密、织紧全区卫生应急信息化防控网,护航全区健康安全。

(三)固守成果不松懈,卫生应急全面升级

工作创新永不止步,为实现疫情防控"看得见、听得到、能指挥、可协作"的目标,2021 年 8 月,传防科群策群力率先建成全市首个卫生应急指挥调度平台。该平台集应急调度、信息合成、现场分析研判为一体。当新冠肺炎疫情发生后,可以在 1 分钟内启动应急响应,15 分钟内队伍集结赶赴现场。运用 IP 坐席,统一"流行病学调查身份标识",有效避免调查对象对来电身份质疑、不配合调查等现象。该平台还能对疫情防控资源如流行病学调查队伍、核酸采样点等进行一键呼叫,实时连线,实现防控力量资源迅速调集;还能展示现场处置实时情况,指导现场有序开展疫情处置,并通过现场回传的信息进行分析研判、信息合成和辅助决策,开创了以新冠肺炎疫情为代表的突发公共卫生事件处置新局面。

(四)青春正当时,不负好时代

无奋斗,不青春,他们既是流行病学调查前线的"哨兵",也是多点触发预警的"先行者",更是信息化建设的"排头兵"。在当今大数据时代背景下,要真正提高突发公共卫生事件应急处置能力,还需继续加大对信息化建设的投入。下一步,科室全体成员将进一步提升自身专业素养,助力中心全面提升卫生应急防控的应对效率和多机构协同能力。

二十六、重庆市妇幼保健院妇女保健科青年文明号

战"疫"一线的"硬核"青年

2020 年初,新冠肺炎疫情暴发。在这场没有硝烟的抗疫斗争中,全国青年文明号重庆市妇幼保健院妇女保健科的青年们不畏艰险、冲锋在前,彰显了青春的蓬勃力量,交出了合格答卷,让青春在党和人民最需要的地方绽放绚丽之花。

(一)不犹豫,立即返岗

科室里的黄金园医生是山西人。大年三十,她才放假,乘坐飞机飞了 1 000 公里回山西老家。刚到家,她便接到医院的返岗通知。大年初一一早,黄金园义无反顾踏上了返岗的旅程,都还没来得及与年迈的父母说上几句话。

黄金园说:"老吾老以及人之老,幼吾幼以及人之幼,虽然我很想陪一陪我年迈的父母,

给他们做一顿饭，陪他们聊一会儿天，给他们捶一捶背。但是，既然我是一名党员、一名医生，就必须肩负起自己的责任，患者里也有老人，我帮助了他们，就算是孝敬了我的父母！"

（二）不退缩，坚守岗位

为防止院内感染，把好患者入院检查的第一关，从大年初一开始，科室护理组的青年们全身心投入到医院的预检分诊工作中。

护理组有 2 名背奶妈妈，穿上隔离衣，大半天都不能挤奶，胀得难受，但是她们从来没有抱怨过一句。背奶妈妈吕虹洁说："我们轮流上预检分诊，几乎每天都会碰到发热的患者，虽然做好了防护，但是宝宝太小了，怕影响到宝宝，而且临时紧急任务多，确实不方便照顾，只能把宝宝送回老家。每天下班回去，我都会把奶挤出来，冻在冰箱里，等疫情过去了，宝宝就可以多喝一阵。当然很想宝宝，只要在视频里看到宝宝咿咿呀呀，再苦再累也是值得的。疫情得到控制后，宝宝从老家回来，居然都能扶着凳子站起来了。"

科室里的"90 后"护士王乙帆说："2003 年的'非典'对我来说只是一个传说，我才只有 9 岁，可是这次的新冠肺炎疫情对我却是实实在在的考验。每天在分诊台，要保持高度的警惕，细心用心地筛选出每一个高危者。我觉得很骄傲，终于可以勇敢地站在第一线。我就想用行动证明，新时代的中国青年是好样的，是堪当大任的！我们怎样，中国便怎样！我已经递交了入党申请书，希望可以早日成为一名共产党员！"

（三）不畏惧，冲在一线

根据医院部署，科室先承担成人发热门诊，后又作为医院应急支援医疗小组，承担转运核酸咽拭子标本、护送发热患者行胸部 X 线检查、转运疑似患者至定点医院的工作。发热门诊和应急医疗支援都有可能会接触到新冠肺炎患者和疑似病例，秦茂医生和朱欣护士毫不退缩，勇敢冲在一线。

秦茂："我们医生主要负责转运不能排除新冠肺炎的患者到定点医院，记得第一次转运患者的时候，我想起了医学生誓言——'健康所系、性命相托'，我想起了入党誓词——'随时准备为党和人民牺牲一切'。是的，病毒算什么，只要我们严格按照感染防控措施执行，我们就不会被它打倒。"

朱欣："有一天我上转运班，半夜 12 点发热门诊来了一位产妇，剖宫产术后 7 天发热。我带她去做胸部 X 线检查，回来的路上，她走得很慢，一直捧着自己的肚子，估计是伤口疼，家属在等待报告，只有我陪着她。我真的于心不忍，于是我伸手扶住了她，'来，我扶你慢慢走，别着急。'脱下了隔离衣、手套和面屏，我用快干洗手液认真地洗了两遍手，其实我真的有点害怕，可是我做不到袖手旁观。"

二十七、四川大学华西医院急诊科青年文明号

年轻的"老护士"　疫情阻击战的新标杆！

自 2003 年首次创建全国青年文明号以来，四川大学华西医院急诊科这个老先进集体始终坚持秉承"敬业、协作、创优、奉献"精神内涵，立足本职，争创一流，连续 3 年位居中国医

院排行专科声誉榜第二名,成为行业标杆。引导广大青年树立"青春献事业,文明献社会"的自觉意识,发挥诊急救危的岗位技能和优势,多次参与突发事件的卫生应急救援工作:从"非典"、汶川地震、芦山地震、九寨沟地震、玉树地震、云南彝良地震、尼泊尔地震、宜宾地震,到抗击新冠肺炎疫情防控阻击战,急诊科召之即来、来之即战、战之能胜,一项项有力的措施,让这支拥有丰富应急救援经验的英雄团队,成为疫情防控阻击战中的"桥头堡"。

新冠肺炎疫情暴发后,急诊科动员全体急诊科党员、团员和全科医、护、工迅速反应并积极加入这场疫情防控阻击战。作为平均年龄32.2岁的科室,青年在其中发挥中间骨干和先锋模范带头作用。大年三十,238名急诊医护在第一时间递交请战书;正月初一,急诊科全体医务人员取消休假,成为新冠肺炎防控战场上的先锋力量,急诊科直接进入战时状态。

面对疫情的猛烈攻势,在医院的统一部署下,急诊科主动承担发热门诊的改建、管理和运行工作。从申请搭建临时发热门诊板房,实现发热预检分诊和发热门诊进行搬迁、拓展,先后调整优化发热预检分诊处6次、发热诊室3次,增设应急帐篷为寒冷冬日候诊或观察的发热患者遮风挡雨,减少患者及家属在等待或就诊过程中受凉而加重病情的可能性。

按照国家疫情防控要求,严格执行"分检评估、发热分诊评估和发热诊室评估"的三级评估流程。同时,加强医务人员的自我防护技能培训。科室先后组织新冠肺炎诊疗培训9次、新冠肺炎院感防护培训11次、新型冠状病毒最新研究进展培训1次,培训600余人次,还邀请到国家重点实验室逯光文教授介绍新型冠状病毒相关知识,帮助医务人员在充分了解新型冠状病毒的基础上更好地打好防疫战。

在国家的统一部署、医院的实战指导和全院28个临床科室的全力支援下,全科医务人员勠力同心,为全院疫情常态化防控下的医疗工作开展守好了第一道防线,保证各科室医疗工作正常运行,为西南地区疫情防控以及危重患者的救治提供重要保障。

(一)逆行武汉疫情最前线

华西急诊人面对疫情没有退缩,2020年2月7日,由急诊科4名青年护士组成的青年突击队跟随华西第三批援鄂医疗队奔赴武汉疫情最前线,用实际行动诠释新时代青年的风貌和华西急诊人的责任与担当。

童嘉乐,急诊科护理组长,义无反顾地主动请缨支援武汉。支援期间,他所工作的病区护工无法进入隔离区,所以他除发挥日常护理技能特长外,还主动承担大量护工的工作。他在出征武汉前还提交了入党申请书,用实际行动向党组织和人民表达为人民服务的初心。

王维,中共党员,为更好地投入战斗,到达前线后推掉鬓角和后颈的长发。她说:"我们最早的一批'90后'今年迈入而立之年,应该在祖国需要的时候挑起担子,这也是我们的职责。"在治疗疾病的同时,王维还加强与患者的沟通,做好心理护理。

吉克夫格,来自凉山的彝族小伙。2月12日,在抗击疫情前线,用白纸写下了入党申请书:"要以实际行动在这场防疫阻击战中接受党组织对我的考验,为人民健康事业贡献自己的力量。"

佟乐,中共党员,经历多次重大灾害救援的"最美护士"。在高强度的工作之余,他和团队另外三位小伙伴完成了两篇总结材料:《疫情期间个人与家庭防护》《医护团队的组成与驻地配置》。"我要快速传递经验,让更多的医务人员参考。"把1%的希望变成患者生的延续,是华西急诊精神的核心内涵。在新冠肺炎疫情阻击战中,为坚守信念而全力以赴、为追随信仰而勇于突破是这支拥有丰富应急救援经验的英雄团队勇于向前的无限动力。

（二）探索多元网络教学科研模式，保障实习生"不停学"

为了做好新冠肺炎疫情的防控工作，切实保障留学生的健康安全，急诊科管理小组和教学组成员重心下沉，坚持一线作战，了解留学生的需求，响应学院"不停学"号召，组建由专职教学岗、博士后、博士研究生构成的实习生网络教学小组，为实习生进行授课和带教。充分利用网络教育平台和各类在线课程资源，探索多元网络教学模式，通过微信群、腾讯会议等网络平台，以录播或直播＋录播的方式，为500余名国内实习生和110名留学生进行教学，以实现疫情防控与学习进程两手抓。此外，为方便远程考核留学生们临床技能学习效果，网络教学小组研发和应用"基于模拟人的自助化BLS考核系统"（专利申请号：202010724746.2），以考促学，切实有效地保障网络教学质量。上述方式也得到学生们的良性反馈，感谢学院和科室能让他们在疫情防控期间，没有停止按计划学习的步伐。

二十八、攀枝花市第二人民医院急诊科青年文明号

他的一个平凡又不平凡的春节

2020年伊始，对大多数人来说，似乎就是一个不平凡的开端，因为在这阖家团圆的节日期间一场可怕的疫情席卷而来，但对于攀枝花市第二人民医院急诊科护士杨兴树来说却是平凡而又不平凡的。

自新冠肺炎疫情发生以来，身为医务工作者的一员，杨兴树从春节前到疫情平稳已经坚持在救护车上度过了30多天。他的主要工作是接送转运新冠肺炎疑似患者、密切接触者以及隔离小区楼栋发热患者，目的是减少疫情扩散以及人们的恐慌。这项工作基本上是中午或晚上进行，最忙的一天从早上6点到第二天凌晨4点，只喝过同事给的一瓶酸奶。为了降低输入性病例带来的风险，避免回攀人员过多接触其他人，他晚上11点还在火车站等待患者，当把患者安全送到医学集中观察点并返回医院时都已经是第二天凌晨4点了，仅睡2个多小时，早上7点又马上开始工作。

医院防护物资紧缺，为了节约防护服，他和众多援鄂一线的同仁一样，尽量不喝水。在攀枝花这个四季不算分明的城市顶着太阳穿一天密不透风的防护服，可想而知这需要多大的忍耐力，等脱下防护服后，他的贴身衣物早已湿透。最初大家对疫情都表现出陌生且恐惧的心理，2020年医院接诊了第一例从湖北武汉回来的患者，该患者是一位学生，回攀后就开始发热，需要抽血、做相关检查。在这个关口，杨兴树主动提出来做相应的护理操作，患者在没有完全排除的情况下在医院单间隔离，也是他为患者提供无微不至的照顾。

在这次防疫转运过程中，有这么一位特别的老年人，他跟确诊患者密切接触，需要转到医学集中观察点，老年人平时就有多种基础疾病，快走几步都会感觉呼吸困难，更别提戴着口罩了。杨兴树去家里接他时，看到患者坐着都气喘吁吁的，不仅协助患者戴口罩，帮忙收拾衣物、手机、钥匙和平时吃的药，还帮忙检查家里的水、电、燃气、门是否关好。帮着老人穿好鞋子后，先把三大包东西提上车，又跑过来扶着老人上车。到了医学集中观察点，因电梯在转运感染性医疗废物不能搭人，只能爬楼梯到5楼，杨兴树扶着老人还提着三大包东西，

走几步楼梯就陪着老人一起休息下,短短的 5 个楼层走了 20 来分钟,等安顿好老人时,才觉察到汗水都把自己的衣服打湿了,护目镜早已模糊不清。

除了急诊科护士这个角色外,杨兴树还是两个幼子的父亲,大的 5 岁,小的 2 岁。疫情没发生前,每天晚上吃完饭后他都会带着孩子们去周围的广场逛一逛,陪一陪两个小孩;疫情发生后,他每天早上出去时两个小孩还在睡觉,晚上回到家时两个小孩已经睡了,在疫情最忙的半个月里,孩子们有半个月没有见到爸爸,他的心里无限愧疚,可是他的使命如此,有更需要他的地方。那段时间每当夜晚转运患者从家门口经过时,他都会提前打电话告诉家里的妻子,叫她带着两个孩子在楼上通过窗户看一看爸爸所乘坐的救护车,一天中他觉得那时候是最幸福的。怕经常回去太晚影响家人,他干脆找医院要了一间寝室住,24 小时待在医院,随时待命。

疫情进入常态化防控后,杨兴树又主动提出来为中高风险地区回来的人采集核酸,同时主动把核酸采集的心得、技巧和全院护士进行分享。2020 年底新冠病毒疫苗接种开始后他又主动参与到疫苗接种的医疗保障中。

这便是攀枝花市第二人民医院急诊科护士杨兴树在抗疫特殊时期的表现,临危受命,奋战一线。这个 2020 年春节他过得平凡却又不平凡,平凡的是身为医务工作者的他和大家一样忙碌是常态;不平凡的是如此危难关头,他依旧能不忘初心,就像网络上流行的一句话所说,"哪来的岁月静好,只是有人替你负重前行罢了"。

二十九、贵州省人民医院血透室青年文明号

守护"逆行血透患者"

贵州省人民医院血透室现有职工 42 人,是一支团结、奋进、务实、创新的青年队伍。长期以来,团队与中科院侯凡凡院士团队共同建立了院士工作站,不断提升自己的医疗水平、科研水平、区域辐射水平,并以此为依托,帮助全省 163 家县级医院(包括纳雍、赫章、台江和威宁等深度贫困县)建立血透室,解决了贫困县尿毒症患者"血透难""血透贵"和"血透远"等难题。

学科带头人查艳完成了在日本长崎大学肾脏病学专业的学习及博士后工作后毅然放弃留在长崎大学工作的机会,选择回到家乡。在她的带领下,团队医务人员仅用 5 年时间,把血透室从一个仅有 5 台血透机的辅助科室建设成为拥有 74 台血透机、拥有独立血管通路团队、血液透析专业门诊的重点科室。有一次面对情绪失控、持刀自戕的患者,查艳同志立即冲上去想控制住狂躁的患者,结果就被患者砍伤住院,但也因此成功挽救了患者的生命。在伤情恢复后,查艳同志又迅速回归到临床一线,她常年坚持每天下班前巡查每一位危重患者,掌握患者病情变化,及时指导治疗。她把点滴时间都用在了患者身上,却从未接送过上学的儿子,就连年迈的老母亲股骨颈骨折和腰椎粉碎性骨折,她都没有因此请一天假。

健康所系,性命相托,在学科带头人查艳的带领下,团队长期把为人民服务作为医疗的核心。为了促进患者身心健康、加强医患沟通、使更多肾友融入社会,团队每年举办两次肾友联谊活动及健康宣教;同时还建立了肾友微信群并电话随访尿毒症血透患者。此外,还参加各类咨询义诊、社区讲堂、广播宣教等公益活动,为平塘深山里的天眼 FAST 基地科学家

们开设健康绿色通道,进行健康体检、送医送药,使更多患者获益。

多年来,血透室应用自身特色技术多次参与突发公共卫生事件的救治:曾参与抢救贵州省首例危重症甲型 H1N1 流感患者,并成功救治 2 个月及以下的溶血尿毒症并多器官功能衰竭患儿、贵州省首例抗 GBM 阳性患者、老年顽固性心衰患者、罗甸群体中毒患者和马拉松竞赛危重症热射病患者、各种中毒及挤压综合征等危重症患者数千名。

在新冠肺炎的肆虐下,有这样一群特殊的"逆行者",那就是血液透析室的医生护士和患者,血透患者因为特殊的治疗模式无法做到"自我封闭"和"居家不出",每周三次透析治疗以维持生命代谢,他们别无选择,不得不来医院透析。面对猛烈来袭的新冠肺炎疫情,贵州省人民医院血透室不惧危险、坚守岗位,除了完成每天的透析治疗、守护血透患者安全外,还对患者及家属开展手卫生知识、咳嗽礼仪、佩戴口罩等宣传教育,并对他们进行心理疏导;另外,每 2 小时对透析室进行一次全面消杀,让病毒无处可藏。

疫情面前没有旁观者,在得知湖北需要人员支援时,血透室医护人员毫不犹豫第一时间写下了请战书。学术带头人袁静作为医院新冠血液净化专家组成员,整个春节期间坚守在血透室和肾内科病房,并和学科派驻一线医生不断沟通重症新冠肺炎患者的血液净化治疗方案,同时带头起草了肾内科病房、血透室、腹透室新冠肺炎防控流程等制度,并一直坚持网上免费义诊,进入发热病房指导留观患者的床旁血液净化救治方案。团队先后派出了龙艳君副主任医师在抗疫指挥中心参加工作、何平红副主任医师到铜仁现场参与了贵州省首例危重症患者的救治;沈燕副主任医师、胡英副主任医师作为第四批支援贵州将军山医院的队员,先后在清镇市人民医院、将军山医院重症监护室参与新冠肺炎患者的救治工作。血透室护士长杨能源自疫情开始就扎根血透室,时时刻刻心系患者,持续为广大病友做防疫知识宣教,并带头制定和培训血透室新冠肺炎疫情期间制度及流程,实现了血透室零交叉感染。血透室龙昌柱医生结婚次日便驱车 400 多公里返回医院投入到发热门诊抗疫一线工作当中,更是冒着被近距离感染的风险,主动承担采样任务,为发热疑似新冠肺炎患者进行咽拭子采样,送核酸筛查 100 余例,离开发热门诊的当天写下了入党申请书;冉燕医生春节期间一直坚守在血透室工作,并完成了数台血管通路手术,于 2020 年 3 月 4 日出征贵州省将军山医院,临行前一天写下入党申请书;林鑫副主任医师、代连华主管护师作为国家应急救援队的成员随时做好前往武汉的准备。我们在医联体的各位肾内科同事们也在践行着各类抗疫工作。守土有责,守土担责,守土尽责,血液净化工作者坚定信心、齐心协力,以守护血透室为己任,保护我们风雨中的血透患者。

三十、宝鸡市中心医院急诊科青年文明号

最美逆行　绽放青春

2020 年新冠肺炎疫情在国内蔓延。面对疫情,宝鸡市中心医院急诊科勇于担当、冲锋在前,科室的青年医护人员纷纷请缨,报名支援发热门诊及隔离病区。

在这场疫情阻击战中,急诊科发生了许多感人的故事。2020 年 2 月 14 日晚,一位从外院转来的急危重发热患者,体温高达 39℃、呼吸急促、嘴唇发紫、病情危重,血氧饱和度持续下降,科室青年医师梁哲出于职业敏感,判断可能为新冠肺炎患者。他深知如果不紧急处理,

患者很快会有生命危险。于是他不顾个人安危,迅速开展救治行动,"快!准备防护用品,立即气管插管!"经过及时抢救,患者病情逐渐平稳。经过相关检查和专家组会诊,患者被诊断为新冠肺炎疑似病例并转入隔离病区继续治疗。事后,同事问梁哲医生当时有没有一丝恐惧,他说道:"没有!如果我感染了新冠肺炎,还有治疗的机会,但如果这位患者没有得到及时的抢救,那他会很快失去生命!"急诊科这样的青年医护不胜枚举,"90后"侯姚护士也是其中一位。她从疫情开始就坚守在科室的留观病房。侯姚耐心负责,每两小时进入病房巡视,定时定点给患者测量血压,对病房进行消杀。此外,她还负责照料留观患者的日常生活,时常自掏腰包为患者送餐送水。就这样一个多月,侯姚没有迈出病区一步,这种"舍小家、为大家"的精神让每一位同事为之动容!

同为"90后"的青年护士李璐和其他护理姐妹一样习惯了忙碌的工作,她已经回想不起是从哪一天开始指甲发炎走路脚疼,科室医生看完告诉她,要想彻底治愈只能拔掉指甲。但她考虑到拔指甲暂时上不了班,疫情期间人手又紧张,便果断拒绝了。她时常给自己鼓劲:"一旦忙起来就想不起来脚疼了。"下班看到袜子上渗出的大片血水,就自己消毒换药。20多天过去,脚趾却没有一点好转,直到科室同事偶然发现她独自换药时,她才将自己的病情告诉了大家,类似这样的事每天都在急诊科发生……

急诊科作为抗击疫情第一线,疫情开始时就第一时间组织医护人员学习《新型冠状病毒感染的肺炎诊疗方案》,并且科室制定了《发热门诊筛查后普通发热患者急诊科留观流程》《急诊科疑似新冠肺炎危重患者救治流程》等一系列高效、科学、易操作的制度流程,按照"依发热患者病情严重程度分类隔离救治管理"原则,科室分设两个抢救区和一个发热留观区,并将医务人员分为4组,即:两个抢救组、一个诊断组和一个发热留观组,明确分工,各司其职,最大限度避免交叉感染。此外,科室还坚持抓牢诊疗规范并加强培训,及时跟进最新指南,保证医疗、护理、感控等规范规定和流程的同步更新,反复演练,做到了有备无患。这个青年集体在急诊诊疗救治工作中有条不紊,实现了零漏检、零误诊和医务人员零感染的目标。

三十一、甘肃省人民医院胸外诊疗中心青年文明号

敬佑生命 医者仁心

"健康所系、性命相托",这是每位医者踏进神圣的医学殿堂时的庄严宣誓。甘肃省人民医院胸外诊疗中心是甘肃省较早开展胸外疾病诊疗的中心之一。目前,在中心主任和青年文明号号长的带领下,发展为一支50余名人员组成的成熟医护团队。团队始终践行着医者仁心的庄严承诺,队员们勤奋学习、踏实工作,以精湛的医术、高尚的医德、广博的爱心,为广大患者解除了疾病痛苦,赢得了患者的称赞与尊重。

新冠肺炎疫情发生后,青年文明号集体中的每一位医护人员以奋不顾身的敬业精神投身到抗疫第一线。2020年1月25日,由甘肃省人民医院选派的青年骨干加入第一批援鄂医疗队赶往武汉支援,初抵全国新冠肺炎疫情"深红区"便立即进行交接,开展培训演练、巡查病区通道、检查感控防护流程等,为救治患者赢得宝贵时间。胸外诊疗中心全体医护人员踊跃报名参加抗疫工作,尤其是中心青年充分发挥生力军作用,两名同志参加医院的一线抗

疫工作,获得了甘肃省卫生健康委的表彰,并被授予抗疫先进个人荣誉称号。他们始终坚守救死扶伤的白求恩精神和无私奉献的医德本色,成为名副其实的人民卫士。

胸外一科的墙面挂满了患者送来的感谢信、锦旗,对于医生来讲,收感谢信、锦旗是件再平常不过、司空见惯的事情,可是一封封感谢信、一面面锦旗的背后,却是饱含热泪、感人至深的医患情谊。有一位来自武威的患者在感谢信中这样写道:"我真诚地感谢甘肃省人民医院胸外一科苟云久主任团队,并为他们点赞。他们急患者所急,想患者所想,不做多余的耗时检查,在床位十分紧张的情况下,为外地患者想方设法安排床位、尽快进行手术治疗,为患者全方位服务,最大限度节约了患者的治病成本,他们的言行值得我们学习。"这是位胸腺瘤患者,患者在当地医院体检时发现胸部有异常肿物,全家人着急万分,将检查结果发到全国各处的医院,找呼吸科的专家询问未果。当他们打听到甘肃省人民医院苟云久主任和他的团队运用达芬奇机器人摘除胸纵隔肿物等手术量位居全国前十,是甘肃很权威的专家时,便联系医院进行远程会诊。苟主任看了检查结果后,一眼就判断出在胸纵隔处有一良性胸腺瘤,并且周围有些积液。他告知患者不管是良性还是恶性,建议摘除,可以采用胸腔镜微创手术摘除。患者立刻前往医院,顺利办理了住院手续并安排了手术,经过精心手术,肿瘤终于摘除,患者不到一周就出院回家了。患者家属在感谢信中赞叹道:这个团队真的厉害,他们医术水平之高,工作效率之快,是我始料未及的。他们不但根除了我老婆的肿瘤,也彻底根除了我和老婆的心病。

团队里刚转正的一名青年医生这样说:"共产党员的初心使命是为中国人民谋幸福,为中华民族谋复兴,作为一名医生,我们的初心就是坚守'以人民健康为中心',秉承救死扶伤的信念,怀揣'医者仁心'的职业信仰,用自己的实际行动践行一名共产党员、一名医者的初心使命。"

三十二、宁夏中西医结合医院呼吸内科青年文明号

1 200 公里的"距离"——抗疫日记

琴台大道,这是来武汉之后我最为熟悉的一条路,因为这条路一端是援鄂医疗队驻地西高酒店,另一端是汉阳体校方舱医院,我们工作的地方。一条马路,两个"家",构成了我们来到武汉后的两点一线。

在这条线上每天都发生着无数的故事。2020年2月29日,在这个四年一次的特殊日子,我遇到了一个特殊的人,她带给我的触动可能会让我铭记一生吧!你们肯定都特别好奇她是谁? 张玉坤,我的中卫老乡,但她还有两个特殊的身份,既是武汉媳妇又是汉阳体校方舱医院的志愿者。

疫情发生后,玉坤姐姐没有办法看着自己热爱的城市遭受病魔的侵蚀,于是瞒着家人主动报名,成为了汉阳体校方舱医院的志愿者。一个偶然的机会,她看到物资发放的名单上有宁夏医疗队的名字,这可让她激动万分,为了见见自己的"娘家人",她专门跑了几趟医疗队临时办公室,但由于工作安排原因接连好几天也没有见到。

这天,她终于遇见了正在上班的宁夏医疗队员,"终于碰见你们了,我等了你们好久。我

也是宁夏人,我嫁到武汉四年了,没想到有一天会以这样的方式见到娘家人,你们一定要保护好自己。"玉坤姐姐拿出了提前准备的三盒草莓,还有一份特殊的礼物:从宁夏带回武汉的一瓶自家腌的咸菜。"我每天都在找你们""你们吃不惯武汉的饭吧,这是从宁夏带回武汉的,自家腌的,你们肯定喜欢吃""一定要照顾好自己,要是还有啥需要的告诉我,我去给你们买"。亲人般的话语让我们的感动无以言表。

1 200公里,是武汉与宁夏的距离,但此刻我们之间没有距离,我们都是宁夏人,我们也都是武汉人。武汉,这座英雄的城市,带给我们无数感动的故事,我想在这里除了玉坤姐姐,一定还有很多个像她一样默默付出的志愿者们。让我们一起努力,早日还给大家一个生机勃勃、车水马龙的武汉。

三十三、宁夏回族自治区宁安医院观察隔离病区青年文明号

青春,在大考中交出合格答卷

这是一个没有硝烟的战场,也是一个检验初心使命的考场。在抗击新冠肺炎疫情的这场战役中,"敬佑生命,大爱无疆"的医务人员挺身而出,勇敢战"疫"。在宁夏的精神卫生战线上,也有这样一个集体,为了让严重精神障碍患者们在疫情期间能够得到及时医治,保障社会稳定,他们临"疫"受命,接受大考。从2020年2月5日至4月10日,在疫情防控最紧张时,自治区青年拔尖人才白红娟主任带领医院25名医护骨干组建了自治区宁安医院"观察隔离病区",这支队伍有中共党员4人、团员16人,3名队员有高级职称,还有全区精神卫生防治技能标兵、自治区卫生健康委员青年岗位能手,科室平均年龄21.5岁。观察隔离病区收治了老、弱、病、残、孕等各种不同特点的严重精神障碍患者220人,每位患者在病区观察14天后再转到普通病区,从疫情防控到治疗都有了更高的要求和标准,压力非常大。

2020年2月27日,他们收治了1名女性密接者,患者在隔离期间突发精神症状,紧张恐惧,言行紊乱,坚信自己被感染、被人监视迫害。尽管已经为她行咽拭子核酸检查为阴性,但仍不听医务人员解释,情绪激动之下用水果刀将自己的舌头割伤两处,急诊缝合后送入隔离病区治疗,在控制患者精神症状的同时,病区还要做好防护措施。入院之初患者仍坚信所在病房是新冠肺炎病房,并称"你们骗我,你们把其他病人都转走了"等,突然冲动,拒绝治疗。面对密接者,病区医护人员坚持"守土有责,守土负责,守土尽责",经过长时间耐心细致的心理治疗与药物治疗后,患者开始相信病区的医护人员,能够配合治疗,精神症状逐渐缓解,且经过14天隔离未发现发热、咳嗽等呼吸道感染征象,所有人都松了口气。

每一位患者入院都必须单间隔离治疗观察,这对护理人员非常具有挑战性,有拒绝治疗的患者拆卸门锁,把窗户的螺丝帽拧下来想跳下去,病区医护人员在安全检查时及时发现并制止,耐心给予心理治疗;有的患者严重抑郁,有自杀倾向,在病房内寻找一切可以结束自己生命的物品;有的患者将排泄物扔得到处都是,包括医务人员的身上……面对这些患者,他们没有一个人撂挑子、抹眼泪,两名医生被身边的共产党员所感染,在火线递交了入党申请书。

　　疫情当前,责任如山,观察隔离病区的共产党员挺身而出,团员青年紧跟步伐,做好疫情防控的同时对本职工作更加尽心。他们敢于担当重任,能在灾害中经受考验,在危难中众志成城,身为在精神科防疫"阵地"的战士们,他们牢记着自己的责任与使命,取得了优异的成绩,为宁夏疫情防控和社会稳定奉献了自己的光和热。

附　录

附录一

青年文明号活动管理办法

（2022 年 1 月 26 日共青团中央书记处会议审议批准
2022 年 2 月 22 日共青团中央办公厅发布）

第一章 总 则

第一条 青年文明号活动由共青团联合有关方面共同开展，旨在学习宣传贯彻习近平新时代中国特色社会主义思想，立足于融入新发展阶段、贯彻新发展理念、构建新发展格局、推动高质量发展，面向各行业一线青年，主要在政务服务、商业服务、社会服务等"窗口"行业和单位开展，弘扬职业文明、引导岗位建功、建设先进集体、培育青年人才，是一项具有群众性、实践性、品牌性的精神文明创建活动，是提升共青团特别是基层团组织引领力、组织力、服务力和大局贡献度的重要载体。

第二条 青年文明号集体是指在生产、经营、管理、服务等过程中创建并经过活动组织管理部门认定的，以"敬业、协作、创优、奉献"为共同理念，以实施科学管理、人本管理、自我管理和开展岗位创新创效创优活动为基本手段，具有过硬政治素质、高尚职业道德、高超职业技能、优良工作作风、突出岗位业绩的集体。

第三条 青年文明号一般分为全国、省、地市三个等级（行业系统、企业可参照设立相应等级，中管企业、中管金融机构评定的青年文明号按省级青年文明号管理）。县区、基层单位可结合实际开展相应的创建评选等工作。鼓励和支持新经济组织、新社会组织广泛参与。

全国青年文明号施行备案创建、届次评选制。两年为一个创建周期，单数年创建备案、双数年评审认定。各地区、各行业系统可结合实际参照实施。

共青团中央联合有关行业主管部门共同组成全国创建青年文明号活动组委会，负责指导、协调全国各级青年文明号工作。组委会办公室设在共青团中央青年发展部。各省、地市等参照设立组委会或领导小组等组织机构。

第二章 基本条件和标准

第四条 青年文明号集体应符合以下基本条件：

（一）以青年为主体、建制保持稳定的工作集体（窗口、班组、车间、厂站、科室等）；规模较小且内设机构难以拆分的单位可整体参与创建。

（二）原则上由一名不超过 40 周岁的集体负责人或相应团组织主要负责人担任号长。

（三）创建集体人数一般为 30 至 50 人，特殊情况下最多不超过 200 人，最少不低于 6 人；其中 35 周岁以下青年人数占 50% 以上，中国国籍人员占集体人数 80% 以上，且主要负责人和号长均为中国国籍。

第五条　青年文明号集体应符合以下基本标准：

（一）拥护中国共产党领导，热爱祖国、热爱人民、热爱社会主义，贯彻执行党的基本理论、基本路线、基本方略，增强"四个意识"、坚定"四个自信"、做到"两个维护"。

（二）自觉践行社会主义核心价值观，弘扬职业文明，涵养职业道德，遵纪守法、爱岗敬业、团结协作、甘于奉献。

（三）创建活动深入扎实，工作内涵丰富、青年广泛参与、创建氛围浓厚，在服务中心大局、促进青年发展等方面发挥积极作用，在本地区、本行业系统同层级创建集体中有较强的代表性、示范性。

（四）自身的共青团（青年工作）组织健全、设置规范、工作活跃；具备条件的集体能够支持学校共青团和少先队的校外实践活动开展；驻在地在国（境）外的集体能够灵活有效地开展共青团和青年工作。

第三章　创建要求和措施

第六条　青年文明号活动突出创建导向，从注重结果性的"评比表彰"向过程性的"创建达标"转变，针对不同行业、领域、层级，健全创建标准，完善工作链条，推动创建工作日常化、制度化。

第七条　优化创建活动的工作流程。创建集体向所创层级的组织机构进行创建备案，接受指导监督；建立相应创建工作机构，加强组织实施，强化统筹协调；选好配强号长，发挥团干部和青年骨干的作用；有序推进创建工作，促进创建活动与业务工作融合发展。新经济组织、新社会组织可结合实际，采取灵活有效的方式开展创建。

第八条　落实创建活动的基本规范。创建集体根据所创层级的标准要求，制定切合实际、适度领先、责任到人的创建目标；建立健全适合行业特点、岗位要求的工作规范、服务标准、操作流程；重点围绕思想引领、技能提升、创新创效、优质服务等，培育有形化、能复制、可推广的工作载体；建立必要的工作台账，记录创建过程。

第九条　强化创建活动的功能作用。创建集体依托网络平台、联创活动、观摩学习等，加强创建工作的交流互鉴；利用对外窗口、服务载体、新媒体等，向社会展示单位文化、发展成就、青年风采，弘扬时代精神、职业文明；执行"亮标识、亮承诺、亮监督"制度，公开服务承诺、成员身份、监督电话等，主动服务群众，自觉接受监督。

第四章　评选原则和程序

第十条　青年文明号评选坚持公开、公平、公正原则，充分发扬民主，坚持从严从优。

青年文明号评选采取自下而上、逐级创建、逐级评选的办法进行，推报参评全国、省级青年文明号的，须是相应下一级青年文明号集体。

　　第十一条　全国青年文明号的产生,须由行业主管部门和地方团组织共同做好集体考察、遴选、推报等工作。

　　联合共青团中央开展全行业系统创建活动的行业系统,以行业主管部门为主并会同地方团组织考察,原则上由行业归口推报;未开展全行业系统创建活动的行业系统或领域,以地方团组织为主组织实施开展相关工作,由地方归口推报。

　　地方团组织确因工作实际需要推报行业集体的,须与行业主管部门研商达成一致意见后,按照规定程序和条件推报,交叉推报比例不得超过地方分配名额的20%。

　　第十二条　青年文明号评选的主要程序:

　　(一)申报。集体对照推荐标准,经自查自评、资格审查、廉政意见征求后进行申报。

　　(二)初评。行业主管部门和地方团组织应全面了解集体工作业绩、日常创建、社会评价和团的建设等情况,采用差额推优、公开竞争、交叉互评等方式开展初评。

　　(三)审核。组织机构应严把政治关、质量关、廉洁关,按照优中选优的原则,对推荐集体进行严格审核。

　　(四)认定。组织机构对审核通过的集体,按程序认定相应等级和星级。

　　青年文明号采取申报单位自行公示和组织机构集中公示相结合的方式,在评选各环节面向社会公示,公示期不少于5个工作日。

　　第十三条　全国青年文明号实行特别推荐机制,对在国家重大项目和重大工程建设、重大突发公共事件、本地区和本行业系统中作出重要贡献,充分体现时代精神、符合创建导向的典型集体,适当放宽曾获青年文明号等级要求。

第五章　命名认定和激励

　　第十四条　获评青年文明号的集体,由活动组织管理部门联合发文命名,授予青年文明号称号,颁发牌匾。

　　第十五条　推行星级认定制,全国、省、地市三级青年文明号各分为三个星级。

　　全国青年文明号的星级认定以命名次数为依据,每被命名一次为一星,最高为三星;三星的集体须持续开展创建工作,原则上不参与新一届评选表彰。

　　省级青年文明号各个星级的集体,均可参评全国青年文明号;星级越高的集体,将获得越多的等级晋升、评先推优等激励机会,应发挥更大的示范带动作用。省级、地市级青年文明号的星级认定根据实际情况合理确定、动态调整。

　　第十六条　鼓励各地区、各行业系统、各有关单位根据相关规定制定激励政策,对命名的集体及其成员给予一定的物质奖励和精神奖励;对在组织开展创建活动中业绩突出的管理单位和个人予以表彰或表扬。

　　第十七条　各地区、各行业系统推动将创建活动纳入本地区、本行业系统青年人才培养工作体系,与青年岗位能手、青年突击队、青年志愿者、青年安全生产示范岗等品牌工作联动起来,在推优入党、青年马克思主义者培养工程学员遴选等工作及行业主管部门开展的评选表彰中,对命名的集体和号长、青年骨干在同等条件下予以优先考虑;鼓励优秀青年到青年文明号集体挂职、兼职、锻炼;广泛宣传创建活动中的先进经验、典型事迹,强化示范引领,营造良好氛围。

第六章 管理规范和要求

第十八条 各级青年文明号组织机构应加强组织领导,推动工作落实,重点完成年度"五个一"工作任务,即至少组织一次专题会议、一次集中培训、一次广泛覆盖的检查或调研、一项主题创建活动和搭建一个日常联系平台。

按照从严从简、务实高效的原则,采取直接开展、委托下一级、指定第三方等方式,在一个创建周期内,对创建集体至少开展一次达标考评。

第十九条 各级青年文明号组织机构成员单位应切实履行职责,强化沟通协调,发挥各自优势,加强对行业集体的直接联系和具体指导,提高管理的科学化、专业化水平。

第二十条 部署安排青年文明号开放周活动,在每年"五四""十一"等重要节点,广泛开展岗位体验、实地观摩、公开评议、文化倡导、政策宣传、创先争优、公益服务等主题实践,以工作覆盖促进组织覆盖,助力基层团组织工作活跃和作用发挥,支持本地区少先队组织开展形式多样的校外实践活动。

第二十一条 加强全国青年文明号网络协同办公系统建设,强化信息录入、数据查询、日常管理、社会监督、宣传交流、资源共享等功能,提高青年文明号工作信息化水平。

第七章 监督检查和惩戒

第二十二条 建立青年文明号监督检查机制,组建社会监督队伍、搭建社会监督平台、及时处理社会投诉,切实加强日常监督。各级组织机构可在上级的授权下开展相关调查、提出处理意见并代为执行。

第二十三条 对于违背青年文明号共同理念、服务承诺和工作要求,存在违法违纪现象的集体,根据情节严重程度,按照"谁命名,谁执行"的原则,可予以:

(一)警告提醒;

(二)调整星级;

(三)撤销称号。

第二十四条 有下列情形之一的,应当对青年文明号集体和创建集体予以警告提醒,责令其限期整改:

(一)经管理机构调查、媒体曝光或群众检举,发现集体的产品或服务存在一定问题、认定属实的;

(二)半年内不开展创建工作的;创建态度消极被动的;创建工作质量严重下滑的;

(三)青年文明号服务承诺未能兑现,社会评价不佳,或未能达到其他创建基本要求的。

第二十五条 有下列情形之一的,应当对青年文明号集体予以星级调整,一般每次摘除一颗星。

(一)未按要求完成相应星级工作任务或未达到相应星级工作标准;

(二)在一个创建周期内,达标考核不合格;

(三)连续一年不开展创建工作。

第二十六条 有下列情形之一的,应当对青年文明号集体和创建集体撤销称号、摘除牌匾,或取消其当届创建资格;对撤销称号的集体,原命名单位应面向社会公告。

(一)集体中存在违法、违纪现象或违法、违纪人员;

(二)在生产、经营、管理、服务工作中发生重大责任事故、引发社会恶性事件或造成广泛不良社会影响;

(三)长期存在第二十五条所列问题,拒不整改或限期整改后仍不合格;

(四)集体的申报情况与实际情况严重不符。

第二十六条 有下列情形之一的,应当由原命名单位免除其青年文明号称号,允许其保留青年文明号牌匾,但不得在公共场所悬挂。

(一)原集体的建制撤销或工作职能发生明显改变;

(二)集体成员一年内或一次性变动比例超过50%;

(三)其他不符合青年文明号基本条件的。

集体名称发生变化,但未发生以上情况的,不适用本条规定。免除称号不属于惩戒措施。

第八章 标识规范和使用

第二十八条 青年文明号牌匾(包括电子牌匾)由命名单位制发,区分为中英文两个体例。驻在地在中国的集体,只使用中文体例。青年文明号标识由青年文明号题字(江泽民同志手迹)、复线"Y"(双手托掌状)、红色小圆圈和黄边绿色大圆圈等元素组成。(牌匾和标识制法说明附后)

第二十九条 全国创建青年文明号活动组委会办公室专有对青年文明号题字和标识的所有权、使用权、解释权,并授权各级青年文明号组织机构使用。

第三十条 青年文明号题字和标识的使用范围:青年文明号牌匾、会标、证件、证书的制作;青年文明号活动非商业用途的宣传品、新媒体文化产品、网站等;青年文明号有关视觉识别系统如工作现场、旗帜、徽章、服饰等。

题字和标识不得用于商业性活动,牌匾只可在所授予集体的工作场所对外悬挂,不得私自复制,不得随意放置。

第三十一条 青年文明号集体应认真保管好牌匾,保持牌匾文字清晰、完整清洁,如有损坏应及时报告命名单位,由命名单位收回后重新发放;丢失一般不予补发。

第九章 附 则

第三十二条 各地区、各行业系统青年文明号组织机构可根据本办法,制定具体管理细则,并报上一级青年文明号活动组委会备案。

第三十三条 本办法由全国创建青年文明号活动组委会办公室负责解释。

第三十四条 本办法自发布之日起施行。原全国青年文明号活动组委会发布的《青年文明号活动管理办法》(青文字〔2016〕1号)同时废止。

青年文明号牌匾和标识制法说明

一、青年文明号牌匾

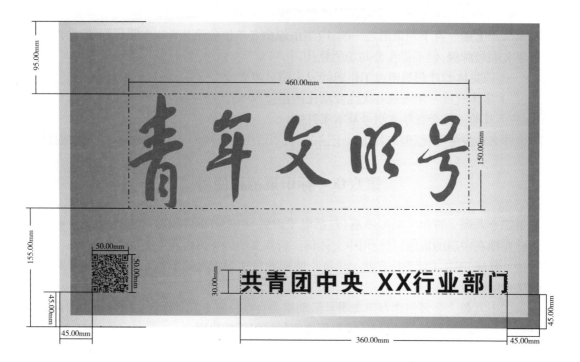

（一）材料：铜板底。

（二）字体和字号：中文版标准为"青年文明号"，统一使用江泽民同志的题字，题字整体尺寸为460mm×150mm；落款字体为方正大黑，字号为90磅；落款单位排序为共青团中央在左、行业部门在右，居同一行。

英文版"青年文明号"，名称为"Youth Model Unit Award"，统一使用Times New Roman字体，字号为225磅，落款单位为共青团中央和相关行业部门的规范英文名称，字号为95磅。

（三）字体颜色："青年文明号"为红色，其余字体为黑色。

（四）版面布局："青年文明号"题字居中，集体二维码居于牌匾左下角，落款单位居于牌匾右下角。

（五）牌匾尺寸：全国级为650mm×400mm，省级为560mm×350mm，地市级及以下为480mm×300mm。

（六）各命名单位可在青年文明号牌匾上刻印二维码，与牌匾文字内容保持一定距离，并按"一牌一码"管理。

二、青年文明号标识

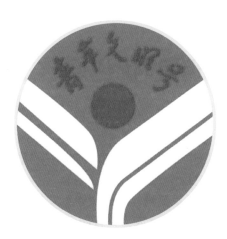

青年文明号标识,由青年文明号题字(江泽民同志手迹)、复线"Y"(双手托掌状)、红色小圆圈和黄边绿色大圆圈等元素组成。标识中"Y"是英文"青年(youth)"的首字母,代表青年;"Y"的复线代表青年集体。整个标识意为:新时代广大青年集体在创建青年文明号实践中,不忘跟党初心、牢记青春使命,用热情和双手提供优质服务、弘扬职业文明、立足岗位建功、贡献青春力量。

青年文明号标识采用三个主色系:"青年文明号"字体及下方圆内区域为红色(M100+Y100),"Y"及"Y"的复线为白色,其他为绿色(Y100+C50)。

附录二

"青年文明号"优化调整工作指引

  1993年12月,共青团中央印发《在建立社会主义市场经济体制进程中我国青年工作战略发展规划》,决定实施"跨世纪青年文明工程"和"跨世纪青年人才工程"。"青年文明号"是"跨世纪青年文明工程"的一项重要内容,于1994年发起并在全国范围内广泛开展。经过20多年的发展,"青年文明号"工作已成为共青团牵头组织实施,主要面向职业青年群体开展,旨在弘扬职业文明、培育先进集体和优秀人才,具有群众性、实践性、品牌性的精神文明创建活动。

  面对新的历史发展机遇和时代发展要求,为推动"青年文明号"工作与时俱进、改革创新,在共青团为党育人、服务大局中更好地发挥作用、作出贡献,现就优化调整"青年文明号"工作制定指引如下。

一、工作发展方向

  1. 把握基本定位。"青年文明号"以各行各业的职业青年集体为创建主体,以"敬业、协作、创优、奉献"为共同理念,以服务一流、管理一流、人才一流、文化一流、效益一流为争创目标,以实施科学管理、人本管理、自我管理和开展各类岗位创新创效创优活动为基本手段,从而在实践中培育政治素质好、职业道德好、职业技能好、工作作风好、岗位业绩好的青年先进集体和优秀人才。

  2. 突出创建导向。注重创建的分类别、标准化,区分"青年文明号"创建集体的行业、领域、层级,分别逐步建立完善精细化、可量化的创建标准,淡化评比表彰,强化标准设定,实现由结果性的"评比表彰"向过程性的"创建达标"转变。注重创建的操作性、系统性,优化创建工作流程,逐步构建起简易备案、对标创建、达标考核、审核认定、常态监督、动态调整等工作链条。注重创建的日常化、制度化,逐步实现对创建集体的规范化管理、常态化监督、动态化调整。

  3. 体现工作价值。提升"青年文明号"的工作显示度和媒体传播力度,强化"青年文明号"与共青团组织的社会心理关联度,同时以日常工作成效体现联系动员青年实效、以工作活动覆盖促进团的组织覆盖、以职业素养提升促进思想政治素质提升,努力使"青年文明号"工作成为共青团提升组织力、引领力、服务力和对党政工作大局贡献度的重要载体。

  4. 强化作用功能。注重面向职业青年、面向基层一线、面向经济社会发展主战场,以"窗口"行业为重点,着力实现共青团发挥主导作用、职业青年广泛参与、社会普遍认可的目标。力争经过一段时期,形成和发挥动员职业青年服务大局的"建功大舞台"、引领职业文明的"行业高标杆"、促进职业青年成才的"人才蓄水池"、展示青年群体良好形象的"文明宣传栏"、支持基层团组织开展工作的"活力新载体"、提升职业青年思想政治素质的"学习大课堂"等6方面作用功能。

5. 优化工作机制。完善"青年文明号"工作的组委会协调机制,立足工作实际、根据行业特点,加强共青团与组委会成员单位之间的"一对一"沟通协调。尊重社会和市场发展规律,逐步将社会认可度和市场化程度较高的行业组织、龙头企业纳入协调机制,提升创建工作的覆盖面、实效性、影响力。

二、主要工作举措

1. 制定行业标准。以"创建达标"为导向,分批分层逐步推动制定"青年文明号"工作在各行业、各领域、各层级的精细化、可量化标准。适应经济社会发展的新形势新要求,从自然人、企业等主体与经济社会管理发生直接关联的政务服务、商业服务、社会服务等"端口"行业和单位入手,面向公安、交通运输、卫生健康、文化旅游、海关、税务、市场监管、金融、铁道、民航、邮政等系统的"窗口"岗位,各类政务服务大厅、办事大厅等服务平台,法院、发展改革、司法行政、自然资源、住建、水利、商贸、应急管理、广电、供销等系统及中央企业的一线单位,提供养老、托幼、救助、帮扶等服务的公益机构,分门别类、因地制宜、成熟先行地制定行业标准。同时,积极推动创建工作向非公领域延伸,提高在非公领域青年中的覆盖面、参与度,提升工作在非公领域中的存在感、认可度。

2. 推行"三级三星制"。总体上,每个行业确立3至5个等级的标准,其中至少包括全国、省、地市等3个等级,对县区、基层一线等不作统一要求;强化持续创建导向、正向激励导向,每个等级用3个星级对"青年文明号"集体被认定次数予以标注,每被认定1次为1星,最高为3星。

对于以往已被认定为"青年文明号"集体的,在"三级三星制"范围内予以确认。对于自2020年起创建"青年文明号"集体的,须从地市级开始,实行逐级创建、逐级认定。在同一等级内,星级越高,将获得越多等级晋升认定、推荐评优奖励等机会。

3. 优化工作流程。将原有的报备程序调整为备案程序,并对有关环节进行简化优化,形成"简易备案——对标创建——达标考核——审核认定——常态监督——动态调整"的工作流程。

简易备案,指申请创建地市级(含)以上"青年文明号"的集体就基本信息予以备案即可。申请创建地市级(含)以上"青年文明号"的集体,由下一级团组织审核符合基础条件后,向该级"青年文明号"组委会备案。县区级团委、基层单位团委组织开展本级"青年文明号"工作,可根据实际参照执行。

对标创建,指创建集体依照所在行业标准开展创建,暂无行业标准的依据《青年文明号活动管理办法》(2016年制定)开展创建。

达标考核,指各级"青年文明号"工作管理机构(组委会或团组织)依据相应标准,对提出达标申请的创建集体进行考核。在一个创建周期(一般为2年)内,各级"青年文明号"工作管理机构集中组织至少2次达标考核;重点关注是否强化工作理念、符合达标标准、促进职业文明意识和职业素养提升、体现优中选优导向等方面;可采取直接考核、委托下一级考核、指定第三方考核等方式,以审核材料、竞争性答辩、现场检查、交叉互评等形式进行。

审核认定,指各级"青年文明号"工作管理机构对通过达标考核的创建集体,认真履行审核、公示、认定等程序,对相应的等级和星级进行确认。

常态监督,指不断健全自查自评、交叉测评、社会监督等日常化、多维度、公开性的监督机制。建立完善自查自评机制,创建集体自觉对标有关标准,定期自评并整改提升。建立完善交叉测评机制,以地域、行业为单位,组织创建集体间交叉测评、互帮互促、交流提升。建立完善社会监督机制,各创建集体依托对外窗口、服务载体及新媒体形式,亮明"青年文明号"的标识、身份,亮出公开承诺、投诉渠道,主动接受社会监督。

动态调整,指根据监督反馈情况,对符合条件的创建集体,在"三级三星制"的范围内进行动态调整;对反响较差且经核实的集体,予以警告提醒、撤牌、向社会公布等不同程度处理。

4. 发挥基层作用。①构建格局:加强基层创建工作的规范化、机制化建设,形成自转促公转、公转带自转的创建格局。②建立规范:推动基层按照"有组织领导、有目标计划、有操作规范、有长效机制"的要求,建立健全适合本行业、本地区的创建工作执行规范。③协同创建:完善互学互访、项目联创、区域联创等联动机制,促进创建集体的共建共享、协同发展。④拓展平台:向线上拓展"青年文明号"工作,组织动员创建集体加强线上矩阵建设,开辟联系服务群众的新渠道、新平台,同时传播先进理念、扩大社会影响。

5. 加强过程管理。以流程管理、达标牵动、品牌打造为着力点,促进"青年文明号"工作的项目化运行、科学化管理。各级"青年文明号"工作管理机构须健全年度"五个一"工作举措,即至少组织一次专题会议、一次集中培训、一次广泛覆盖的检查或调研、一项主题创建活动和搭建一个日常联系平台。

6. 做实主题活动。①日常开展:以"青年文明号·青春心向党"为主题,组织动员创建集体设计开展结合工作实际、具有岗位特点的活动,推出有形化、可推广的工作成果;将创建工作融入团的建设,在强调业务工作高标准的基础上,注重思想政治引领工作的成效。具备条件的,可支持本地区少先队组织开展形式多样的实践体验活动。②集中开展:每年9月组织开展"青年文明号开放周",推动创建集体立足于身处一线、服务群众、创先争优等特点广泛开展活动,推动各地团组织以"号声嘹亮·青年文明号向祖国报告"为主题集中开展活动。③把握节点:抓住五四青年节、学雷锋纪念日、有关节假日等时间节点,组织创建集体面向广大群众、面向行业内外开展岗位体验、实地观摩、公开评议、文化倡导、政策宣传、公益服务等实践活动。

7. 强化团的属性。在加强协同配合的基础上,厘清省级及以下团组织与其他有关部门的职能分工,为省级及以下各级团组织主导开展"青年文明号"工作"明责";强化对创建集体内的团组织在创建工作中的要求和考核,为基层团组织发挥作用"赋能";建立区域化联创联建等机制,以工作覆盖带动组织覆盖,与基层团建有效衔接,为基层团组织工作活跃和职能拓展"助力"。

三、工作推进步骤

力争到2022年,形成覆盖广泛、重点突出,标准明确、程序得当,动态调整、管理规范的新时期"青年文明号"工作体制机制。

1. 组织开展试点。2021年6月前,全国组委会继续牵头完成"青年文明号"工作整体性的优化调整研究,并选取公安、卫生健康、铁道等3个行业和江苏、重庆等2个省份开展标准制定、达标认定等试点工作。其中,标准制定试点工作于 2021 年 2 月前完成,达标认定试点工作于 2021 年 6 月前完成。鼓励支持各省级、地市级团委结合当地实际,将"青年文明号"工作向非公领域、公益服务机构拓展,并分别制定"创建达标"标准。

2. 改进有关工作。① 2020 年下半年启动新一轮"全国青年文明号"认定,并适时对试点工作及总体工作进行梳理总结、予以改进优化。②统一规范表述,将原有的年度认定,调整为按届次认定(例:将"2019—2020 年度'全国青年文明号'"调整为"第 20 届'全国青年文明号'"),鼓励省、地市两级"青年文明号"参照调整。③结合试点工作等情况,对现行《青年文明号活动管理办法》(2016 年制定)进行修订。

3. 全面优化调整。2021 年下半年起,结合各地各行业实际,重点面向可量化标准的行业,全面推行以"创建达标"为导向的工作机制;对确实不可量化标准的行业,探索建立操作性更强、日常规范更明确、约束激励更清晰、动态管理更及时的"创建达标"认定规范和评价流程。

附录三

全国卫生健康系统国家级青年文明号测评指标

（2021 年修订版）

测评内容	测评项目	测评内容与评分标准	分值（100分）
综合管理（26分）	加强领导（10分）	①单位党政领导重视，成立了工作领导小组，单位党政领导任组长。	2
		②制定创建工作年度目标任务和实施方案，将青年文明号创建工作列入单位精神文明建设整体布局。	1
		③围绕中心工作，制定本单位青年文明号考核标准，每年对集体至少考核 1 次。	2
		④青年文明号负责人政治素质好，业务能力强，能自觉带领青年积极主动地开展创建活动。	1
		⑤创建活动有经费保证并落实到位，经费使用规范。	2
		⑥对创建和受到表彰的青年文明号集体及成员有奖励政策并予以兑现。	2
	基础工作（10分）	①创建青年文明号标识、青年文明号牌匾悬挂在工作场所醒目位置。	1
		②有青年文明号创建宣传栏。创建目标、主题、口号、号徽、成员照片、服务承诺、便民措施、监督电话等上墙。	2
		③有青年文明号活动阵地。实行挂牌上岗。党团员佩戴党徽、团徽。	2
		④有切实可行的便民利民措施，有意见箱（本、卡）收集群众意见，或积极推行服务对象意见小程序、云随访等信息化手段，并做好反馈。	1
		⑤收集保存创建过程中的有关文件、图片、影音、实物、原始记录等资料，建立台账，探索推进台账管理信息化（电子台账）。	4
	基础团建（6分）	①团的基层组织健全，按时换届；团费收缴使用规范；智慧团建系统应用良好，全体团员团干部均注册报到。	2
		②坚持"三会两制一课"制度，做好"推优入党"工作。	1
		③积极组织参与共青团组织的各项工作和活动。	1
		④创建集体所在团组织每年组织成员开展学习教育活动，积极参与青年理论学习，每季度不少于 1 次。	2

续表

测评内容	测评项目	测评内容与评分标准	分值 （100分）
岗位文明 （26分）	优质服务 （10分）	①制定优质服务规范、服务措施和延伸服务，积极参与改善医疗服务行动等卫生健康相关服务行动，便民措施落到实处，有效提高服务质量。	4
		②服务有特色、有创新、有内涵，形成品牌。	2
		③有针对服务过程中及群众反映的问题进行研究、分析和持续改进的情况记录。	4
	规范管理 （4分）	①制定科室（部门）青年文明号管理制度，集体成员参与度和积极性高。	2
		②有效利用管理工具，如："品管圈""6S管理""知识管理""精益管理""目标管理"等工具来提升管理水平。	2
	环境营造 （6分）	①环境布置符合行业性质，能满足卫生健康工作者、服务对象和集体成员的需求。	2
		②软环境（就医流程、服务氛围等）和硬环境（科室环境、设备等）能体现专业特色。	4
	文化建设 （6分）	①积极参与青年文明号开放周活动、积极开展系统行风建设和创建文明单位活动等，创建集体成员有共同的思想作风、价值观念和行为规范，恪守职业道德，形成良好的科室（部门）文化。	3
		②制定落实廉洁风险防控制度，有完善的监督机制。积极参与行风评议和专项治理活动。在醒目位置设有意见箱（簿）及各级监督电话，认真执行行风"九不准"。	3
岗位技能 （14分）	人才培养 （10分）	①制定培养青年人才或岗位能手的规划、计划、措施，并组织实施。	2
		②积极开展和参与继续教育培训，提升青年人才职业技能和服务水平。	2
		③经常性组织或参与技能竞赛、岗位练兵、健康科普等活动。	2
		④建立科学、公正的择优外派学习培训制度，积极组织青年参加学术交流、进修学习等。	2
		⑤重视青年人才使用。历任号长或40周岁以下青年担任科室（部门）业务骨干、管理骨干、党支部负责人或列入单位后备人才队伍，如党支部正副书记、科室正副主任、主任助理、正副护士长等。	2
	科研管理 （4分）	鼓励青年扎根防病治病一线，潜心研究、钻研医术，取得科研技术成果，在医院（单位）、行业或全国具有领先水平。	4
岗位效益 （34分）	业务效益 （4分）	①完成或超出年度业务计划，年度业务考核指标良性发展，集体所在科室（部门）在本单位同类集体或岗位中名列前茅。	3
		②集体成员帮扶其他卫生健康机构发展或培训其单位员工。	1
	社会效益 （13分）	①建立扶贫、助学、助医等志愿服务活动长效机制。	2
		②积极开展和参与"健康天使志愿服务行动计划"、学雷锋志愿服务、新时代文明实践志愿服务及文明健康类社会公益活动，组织开展相关主题志愿服务活动每季度不少于1次，并在相关志愿服务平台注册并使用。	3

测评内容	测评项目	测评内容与评分标准	分值 （100分）
岗位效益 （34分）	社会效益 （13分）	③创建集体或成员有获得志愿服务方面的荣誉或取得相应行政部门核准的志愿者服务项目。	3
		④创建集体或成员积极参与重大突发事件或灾害医疗救援、援外医疗、大型活动等急难险重任务。	5
	人才效益 （8分）	①创建集体成员近5年有单位组织人事部门任免的行政职务晋升。	2
		②创建集体成员近3年有职称晋升。	1
		③创建集体成员在专业学会任职。	1
		④创建集体成员近3年有学历或学位晋升。	1
		⑤创建集体或成员近5年获得所在单位上级党组织或共青团组织授予的荣誉。	3
	品牌效益 （9分）	①创建活动在本单位、本地区起到了积极带动和辐射作用，有经验做法总结交流被引用或上级部门肯定。国家级交流每次1.5分，省级每次1分，市级每次0.5分。满分3分。	3
		②创建活动有院级以上宣传报道，获得社会各界普遍认同。宣传报道有国家级的每篇1.5分，省级的每篇1分，市级的每篇0.5分，院级的每篇0.1分，满分3分。	3
		③建立互访互学、互查互评机制，加强跨省市、跨区域学习交流；邀请其他集体参与本单位集体考核，搭建共建联创平台。	3
附加分 （10分）		①青年文明号集体被评为地市级（或以上）先进单位（集体）；岗位成员被评为地市级（或以上）先进个人。集体省级部级1分/次、国家级2分/次；个人省部级1分/人、国家级2分/人，同类同人取最高级别奖项。总分不超过2分。	不超过 10分
		②号长由科室（部门）行政主任或党支部书记担任。总分不超过2分。	
		③集体所在科室（部门）或集体成员在重大突发事件或灾害医疗救援、紧急任务中获得嘉奖。省级嘉奖1分/次，国家级嘉奖2分/次。总分不超过2分。	
		④所在科室（部门）学科建设方面。本单位重点建设学科加1分、地市级、省级及以上2分。总分不超过2分。	
		⑤围绕中心、服务大局，积极参与行业及地方重大改革事项。总分不超过1分。	
		⑥参与人体器官志愿捐献登记、造血干细胞捐献或无偿献血等工作。总分不超过2分。	
一票否决事项		①本届次内创建集体或其成员存在违纪违法现象。	—
		②本届次内创建集体或其成员出现重大责任事故，或因突发事件卫生应急处置不力而受到责任追究。	
		③本届次内创建集体或其成员因工作失误或医德医风问题造成恶劣社会影响，经查情况属实。	

续表

测评内容	测评项目	测评内容与评分标准	分值 （100分）
一票否决事项		④建制不能保持稳定的，或集体成员一年内或一次性变动比例超过50%的工作集体；或创建集体中35周岁以下青年人数不足50%；或负责人（号长、副号长）年龄均超过40周岁；或集体成员中国国籍人员占集体人数60%以下；或集体人数不满6人或超过200人。	
		⑤集体的创建申报情况与实际情况严重不符或青年文明号服务承诺未能兑现，社会评价不佳，或未能达到其他创建基本要求。	

附录四

全国卫生健康系统青年文明号竞标答辩评分表

（2020年修订版）

项目	具体标准	分值	得分
创建目标	目标明确,标识、口号、成员照片、服务承诺、便民措施、监督电话等内容"六上墙"。	10分	
管理机制	单位领导重视,管理机制完善,组织领导有力,有活动阵地和切实可行的制度保证。定期收集保存创建资料,台账完备。	10分	
具体举措	将青年文明号工作与中心工作紧密结合,形成务实有效的创建载体和抓手。提供优质服务,服务有特色、有创新、有内涵。积极开展人才培养,重视青年人才使用,有计划、有措施、有培训,青年担任业务骨干、管理骨干。广泛开展各类文化和精神文明活动,形成了固有的文化氛围。经常性分析、查找存在的问题,做到持续改进。	20分	
创建成效	工作亮点突出,促进集体业务工作创新发展。集体或成员多次获得上级表彰或荣誉。活动在本单位、本地区起到积极带动和辐射作用。媒体广泛宣传报道,获得社会各界普遍认同。主动开展服务对象满意度调查,群众满意度高。	20分	
PPT	汇报PPT或视频制作内容丰富、重点突出,能够充分体现青年创新和活力。在规定时间内完成汇报。	10分	
材料撰写	汇报材料结构合理,内容翔实,重点突出,充分体现创建工作内容和成效。有基本情况、主要做法、取得成绩和努力方向等。能用事例和数据支撑,语句通顺流畅。	20分	
答辩环节	汇报人仪表端庄,思路清晰,逻辑性强,主、副汇报人相互配合得当,回答问题能够紧扣主题,表达流畅,具有说服力。	10分	

附录五

全国青年文明号台账清单（示例）

广东省第二人民医院健康管理（体检）科

一、综合管理

（一）加强领导

1. 单位青年文明号创建活动领导小组和工作机构及下发的文件和活动

1.1　广东省第二人民医院（广东省应急医院）"青年文明号"管理办法（红头文件）

1.2　广东省第二人民医院（广东省应急医院）颁发青年文明号创建集体号长、副号长任职（红头文件）

1.3　医院及上级领导现场指导工作记录

2. 单位创建活动的年度计划

2.1　广东省第二人民医院共青团和社会工作发展第一个三年行动计划（2020—2022年）

2.2　广东省第二人民医院健康管理（体检）科青年文明号工作年度计划

3. 单位开展青年文明号常态化考核资料

3.1　广东省第二人民医院（广东省应急医院）"青年文明号"常规考核管理

3.2　广东省第二人民医院（广东省应急医院）"青年文明号"季度考核评分表

3.3　广东省第二人民医院健康管理（体检）科青年文明号季度考核工作安排表

3.4　广东省第二人民医院健康管理（体检）科青年文明号季度考核资料

（含考核通知、汇报PPT、考核结果公示、考核反馈等）

4. 号长任职资质

4.1　号长行政职务红头命名文件

4.2　号长个人简历及荣誉证书

4.3　号长参加省青年文明号负责人培训资格培训班证书

4.4　号长更换的材料

4.4.1　广东省第二人民医院号长、副号长更换申请报告

4.4.2　广东省第二人民医院号长、副号长更换批复文件

5. 广东省第二人民医院健康管理（体检）科青年文明号号手成员表（附上身份证、学历等复印件）

6. 创建活动经费制定、经费使用记录

6.1　广东省第二人民医院（广东省应急医院）"青年文明号"创号启动金、创号奖励金及

荣誉津贴发放管理办法

6.2 广东省第二人民医院健康管理（体检）科青年文明号创建经费管理制度

6.3 广东省第二人民医院健康管理（体检）科青年文明号创建开支项目登记表（部分纸质版）

6.4 广东省第二人民医院健康管理（体检）科青年文明号荣誉津贴发放明细

（二）基础工作

1. 争创青年文明号标识、创建目标、主题、口号、号徽等"上墙"青年文明号标识

2. 广东省第二人民医院健康管理（体检）科青年文明号相关制度

2.1 广东省第二人民医院健康管理（体检）科青年文明号管理章程

2.2 广东省第二人民医院健康管理（体检）科青年文明号负责人管理制度

2.3 广东省第二人民医院健康管理（体检）科青年文明号台账管理制度

2.4 广东省第二人民医院健康管理（体检）科青年文明号社会监督员制度

2.5 广东省第二人民医院健康管理（体检）科青年文明号爱心药箱管理制度

2.6 广东省第二人民医院健康管理（体检）科青年文明号便民伞租借管理制度

......

3. 广东省第二人民医院健康管理（体检）科青年文明号会议记录

（三）党团工作

1. 党团组织架构

1.1 党组织架构

1.1.1 中共广东省第二人民医院各总支部下属党支部换届选举文件

1.1.2 健康管理（体检）科党支部换届文件

1.1.3 健康管理（体检）科党支部组织架构

1.2 团组织架构

1.2.1 共青团广东省第二人民医院委员会换届选举文件

1.2.2 共青团广东省第二人民医院委员会组织架构

1.3 门诊团支部组织构架

2. 按时收缴党团费并做好登记,并附上缴费凭证

2.1 中共广东省第二人民医院委员会党费收缴、使用和管理的规定

2.2 共青团广东省委《关于团费收缴、管理和使用的实施细则（试行）》的通知

2.3 健康管理（体检）科党支部党费收缴记录

2.4 门诊第四支部委员会团费收缴记录

3. 落实"三会一课"制度并做好记录

3.1 党的三会一课记录（纸质版:党支部会议记录和党员笔记本）

3.2 团的三会一课记录

4. 党、团员信息管理

4.1 健康管理（体检）科党支部党员名单

4.2 门诊团支部团员名单

4.3 健康管理（体检）科发展党员资料

二、岗位文明

（一）优质服务

1. 优质服务规范及服务措施

1.1　科室优质服务规范

1.2　服务措施

1.3　服务承诺

1.4　便民措施及管理制度

2. 服务有特色、有创新、有内涵

2.1　特色服务

2.2　创新服务

2.3　微信公众号管理及健康宣教

3. 针对服务及群众反映问题进行分析、研究和持续改进

3.1　意见卡登记管理及持续改进记录

3.2　满意度调查情况及持续改进记录

3.3　服务细节或投诉情况及持续改进记录

（二）规范管理

1. 明确的目标和管理制度

1.1　医院青年文明号相关管理办法与制度

1.2　科室青年文明号相关管理制度

1.3　科室青年文明号年度或季度工作计划

1.4　科室青年文明号工作例会

2. 做好质控,有效利用管理工具

2.1　科室质控相关制度

2.2　科室质控总结

2.3　品管圈材料

3. 聘请监督员,督导科室青年文明号创建工作

3.1　督导员情况、聘书

3.2　督导记录

（三）环境营造

1. 现场环境布置

2. 软环境

2.1　就医（体检）流程

2.2　服务规范

2.3　服务氛围

2.4　检后管理服务

3. 硬环境

3.1　科室环境

3.2　科室设备

3.3 管理平台及硬件设施

（四）文化建设

1. 积极参与青年文明号开放周、创建文明单位等活动

1.1 相关学习及活动开展

1.2 各级青年文明号学习交流

1.3 青年文明号开放周

2. 制定落实廉洁防控制度,完善监督机制

2.1 医院各项廉洁防控制度

2.2 廉洁执业承诺书

2.3 参与廉洁执业相关活动

2.4 医德医风活动

3. 团队凝聚力

3.1 青年文明号拓展活动

3.2 关爱员工举措

三、岗位技能

（一）人才培养

1. 科室青年文明号人才培养计划及相关管理制度

2. 青年业务学习、培训及继续教育

3. 青年号手技能考核、比赛情况

4. 青年号手外出进修、培训

5. 青年号手学术交流

6. 历任号长及青年号手任职情况

（二）科研管理

1. 搭建科研平台,制定科研相关激励制度

2. 青年号手论文发表情况

3. 青年号手申报课题情况

4. 青年号手发表专利情况

四、岗位效益

（一）业务效益

1. 年度业务考核指标良性发展

2. 年度业务计划及业务总结

3. 科室同行业排名

4. 帮扶基层机构发展与员工培训

（二）社会效益

1. 广东省第二人民医院志愿服务活动管理制度

1.1 健康管理（体检）科志愿服务活动管理制度

1.2 健康管理（体检）科志愿服务活动开展记录

2. "i志愿"全体号手注册及志愿服务时长

3. 积极参与重大突发事件、灾害、援外医疗等任务

4. 集体获得荣誉

（三）人才效益

1. 健康管理（体检）科号手学历或学位（统计表、证书复印件）

2. 健康管理（体检）科号手职务、职称晋升（统计表、证书复印件、医院红头文件）

3. 健康管理（体检）科号手专业学会任职（统计表、证书复印件）

4. 健康管理（体检）科号手年度个人获得荣誉（统计表、证书复印件）

（四）品牌效益

1. 各级青年文明号交流学习

2. 科室或创建活动有院级或以上宣传报道或媒体报道等相关资料

附录六

"青年文明号" 100 题

一、填空题（20 题）

1. 青年文明号活动坚持以 **敬业** 、**协作** 、**创优** 、**奉献** 为共同理念。

2. 青年文明号活动坚持以 **服务** 一流、**管理** 一流、**人才** 一流、**文化** 一流、**效益** 一流为争创目标。

3. 青年文明号活动旨在弘扬职业 **文明** 、引导岗位 **建功** ，建设先进 **集体、培育** 青年 **人才** 。

4. 青年文明号活动在实践中培育 **过硬** 政治素质、**高尚** 职业道德、**高超** 职业技能、**优良** 工作作风、**突出** 岗位业绩的集体。

5. 青年文明号一般分为 **全国** 、**省** 、**地市** 三个级别（行业、系统、企业可参照设立相应级别）。

6. 全国卫生健康系统各级青年文明号分为 **全国、省、地市（省直、有关高校）、县（区）、单位（医院）** 五个级别。

7. 青年文明号创建集体人数一般在 **6** 人以上、**200** 人以下。

8. 青年文明号创建集体原则上由一名不超过 **40** 周岁的 **集体** 负责人或相应 **团组织** 主要负责人担任号长。

9. 海外青年文明号创建集体的主要负责人和号长均应为 **中国** 国籍。

10. 青年文明号的评选坚持从严从优原则，严把 **政治** 关、**质量** 关、**廉洁** 关。

11. 青年文明号组织机构要重点完成年度"五个一"工作任务，即至少组织一次 **专题会议** 、一次 **集中培训** 、一次广泛覆盖的 **检查或调研** 、一项主题 **创建活动** 、搭建一个 **日常联系** 平台。

12. 青年文明号活动标识中英文"Y"代表 **青年** 。

13. 青年文明号活动标识中英文"Y"的复线代表 **青年集体** 。

14. 全国创建青年文明号活动组委会办公室设在共青团中央 **青年发展** 部。

15. 各命名单位可在青年文明号牌匾上刻印二维码，与牌匾文字内容保持一定距离，并按" **一牌一码** "管理。

16. 鼓励各地、各行业、各有关单位根据相关规定制定相应激励政策，对命名的青年文明号集体及其成员给予一定的 **物质** 奖励和 **精神** 奖励。

17. 青年文明号创建集体的团组织健全，按时换届，智慧团建系统应用良好，全体 **团员团干部** 均注册报到。

18. 发现需撤销称号的集体,须向 __组委会办公室__ 提交撤号建议或撤号说明。

19. 发现需撤销称号的集体,提交撤号建议或撤号说明后,经 __审核同意__ 后方可执行。

20. 青年文明号创建工作按照简易备案、__对标创建__ 、达标考核、__审核认定__ 、常态监督、__动态调整__ 的流程进行。

二、单选题(10题)

1. 江泽民同志为"青年文明号"亲笔题字的时间是(C)

A. 1993 年 4 月 1 日　　　　　　　　B. 1993 年 5 月 4 日

C. 1994 年 4 月 1 日　　　　　　　　D. 1994 年 5 月 4 日

2. 共青团中央在全国开展创建青年文明号活动的时间是(B)

A. 1993 年　　　B. 1994 年　　　C. 1995 年　　　D. 1996 年

3. 青年文明号活动是面向哪类群体开展的(B)

A. 新时代青年　　B. 职业青年　　C. 学生青年

4. 青年文明号创建集体中 35 周岁以下青年人数应占(B)以上。

A. 45%　　　B. 50%　　　C. 55%　　　D. 60%

5. 青年文明号采取申报单位自行公示和组织机构集中公示相结合的方式,在评选各环节面向社会公示,公示期不少于(B)个工作日。

A. 3　　　　B. 5　　　　C. 7

6. 青年文明号创建集体的中国国籍人员应占集体人数(D)以上。

A. 50%　　　B. 60%　　　C. 70%　　　D. 80%

7. 按照从严从简、务实高效的原则,在一个创建周期内,各级管理机构采取直接考核、委托下一级考核、指定第三方考核等方式,对创建集体至少开展(A)次达标考核。

A. 1　　　　B. 2　　　　C. 3　　　　D. 4

8. 青年文明号牌匾什么情况下不予补发(A)

A. 丢失　　　B. 损坏　　　C. 损毁

9. 青年文明号创建推进的星级制是(A)

A. 三级三星制　　B. 三级五星制　　C. 五级三星制　　D. 五级五星制

10. 一般每年几月份集中开展"青年文明号开放周"(C)

A. 3 月　　　B. 5 月　　　C. 9 月　　　D. 12 月

三、多选题(25题)

1. 青年文明号作为精神文明创建活动具有哪三性(BCD)

A. 政治性　　　B. 群众性　　　C. 实践性　　　D. 品牌性

2. 青年文明号创建活动的基本手段包含(ABCD)

A. 科学管理　　　　　　　　B. 人本管理

C. 自我管理　　　　　　　　D. 开展岗位创新创效创优活动

3. 青年文明号的"三亮"制度包括(ABC)

A. 亮标识　　　B. 亮承诺　　　C. 亮监督　　　D. 亮制度

4. 执行"三亮"制度要求集体在对外窗口公开内容包括(ABC)

A. 服务承诺　　　　B. 成员身份　　　　C. 监督电话　　　　D. 制度文件

5. 青年文明号的评选原则包括（ **ABCD** ）

A. 公开　　　　B. 公平　　　　C. 公正　　　　D. 从严从优

6. 青年文明号的评选办法包括（ **BCD** ）

A. 自上而下　　　　B. 自下而上　　　　C. 逐级创建　　　　D. 逐级评选

7. 凡青年文明号集体和创建集体存在以下哪些问题,应警告提醒,责令其限期整改?（ **ABC** ）

A. 经管理机构调查、媒体曝光或群众检举,发现集体的产品或服务存在一定问题的、认定属实的。

B. 半年内不开展创建工作的;创建态度消极被动的;创建工作质量严重下滑的。

C. 青年文明号服务承诺未能兑现,社会评价不佳,或未能达到其他创建基本要求的。

8. 凡青年文明号集体和创建集体存在以下哪些问题,应当对青年文明号集体给予星级调整,一般每次摘除一颗星?（ **ABC** ）

A. 未按要求完成相应星级工作任务或未达到相应星级工作标准。

B. 在一个创建周期内,达标考核不合格。

C. 连续一年不开展创建工作的。

9. 凡青年文明号集体和创建集体发生以下哪些情况,由原命名单位撤销称号、摘除牌匾,或取消其当届创建资格?（ **ABCD** ）

A. 集体中存在违法、违纪现象或违法、违纪人员。

B. 在生产、经营、管理、服务工作中发生重大责任事故、引发社会恶性事件或造成广泛不良社会影响。

C. 长期存在予以星级调整所列问题,拒不整改或限期整改后仍不合格。

D. 集体的申报情况与实际情况严重不符。

10. 凡青年文明号集体和创建集体发生以下哪些情况,由原命名单位免除其青年文明号称号,允许其保留青年文明号牌匾,但不得在公共场所悬挂?（ **ABC** ）

A. 原集体的建制撤销或工作职能发生明显改变。

B. 集体成员一年内或一次性变动比例超过50%。

C. 其他不符合青年文明号基本条件的。

11. 青年文明号题字和标识的使用范围包括?（ **ABCD** ）

A. 青年文明号牌匾、会标、证件、证书的制作。

B. 青年文明号活动非商业用途的宣传品、新媒体文化产品、网站等。

C. 青年文明号有关视觉识别系统如工作现场、旗帜、徽章、服饰等。

D. 题字和标识不得用于商业性活动,牌匾只可在所授予集体的工作场所对外悬挂,不得私自复制,不得随意放置。

12. 青年文明号活动应围绕中心工作和创建任务,结合时代要求和青年特点,重点在（ **ABCD** ）等方面,培育有形化、能复制、可推广的工作载体。

A. 思想引领　　　　B. 技能提升　　　　C. 创新创效　　　　D. 优质服务

13. 青年文明号的评选注重创建集体的（ **ABCD** ）等,择优推荐、评选。

A. 工作业绩　　　　B. 日常创建　　　　C. 社会评价　　　　D. 团的建设工作

14. 青年文明号实行特别推荐机制,对在(ABC),充分体现时代精神、符合创建导向的典型集体,适当放宽曾获青年文明号等级要求。

A. 国家重大项目和重大工程建设　　　B. 重大突发公共事件

C. 本地区和本行业系统中作出重要贡献

15. 对在组织开展青年文明号活动中业绩突出的管理单位和个人予以表彰或表扬,探索(ABCD)等激励方式。

A. 项目支持　　　　　　　　　　　B. 政策倾斜

C. 跟踪培养　　　　　　　　　　　D. 学习培训机会推荐

16. 在(ABC),对命名的集体和号长、青年骨干在同等条件下予以优先考虑。

A. 推优入党　　　　　　　　　B. 青年马克思主义者培养工程学员遴选

C. 行业主管部门开展的评选表彰中

17. 青年文明号创建的上墙宣传栏内容应包含创建目标、主题、口号、(ABCD)监督电话等。

A. 号徽　　　　　B. 成员照片　　　　C. 服务承诺　　　　D. 便民措施

18. 青年文明号创建中要求有效利用"品管圈"(ABCD)等管理工具来提升管理水平。

A. 6S 管理　　　B. 知识管理　　　C. 精益管理　　　D. 目标管理

19. 青年文明号创建重视青年人的培养使用,历任号长或40周岁以下青年担任科室(部门)业务骨干、管理骨干、党支部负责人或列入单位后备人才队伍,如(ABCD)等。

A. 党支部正副书记　　B. 科室正副主任　　C. 主任助理　　D. 正副护士长

20. 青年文明号创建的一票否决的内容包括(ABCDE)。

A. 本届次内创建集体或其成员存在违纪违法现象。

B. 本届次内创建集体或其成员出现重大责任事故,或因突发事件卫生应急处置不力而受到责任追究。

C. 本届次内创建集体或其成员因工作失误或医德医风问题造成恶劣社会影响,经查情况属实。

D. 建制不能保持稳定的,或集体成员一年内或一次性变动比例超过50%的工作集体;或创建集体中35周岁以下青年人数不足50%;或负责人(号长、副号长)年龄均超过40周岁;或集体成员中国国籍人员占集体人数80%以下;或集体人数不满6人或超过200人。

E. 集体的创建申报情况与实际情况严重不符或青年文明号服务承诺未能兑现,社会评价不佳,或未能达到其他创建基本要求。

21. 注重青年文明号创建的日常化、制度化,逐步实现对创建集体的(ABC)

A. 规范化管理　　　B. 常态化监督　　　C. 动态化调整

22. "青年文明号"工作成为共青团提升(ABCD)的重要载体。

A. 引领力　　　B. 组织力　　　C. 服务力　　　D. 大局贡献度

23. 在卫生健康系统,青年文明号活动的四个成效指的是(ABCD)

A. 社会效益　　　B. 业务效益　　　C. 人才效益　　　D. 品牌效益

24. 在卫生健康系统,青年文明号活动的特色体现在哪四个方面(ABCD)

A. 服务特色　　　B. 管理特色　　　C. 环境特色　　　D. 文化特色

25. 青年文明号注重发挥动员职业青年服务大局的"建功大舞台"、引领职业文明的"行业高标杆"及（ ABCD ）等六方面作用功能。

A. 促进职业青年成才的"人才蓄水池"

B. 展示青年群体良好形象的"文明宣传栏"

C. 支持基层团组织开展工作的"活力新载体"

D. 提升职业青年思想政治素质的"学习大课堂"

四、判断题（25 题）

1. 青年文明号题字和标识不得用于商业性活动。（ √ ）

2. 青年文明号牌匾可以自行复制悬挂在醒目位置。（ × ）

3. 青年文明号活动突出创建导向，从注重结果性的"评比表彰"向过程性的"创建达标"转变。（ √ ）

4. 青年文明号创建的具体措施包含加强组织领导、制定目标任务、培育创建载体、完善操作规范、健全长效机制。（ √ ）

5. 对存在违法违纪现象的集体，按照"谁命名，谁执行"的原则给予惩戒意见。（ √ ）

6. 对撤销称号的集体，原命名单位应面向社会公告。（ √ ）

7. 青年文明号牌匾的字体要统一使用江泽民同志的题字。（ √ ）

8. 青年文明号牌匾（包括电子牌匾）必须由命名单位制发。（ √ ）

9. 青年文明号牌匾的材料可以用不锈钢。（ × ）

10. 青年文明号标识采用红、白、绿三个主色系。（ √ ）

11. 各级青年文明号牌匾大小不同，各有规定尺寸。（ √ ）

12. 青年文明号牌匾中的"青年文明号"字体为黑色，其余字体为红色。（ × ）

13. 青年文明号牌匾中的届次及落款为黑体字，届次为阿拉伯数字。（ √ ）

14. 青年文明号牌匾的版面布局为"青年文明号"题字居中，集体二维码居于牌匾左下角，落款单位居于牌匾右下角。（ √ ）

15. 已摘牌的青年文明号集体，不得在岗位现场或网站悬挂牌匾。（ √ ）

16. 青年文明号荣誉有效期过后，集体可以继续悬挂。（ × ）

17. 单位党政领导重视，成立由分管共青团工作的院领导为组长的工作领导小组。（ × ）

18. 单位围绕中心工作，制定本单位青年文明号考核标准，每年对集体至少考核 1 次。（ √ ）

19. 全国卫生健康系统全国级青年文明号的产生，原则上由省级卫生健康部门归口向国家卫生健康委推报。（ √ ）

20. 全国卫生健康系统创建青年文明号活动组委会办公室设在国家卫生健康委文明办。（ √ ）

21. 在全国卫生健康系统国家级青年文明号测评中，若创建集体中 35 周岁以下青年人数不足 60% 属于一票否决事项。（ × ）

22. 在全国卫生健康系统国家级青年文明号测评中，若负责人（号长、副号长）年龄均超过 40 周岁属于一票否决事项。（ √ ）

23. 在全国卫生健康系统国家级青年文明号测评中，若集体成员中国国籍人员占集体

人数 80% 以下属于一票否决事项。（ √ ）

24. 在全国卫生健康系统国家级青年文明号测评中，若集体人数不满 6 人或超过 200 人不属于一票否决事项。（ × ）

25. 在全国卫生健康系统国家级青年文明号测评中，若集体成员一年内或一次性变动比例超过 50% 的工作集体属于一票否决事项。（ √ ）

五、问答题（20题）

1. 问：青年文明号的定义？

答：青年文明号是指在生产、经营、管理、服务等过程中创建并经过活动组织管理部门认定的，以"敬业、协作、创优、奉献"为共同理念，以实施科学管理、人本管理、自我管理和开展岗位创新创效创优活动为基本手段，具有过硬政治素质、高尚职业道德、高超职业技能、优良工作作风、突出岗位业绩的集体。

2. 问：全国青年文明号的评选、命名机制是怎样的？

答：施行备案创建、届次评选制。两年为一个创建周期，单数年创建备案、双数年评审认定。

3. 问：已获得青年文明号称号的集体，要在哪里悬挂相应级别的青年文明号牌匾？

答：岗位现场或网站醒目位置。

4. 问：青年文明号评选施行的公示制是怎么样的？

答：采取申报单位自行公示和组织机构集中公示相结合的方式，在评选各环节面向社会公示。

5. 问：青年文明号牌匾由什么部门授予？

答：由相应活动组织管理部门联合发文予以命名，授予青年文明号称号，颁发牌匾。

6. 问：应如何建立青年文明号培训交流机制？

答：定期举办青年文明号负责人培训班、完善青年文明号互访互学、互查互评、共建联创等机制，促进青年文明号集体间的交流与合作。

7. 问：青年文明号的星级认定的要求是什么？

答：全国、省、地市三级青年文明号各分为三个星级，星级认定以命名次数为依据,,每被命名一次为一星，最高为三星。

8. 问：对存在违法违纪现象的集体，可给予哪三种惩戒意见？

答：警告提醒、调整星级、撤销称号。

9. 问:青年文明号标识的寓意是什么?

答:新时代广大青年集体在创建青年文明号实践中,不忘跟党初心、牢记青春使命,用热情和双手提供优质服务、弘扬职业文明,立足岗位建功、贡献青春力量。

10. 问:青年文明号牌匾如有损坏应怎样处理?

答:及时报告命名单位,由命名单位收回后重新发放。

11. 问:优化工作流程后,如何理解"简易备案"?

答:指申请创建地市级(含)以上"青年文明号"的集体就基本信息予以备案即可。

12. 问:优化工作流程后,如何理解"对标创建"?

答:指创建集体依照所在行业标准开展创建,暂无行业标准的依据《青年文明号活动管理办法》(2016年制定)开展创建。

13. 问:优化工作流程后,如何理解"达标考核"?

答:指各级"青年文明号"工作管理机构(组委会或团组织)依据相应标准,对提出达标申请的创建集体进行考核。

14. 问:优化工作流程后,如何理解"审核认定"?

答:指各级"青年文明号"工作管理机构对通过达标考核的创建集体,认真履行审核、公示、认定等程序,对相应的等级和星级进行确认。

15. 问:优化工作流程后,如何理解"常态监督"?

答:指不断健全自查自评、交叉测评、社会监督等日常化、多维度、公开性的监督机制。

16. 问:优化工作流程后,如何理解"动态调整"?

答:指根据监督反馈情况,对符合条件的创建集体,在"三级三星制"的范围内进行动态调整。

17. 问:青年文明号注重面向的三类主战场是什么?

答:面向职业青年、面向基层一线、面向经济社会发展。

18. 问:青年文明号以"窗口"行业为重点,着力实现哪三个目标?

答:共青团发挥主导作用、职业青年广泛参与、社会普遍认可。

19. 问:优化青年文明号工作机制的要点有哪些?

答:完善"青年文明号"工作的组委会协调机制,立足工作实际、根据行业特点,加强共青团与组委会成员单位之间的"一对一"沟通协调。尊重社会和市场发展规律,逐步将社会认可度和市场化程度较高的行业组织、龙头企业纳入协调机制,提升创建工作的覆盖面、实效性、影响力。

20. 问:自 2020 年起创建 "青年文明号" 集体的,如何落实 "三级三星制" ?

答:须从地市级开始,实行逐级创建、逐级认定。在同一等级内,星级越高,将获得越多等级晋升认定、推荐评优奖励等机会。

附录七

卫生健康行业历届全国青年文明号名单

1996 年度全国青年文明号（90 个）

北京天坛医院神经内科二病房
北京市结核病胸部肿瘤研究所外二病房
北京市朝阳医院内一东血液病房护士站
天津市第三医院门诊化验室
天津市南开区黄河医院急诊内科
河北省冀州市医院外科
河北省人民医院急救中心
山西省人民医院内分泌科二病区
山西医科大学第二医院骨科
山西省长治市人民医院妇产科
内蒙古医学院附属医院门诊部
辽宁省阜新市中医院结石病医疗中心护士站
辽宁省沈阳市第五人民医院外一病房
辽宁省抚顺市第二医院内科门诊
吉林省四平市中心医院门诊青年服务岗
吉林省人民医院血液内科
黑龙江省医院心血管外科
黑龙江省佳木斯市中心医院血液透析科
上海市第六人民医院产科病区
上海第二医科大学附属仁济医院药房窗口
上海中医药大学附属曙光医院检验科门急诊窗口
上海市第二人民医院急诊护理组
江苏省无锡市第二人民医院十一病区
江苏省南京鼓楼医院急诊中心护理组
浙江省人民医院急诊室
浙江省温州市温州医学院附属一院急诊科
安徽省蚌埠市一院儿科护理部
安徽省立医院 ICU

福建省龙岩"120"急救中心

福建省肿瘤医院内科六区护理组

江西医学院第一附属医院妇产科

江西省肿瘤医院放疗科技术组

山东省立医院内科消化东组病房护理组

山东省精神卫生中心心理健康热线

山东省济南市传染病医院检验科

河南省漯河市第一人民医院外二科

河南省人民医院一内科四病区

湖北省人民医院（湖北医科大学附一医院）检验科

湖北省武汉市第四医院肿瘤科病房

湖北省鄂州市第一医院内三科

湖南省湘潭市中心医院十六病室

广东省韶关市粤北人民医院老年病科

广东省汕头大学医学院第一附属医院内七病区

广西桂林医学院附属医院消化内科

海南省人民医院肿瘤内科

四川省成都市第一人民医院中西医结合重症监护病区

四川省人民医院"绿色生命通道"急救组

重庆市外科医院肺内科

重庆市第三人民医院老年病科

贵州省贵阳市妇幼保健院新生儿科

贵州省人民医院急诊科

云南省昆明市延安医院昆明心胸外科研究中心

云南省大理州医院内三科东病区

西藏自治区人民医院小儿科

陕西省肿瘤医院 CT 室

陕西省西安市中心医院神经外科护理部

陕西省西安市儿童医院新生儿科（西病区）

甘肃省中医医院急诊科

青海省儿童医院电生理科

宁夏回族自治区人民医院外一科

宁夏医学院附属医院胸心外科

新疆维吾尔自治区卫生防疫站肝炎研究室

新疆维吾尔自治区乌鲁木齐市红十字中心血站检验中心

大连市中医医院股骨头专科病房

大连市儿童医院重症监护病房

宁波市医疗中心李惠利医院心胸外科

青岛市立医院外科十病区

深圳市人民医院显微外科

厦门市仙岳医院第二病区

中国医科大学第二临床学院儿科急救中心

同济医科大学同济医院血液病房

西安医科大学第一附属医院肾移植科

湖南医科大学代谢内分泌研究所

华西医科大学附属第一医院心血管内科护理组

山东医科大学附属医院肿瘤中心七病房

北京医科大学第一医院儿科二病房

中国医学科学院北京协和医院 ICU 病房

中日友好医院中心治疗室

中国中医研究院广安门医院五病区

北京首都机场卫生检疫局检疫监测处

卫生部成都生物制品研究所基因工程室

河北省衡水哈励逊国际和平医院二病区

辽宁省沈阳市红十字会医院外科十病房

黑龙江省哈尔滨市儿童医院急救中心

安徽省立医院输血科

江西省赣州地区人民医院急诊科

山东省济南市中心医院友谊血液净化中心

海南医学院附属医院心血管外科

四川省成都市第三人民医院干部病区

广西梧州市妇幼保健院妇产科

1999—2000 年度全国青年文明号（52 个）

北京市急救中心青年车组

北京安定医院十四病区

北京大学第三医院神经内科高干病房

天津市第二中心医院肿瘤病房

天津市医科大学附属肿瘤医院高级病房护理部

河北省邯郸市中心医院儿科

山西医科大学第一医院呼吸内科

山西医科大学第二医院药剂科

辽宁大连医科大学附属第二医院心血管内科

辽宁省抚顺市中心医院放射科

吉林省人民医院特诊病房

黑龙江省牡丹江心血管医院监护室

黑龙江省大庆市第四医院骨外科

哈尔滨医科大学第一临床医学院普外科

上海市第一人民医院眼科病区

复旦大学附属中山医院肝肿瘤科

江苏省昆山市中医医院

江苏省盐城市第一人民医院二病区护理组

浙江省余杭市第一人民医院急诊护理站

浙江省湖州市中心医院妇产科

安徽蚌埠医学院附属医院重症监护中心

福建省急救中心

福建省妇幼保健院产房护理组

山东省淄博市中心医院普外科

山东青岛市妇女儿童医疗保健中心脑瘫康复中心

山东省泰安市卫生学校学生工作处

河南三门峡市卢氏县防疫站

河南医科大学第二附属医院妇产科

湖北省荆门市第二人民医院妇产科

湖北省襄樊市中心医院神经外科

湖南省肿瘤医院十二病室

湖南省湘潭市第一人民医院十一病室

广东肇庆市第一人民医院急诊科

广西医科大学一附院神经内科专五病区

广西壮族自治区柳州市人民医院心胸外科

海南省农垦总局医院急诊科

重庆医科大学儿童医院重症监护室

四川成都市妇幼保健院产科高危病区

四川省德阳市人民医院内一病区

贵州医学院附属医院外科二病房

云南省红河州人民医院内一科

西藏自治区人民医院儿科

陕西西安交通大学第一医院肝胆外科

甘肃兰州医学院第一附属医院心内介入病房（CCU）

青海省人民医院神经外科

宁夏回族自治区人民医院眼科

宁夏回族自治区银川市第一人民医院肝胆外科

新疆维吾尔自治区乌鲁木齐市妇幼保健院产房

新疆生产建设兵团哈密农场管理局红星医院外科

中日友好医院重症监护室

中国中医研究院西苑医院呼吸科护理组

北京中医药大学东直门医院急诊科

1999—2000 年度创建活动优秀组织奖（10 个）

黑龙江省卫生厅
云南省卫生厅
广西壮族自治区卫生厅
浙江省卫生厅
天津市卫生局
重庆市卫生局
青岛市卫生局
无锡市卫生局
武汉市卫生局
河南省人民医院

2001—2002 年度全国青年文明号（新命名，62 个）

北京佑安医院"爱心家园"
北京市丰台区医院心血管重症监护病房
北京积水潭医院创伤骨科八病房
天津市医疗急救指挥中心通讯调度科
天津医科大学总医院干部保健病房
河北医科大学第三医院创伤急救中心
河北省廊坊市中心血站
山西省长治医学院附属和平医院检验科
山西省中医药研究院内分泌科
辽宁省沈阳市第一人民医院神经内一科病房
辽宁省鞍山市中心医院神经内科
吉林省长春市中心医院综合注射室
吉林省吉林市中心医院手术室护理组
黑龙江省牡丹江市中医医院放心药房
黑龙江省医院普外一科
黑龙江省双鸭山市人民医院骨外科
上海市复旦大学附属华山医院神经外科青年医师组
上海第二医科大学附属新华医院上海儿童医学中心小儿心胸外科病区
江苏省镇江市第一人民医院输液室
江苏省徐州市第四人民医院急诊科
浙江省妇女保健院妇一科
浙江省嘉兴市第一医院十一病区
安徽中医学院第一附属医院二病区
安徽安庆市第一人民医院内二病区
福建省漳州市中医院"120"急救中心

福建医科大学附属协和医院心外科 ICU 护理组

江西省九江市第一人民医院神经内科

江西省新余市人民医院外二科

山东省济宁市红十字会中心血站体检采血科

山东省烟台市烟台山医院急诊科护理组

河南省鹤壁市第一人民医院儿科

河南省洛阳市妇幼保健院新生儿科

湖北省宜昌市第一人民医院 120 急救中心

湖北省武汉市儿童医院香港路门诊部输液室

湖南省人民医院肝胆科

广东省中医院内一科

广西壮族自治区人民医院眼科

广西壮族自治区桂林市第三人民医院内一科

海南省安宁医院女病区

重庆市中山医院重症监护室

四川省肿瘤医院放疗中心技术组

四川省内江市第一人民医院外三科

贵州省毕节地区医院第一门诊部

贵州省遵义市人民医院内四科

云南省第一人民医院生殖遗传科

西藏自治区藏医院心脑血管科

陕西省肿瘤医院胸外科护理部

陕西省西安市第四医院眼科

甘肃省妇幼保健院新生儿重症救护中心

青海省医学院附属医院心胸科护理部

新疆维吾尔自治区伊犁哈萨克自治州友谊医院肿瘤内科

新疆医科大学第一附属医院中心手术室

新疆生产建设兵团奎屯医院内四科

北京协和医院神经内科

中国疾病预防控制中心传染病预防控制所腹泻病研究室

中日友好医院心脏血管外科护士站

北京大学肿瘤医院内五病房

北京大学人民医院创伤骨科

中华医学会杂志社微机室

深圳市宝安区中医院骨外科团支部

厦门市中心血站

青岛海慈医疗集团急诊科

（另有继续认定的全国青年文明号 166 个，名单略）

2001—2002 年度创建活动优秀组织奖（10 个）

吉林省卫生厅

天津市卫生局团委

山西省卫生厅

黑龙江省哈尔滨医科大学附属第二临床医学院

河南省卫生厅直属机关团委

湖北省卫生厅团委

四川省成都市卫生局团委

西藏自治区第一人民医院

甘肃省卫生厅

北京大学医学部团委

2003—2004 年度全国青年文明号（新命名，86 个）

北京妇产医院妇科五病房

首都医科大学附属北京儿童医院急救中心

北京市第六医院 CCU 病区

中国医学科学院血液病医院血液五科

天津市儿童医院影像科

天津市河东区卫生局公共卫生监督所证照科

河北医科大学第二医院眼科

保定市第一医院内四科

山西省肿瘤医院血液内科

山西职工医学院基础部班主任室

辽宁省本溪市中心医院 ICU 病房

吉林省辽源市中心医院老干部疗区

吉林大学中日联谊医院神经外科

吉林省肿瘤医院化疗一科护理组

佳木斯大学附属第一医院急诊科

黑龙江中医药大学附属第一医院心血管内科（一）病房

哈尔滨医科大学第一临床医学院 ICU 病房

哈尔滨医科大学第二临床医学院心外监护治疗中心

华东医院东十一楼

上海市东方医院心脏中心监护室护理组

无锡市妇幼保健院临产室

南京市妇幼保健院四病区

江苏省东台市人民医院青年志愿者服务站

江苏大学附属医院二病区（心内科）护理组

温州医学院附属第二医院产科

浙江省金华市中心医院急诊科

浙江省诸暨市人民医院重症监护中心

安徽医科大学第一附属医院儿科护理单元

安徽省肺科医院第三病区护理单元

安徽省立医院急救中心急救急诊部

福建省南平市第一医院神经内科

福建省宁德市医院急诊科

福建省三明市第二医院门诊西药房

江西医学院第二附属医院心血管内科

江西省医学院第一附属医院消化科

江西省景德镇市第二人民医院内一科重症监护室（ICU）

江西医学院附属口腔医院正畸科

泰安市中心医院肿瘤内科

济宁市第一人民医院中心监护室

山东大学齐鲁医院产科病房

济南市中医医院保健中心

河南中医学院第一附属医院门诊药房

河南省郑州市第三人民医院血液科

河南南阳市中心血站发血科

黄石市中心医院急诊科（急诊绿色通道）

湖北省恩施自治州中心医院五官科团支部

南华大学附属第一医院脊柱外科

湖南省人民医院急诊儿科

广东省中医院神经一科

广州医学院第一附属医院急诊科

广东医学院附属医院儿科

广西壮族自治区人民医院消化内科

北海市妇幼保健院妇产科

广西壮族自治区梧州市红十字会医院急诊科

四川泸州医学院附属第二医院门诊检验科

四川医学科学院·四川省人民医院住院部手术室

成都市第二人民医院心血管内科

重庆市卫生局卫生监督所监督管理办公室（稽查科）

重庆市急救医疗中心院前急救部

贵州省紧急救援中心 96999

贵州省人民医院麻醉科

昆明医学院第一附属医院药剂科

西藏自治区人民医院急救中心

陕西省人民医院肝胆外科护理组

陕西省肿瘤医院普通肿瘤外科
陕西省妇幼保健医院产科病区
甘肃省疾病预防控制中心免疫规划科
银川市妇幼保健院新生儿科
宁夏回族自治区人民医院心血管内科
新疆维吾尔自治区巴音郭楞蒙古自治州人民医院内三科
新疆维吾尔自治区克拉玛依市中心医院儿科
石河子大学医学院一附院老干科
新疆生产建设兵团农九师医院内二科
新疆阿克苏农一师医院内三科
广东省深圳市中医院肝病科
深圳市南山区人民医院注射中心
厦门市医疗急救中心调度科
中国中医研究院广安门医院针灸科（医疗组）
中国中医研究院西苑医院药剂科中草药调剂组
中国中医研究院望京医院创伤一科护理组
北京大学第三医院心内科 23 病房
北京大学人民医院急诊科
北京大学第一医院感染科一病房
北京协和医院基本外科一病房
中国医学科学院阜外心血管病医院信息中心
中华医学杂志英文版编辑部
（另有继续认定的全国青年文明号 226 个，名单略）

2003—2004 年度创建活动优秀组织奖（10 个）

黑龙江省医院
浙江省卫生厅直属机关团委
江西医学院第一附属医院团委
山东省卫生厅
河南省洛阳正骨医院
华中科技大学同济医院附属同济医院
广西壮族自治区人民医院团委
四川省卫生厅直属机关团委
重庆市卫生局团委
厦门市卫生局团委

全国青年文明号十年成就奖（3 个）

黑龙江省医院心血管外科
四川省人民医院"绿色生命通道"急救组

江西医学院第一附属医院妇产科

十年全国青年文明号活动优秀组织奖（7个）

福建省卫生系统创建青年文明号活动领导小组

天津市卫生局团委

云南省卫生厅团委

黑龙江省卫生厅

浙江省卫生厅

河南省卫生厅

广东省卫生厅

2005—2006 年度全国青年文明号（新命名，87个）

北京安贞医院干部保健科护理组

首都儿科研究所外科六病区

天津市第一中心医院肺移植外科

天津中医药大学第一附属医院骨伤推拿一部（病房组）

天津市第三中心医院检验中心

河北省邯郸市第一医院心内科

河北省沧州市中心医院血液科护理部

山西省儿童医院急救中心

山西省眼科医院角膜病科

长春市中心医院神经内科

吉林省吉林中西医结合医院心血管内科

吉林省延边妇幼保健院门诊注射室

哈尔滨医科大学附属肿瘤医院妇科

黑龙江省疾病预防控制中心公共卫生检验所

复旦大学附属儿科医院外科

上海中医药大学附属龙华医院东十病区

江苏省中医院针灸康复科

常州市第一人民医院急诊科

江苏省徐州医学院附属医院神经外科

江苏省人民医院急诊中心护理组

浙江省玉环县人民医院外科

浙江省台州医院急救中心

浙江大学医学院附属第一医院肾脏病中心

浙江省绍兴市中心血站流动采血科

安徽省马鞍山市疾病预防控制中心青年服务队

安徽省立儿童医院儿外科

合肥市第一人民医院普外一科护理组

福建省血液中心献血者之家

莆田市中心血站

晋江市中医院急诊科

九江市中医医院肾科

江西省儿童医院西药房

南昌大学第二附属医院心胸外科

山东省济宁市精神病防治院精神科三病房

泰安市中医医院办公室

山东省血液中心流动采血车

青岛儿童心脏中心

河南省人民医院神经外科

河南省肿瘤医院胸外科

安阳市人民医院心脏病治疗中心

华中科技大学附属协和医院心脏外科

荆州市中心医院外一科

湖北省宜昌市中心人民医院内七病区

中南大学湘雅移植医学研究院

湖南省宁乡县"120"紧急救援中心

湖南省长沙市中心医院急诊科

广东省中医院芳村分院重症监护室

广东省佛山市中医院急诊科护理组

中山市人民医院急诊科

广东医学院附属医院呼吸内科

深圳市福田区人民医院急诊科

广西医科大学第一附属医院内分泌科

贵港市人民医院骨科

广西壮族自治区江滨医院神经内科

海口市人民医院口腔医学中心

琼海市医疗急救中心

广安市人民医院 ICU

四川省泸州医学院附属医院血管外科

四川省凉山州第一人民医院门诊收费处

四川省绵阳市中心医院急诊科

重庆市中医院肾内科

重庆市第三人民医院肾内科

贵阳医学院附属医院妇科病房

黔南州中医医院急诊科

贵阳市第二人民医院·贵阳脑科医院康复科

云南省急救中心急救科

昆明市第一人民医院 ICU 科

陕西省中医医院五病区护理部

西安市中心医院消化科

兰州市第一人民医院心血管内科

甘肃省张掖市人民医院社区服务中心

兰州大学第一医院生殖医学中心

青海省中医院急诊科

宁夏医学院附属医院呼吸内科

银川市第一人民医院心血管内科

新疆医科大学第一附属医院冠心病科

新疆维吾尔自治区人民医院胸外科

昌吉州人民医院急救中心

石河子大学医学院第一附属医院消化内分泌科

石河子市妇幼保健院妇产科

北京大学第三医院运动医学研究所创伤组

北京大学口腔医院正畸科

中国中医科学院西苑医院 CCU 病房护理组

中国中医科学院广安门医院门诊中草药调剂室

卫生部北京医院血液肾内科护理单元

中国医学科学院北京协和医院急诊科

中国医学科学院阜外心血管病医院小儿心脏外科中心护理团队

（另有继续认定的全国青年文明号 309 个，名单略）

2005—2006 年度创建活动优秀组织奖（10 个）

山西省卫生厅团委

吉林省卫生厅团委

嘉兴市卫生局

南昌大学第二附属医院团委

河南省卫生厅直属机关团委

广东省卫生厅直属机关团委

海南省人民医院团委

四川大学华西医院团委

重庆市卫生局团委

新疆维吾尔自治区卫生厅团委

2007—2008 年度全国青年文明号（91 个）

北京地坛医院感染中心

首都医科大学附属北京中医医院呼吸科病房

天津市南开医院第二外科护理部

天津市中心妇产科医院生殖医学中心

河北省邯郸市妇幼保健院新生儿科

河北省第六人民医院早期干预科

河北省保定市妇幼保健院产科高危病区

山西省中医药研究院内综科

山西省卫生厅卫生监督所康利卫生技术咨询服务中心

山西医科大学第一医院耳鼻咽喉科

内蒙古自治区医院儿科病房

辽宁省辽阳市第三人民医院检验科

大连医科大学附属第一医院内分泌科

辽宁省本溪市中心医院手术室

北华大学附属医院心血管病房内科护理组

吉林省妇幼保健院妇科疗区

黑龙江省大庆龙南医院急诊科

哈尔滨医科大学附属第一医院心血管内科五病房

黑龙江省哈尔滨市第一医院心内一科

复旦大学附属中山医院消化科 24 病区

同济大学附属同济医院医学影像科

江苏省疾病预防控制中心慢性非传染病防制所（科）

江苏省连云港市第二人民医院学雷锋小组

东南大学附属中大医院 ICU

江苏省张家港市第一人民医院神经外科

温州医学院附属第一医院手术室麻醉科

温州医学院附属眼视光医院视光诊疗中心

浙江省立同德医院急诊科

浙江大学医学院附属第二医院急诊医学科

安徽省立医院心血管内科护理组

安徽中医学院第一附属医院重症监护室

安徽省芜湖市第二人民医院急诊科护理组

福建省立医院干部特诊科

福建省疾病预防控制中心应急处置与信息科

福建省龙岩市中心血站

江西省吉安市第三人民医院精神科女病区

南昌大学第一附属医院内分泌科

山东省烟台市牟平人民医院神经外科

山东中医药大学附属医院生殖与遗传中心

山东医学高等专科学校济南校区学生处

山东省济南市第四人民医院爱心病房（内二科）

河南省信阳市中心医院手术麻醉科

河南省漯河市第二人民医院儿科

河南省汤阴县人民医院内四科

湖北省人民医院心血管内科

湖北省黄冈市中心医院儿科

湖北省咸宁市麻塘风湿病医院

中南大学湘雅医院护理部

湖南省人民医院心内科

湖南省湘潭市第二人民医院神经内科

广东省阳江市人民医院中央 ICU

广东省中山市疾病预防控制中心卫生检验中心

广东省深圳市罗湖区中医院一病区

广东省佛山市南海区中医院急诊科

广西壮族自治区柳州市工人医院心胸小儿外科

广西壮族自治区南宁市第一人民医院普外科

广西壮族自治区梧州市妇幼保健院妇产科

海南省人民医院手术室

海南省疾病预防控制中心第一门诊部

四川省医科院·四川省人民医院门诊导医队

四川大学华西医院心内科护理组

四川省肿瘤医院放疗中心技术组

四川省泸州医学院附属医院血管外科

重庆市第二人民医院呼吸内科

重庆医科大学附属第一医院老年病科

贵州省人民医院呼吸内科

云南省精神病医院老年病科

云南省玉溪市人民医院成人输液室

云南省个旧市人民医院胸泌外科

陕西省汉中市中心医院急诊科（市"120"急救中心）

陕西省人民医院普外科护理组

甘肃省第二人民医院内二科

甘肃中医学院附属医院神经心理科

青海省心脑血管病专科医院 ICU 室

宁夏中卫市人民医院骨伤烧伤二科

宁夏吴忠市中心血站献血服务科（采血车集体）

宁夏回族自治区第三人民医院内二科

新疆维吾尔自治区乌鲁木齐市疾病预防控制中心艾滋病性病防治科

新疆医科大学附属中医医院针灸科

新疆维吾尔自治区伊犁哈萨克自治州中医医院骨伤科

新疆兵团医院心血管内科

北京大学第三医院眼科中心病房

北京大学第一医院妇产科产一病房

北京大学人民医院创伤骨科

中国中医科学院广安门医院 ICU 护理组

卫生部北京医院血液肾内科护理单元

中日友好医院门诊西药房

中华医学会杂志社出版发行部

中国医学科学院北京协和医院普内科病房

中国医学科学院阜外心血管病医院急症抢救中心 ICU 护理团队

首都医科大学宣武医院神经外科重症监护室

2007—2008 年度创建活动优秀组织奖（12 个）

辽宁省沈阳市卫生局团委

上海交通大学医学院附属瑞金医院团委

浙江省卫生厅直属机关团委

山东省济宁市第一人民医院团委

广东省深圳市卫生局团委

重庆医科大学附属儿童医院团委

贵州省人民医院团委

云南省第二人民医院团委

甘肃省卫生厅直属单位团委

宁夏回族自治区卫生厅直属机关团委

新疆维吾尔自治区人民医院团委

北京大学第三医院团委

2009—2010 年度全国青年文明号（82 个）

首都医科大学附属北京胸科医院综合科

首都医科大学附属北京天坛医院神经外科三病区

北京积水潭医院烧伤科

首都医科大学附属北京儿童医院五官科病房

天津市第三中心医院营养科

天津医科大学附属肿瘤医院甲状腺颈部肿瘤科

河北省人民医院急诊科

河北省邢台市第三医院心脏外科

山西省人民医院神经外科

山西省心血管疾病医院心内一（CCU）病区

内蒙古医学院附属医院门诊部

包头医学院第一附属医院肾内科

辽宁省沈阳市第五人民医院检验科

吉林省四平市中心医院血液科

吉林省神经精神病医院精神科六疗区

哈尔滨医科大学附属第三医院内八科

黑龙江护理高等专科学校青年教工集体

上海中医药大学附属普陀医院急诊监护室护理组

上海市血液中心成分科

苏州大学附属第一医院药剂科

江苏省苏北人民医院门诊一站式服务中心

浙江省肿瘤医院加速器物理室

浙江医院 ICU

浙江省温州医学院附属二院急诊科

浙江大学医学院附属邵逸夫医院头颈、整形外科

安徽医科大学第一附属医院健康管理（体检）中心

安徽省立医院健康体检中心

福建省疾病预防控制中心艾滋病性病防治所

福建省福州市第二医院急诊科护理组

福建省南平市人民医院麻醉科

南昌大学第一附属医院心胸外科

江西省妇幼保健院肿瘤科二病区

山东省青岛市立医院国际门诊

山东省胸科医院外科重症恢复病房（外科 ICU）

青岛大学医学院附属医院急诊部护理组

山东省潍坊市卫生局 120 指挥中心

河南省红十字血液中心采血二科

河南省漯河市中心血站

河南省人民医院介入科

湖北省宜昌市第一人民医院重症医学科（ICU）

华中科技大学附属协和医院心脏外科

湖南省人民医院肝胆外科

中南大学湘雅医院眼科

中南大学湘雅二医院精神卫生研究所

广东省中山市小榄人民医院检验科

广东省人民医院心内科监护室

广东省妇幼保健院新生儿科

广东省中山市中医院重症医学科（ICU）

广西壮族自治区柳州市工人医院检验科

广西壮族自治区人民医院心血管外科·胸部外科

广西元之源亚健康医疗中心

海南省人民医院呼吸内科

海南省皮肤病医院龙昆南门诊临床部

四川省肿瘤医院放疗中心技术组

四川省医学科学院·四川省人民医院普外三病室

重庆医科大学附属口腔医院正畸科

重庆市中医院肾病科

重庆医科大学附属永川医院超声科

贵州省人民医院普外科

遵义医学院附属医院儿科

贵州省疾病预防控制中心应急办信息科

云南省曲靖市第一人民医院惠滇医疗产业部

云南省传染病专科医院／艾滋病关爱中心感染科

陕西省妇幼保健院辅助生殖中心

甘肃省肿瘤医院乳腺科

甘肃省卫生厅卫生监督所职业放射卫生监督科

青海省中医院急诊科

宁夏医科大学总医院药剂科门急诊西药房

宁夏回族自治区人民医院眼科

新疆医科大学附属肿瘤医院乳腺头颈外科

新疆维吾尔自治区昌吉州人民医院心内一科

新疆石河子大学医学院第一附属医院肝胆外科

北京大学第一医院急诊科抢救室

北京大学人民医院血液病研究所

北京大学第三医院药剂科门诊药房

中国中医科学院西苑医院血液科护理组

中国中医科学院广安门医院心内科护理组

中国疾病预防控制中心营养与食品安全所标准与监督技术室

卫生部北京医院计财处挂号收费科门诊组

中日友好医院急诊科

北京协和医院保健／国际医疗部

阜外心血管病医院急诊室护理组

2009—2010年度创建活动优秀组织奖（16个）

北京大学第一医院团委

首都医科大学附属北京同仁医院团委

山西省中医药研究院·山西省中医院团委

上海市卫生局团委

常州市卫生局团委

宁波市卫生局团委

安徽省蚌埠市第一人民医院团委

江西省儿童医院团委

山东省立医院团委

河南省人民医院团委

广东医学院附属医院团委

广西壮族自治区卫生厅团委

四川省医学科学院·省人民医院团委

重庆市卫生局团委

遵义医学院附属医院团委

新疆医科大学第一附属医院团委

2011—2012 年度全国青年文明号（84 个）

北京急救中心青年车组

首都医科大学附属北京中医医院针灸科病房

北京市红十字血液中心献血服务一科

首都医科大学附属北京安定医院二科三病房

天津市中心妇产科医院生殖医学中心

天津市南开医院第三外科（微创外科）

河北省第六人民医院早期干预科

河北省人民医院急诊科

河北医科大学第三医院创伤急救中心

山西省肿瘤医院生物治疗科

山西医科大学第二医院肾内科

山西省眼科医院角膜科

内蒙古自治区呼和浩特市卫生局审批办

内蒙古自治区一机医院博爱阳光健康体检中心

辽宁省大连市中心医院心胸外科

中国医科大学附属第一医院心血管内科

吉林省吉林市中心医院手术室护理组

吉林省延边妇幼保健院注射室

黑龙江省大庆市人民医院儿科

黑龙江省牡丹江市传染病医院检验科

同济大学附属同济医院医学影像科

上海瑞金医院血液科

上海市疾病预防控制中心健康相关产品卫生评价科产品卫生评价组

上海市胸科医院肺内科

江苏省太湖干部疗养院健康管理中心

江苏省淮安市第一人民医院肿瘤中心

浙江省皮肤病防治研究所上柏住院部

浙江大学医学院附属妇产科医院门诊药房

浙江省人民医院检验中心

浙江省诸暨市中医医院重症医学科（ICU）

安徽省安庆市立医院药剂科西药房

安徽省马鞍山市疾病预防控制中心青年服务队

安徽医科大学第一附属医院成人输液厅

福建省妇幼保健院新生儿科（福建省新生儿救护中心）

福建省肿瘤医院14区护理组

福建省厦门市医疗急救中心信息调度科

福建省晋江市中医院急诊医学部

江西省妇幼保健院妇科

江西省肿瘤医院放疗技术科

江西省儿童医院心脏病中心

山东省立医院（集团）手足外科

山东省滕州市中心人民医院手术室

山东省千佛山医院消化内科

山东大学齐鲁医院静脉药物配置中心

河南省郑州人民医院急诊科

河南省肿瘤医院肝胆胰外科

武汉大学人民医院（湖北省人民医院）眼科中心

湖北省武汉急救中心120指挥中心

湖南省人民医院心血管内科

南方医科大学珠江医院门诊部

广东省中医院骨一科

广东省珠海市第二人民医院急诊科护理组

中山大学肿瘤防治中心重症医学科（ICU）

广西壮族自治区贵港市人民医院骨科

广西壮族自治区北海市人民医院急诊科重症监护室

海南省皮肤病医院龙昆南门诊临床部

海南省疾病预防保健中心

海南省中医院妇产科

重庆市急救医疗中心院前急救部

重庆医科大学附属第一医院检验科

重庆市中山医院重症监护室（ICU）

四川省医学科学院·四川省人民医院城东病区急诊科

四川省肿瘤医院放疗中心技术组

贵州省人民医院急诊科

贵州省贵阳市妇幼保健院产科

云南省大理州人民医院干疗科

云南省第一人民医院药剂科

陕西省妇幼保健院辅助生殖中心

西安交通大学医学院第一附属医院重症医学科

甘肃省肿瘤医院乳腺科

甘肃省红十字血液中心体检采血科流动采血小组

甘肃省天水市精神病医院医学心理科

青海省中医院急诊科

宁夏回族自治区人民医院心血管内科

新疆医科大学第二附属医院药剂科

新疆维吾尔自治区人民医院重症医学二科（原外科ICU）

北京大学人民医院心脏中心

国家食品药品监督管理局行政受理服务中心

中国中医科学院西苑医院综合内科病房（原干部病房）护理组

中国中医科学院广安门医院门诊中草药调剂室

卫生部北京医院计财处挂号收费科门诊组

中日友好医院检验科

北京协和医院急诊科

阜外心血管病医院小儿外科中心PICU

2011—2012年度创建活动优秀组织奖（15个）

北京市卫生局团委

河北大学附属医院团委

大连医科大学附属第一医院团委

哈尔滨医科大学附属第四医院团委

江苏省苏州市卫生局团委

浙江省杭州市卫生局团工委

安徽省立医院团委

江西省妇幼保健院团委

青岛大学医学院附属医院团委

郑州大学第一附属医院团委

湖北省预防医学科学院　湖北省疾病预防控制中心团委

中南大学湘雅二医院团委

广东省中医院（广州中医药大学第二附属医院）团委

重庆市中医院团委

四川省肿瘤医院团委

2013—2014年度全国青年文明号（92个）

北京友谊医院急诊科

首都医科大学附属北京朝阳医院呼吸重症监护病房

北京市隆福医院心内科护理组

北京市中西医结合医院脑病科

中国医学科学院血液学研究所儿童血液病诊疗中心

河北省石家庄市中医院客户服务部

河北省疾病预防控制中心办公室

河北大学附属医院肿瘤内科

山西省肿瘤医院泌尿外科

山西省人民医院消化科

山西省心血管病医院 CCU 病房

内蒙古医科大学附属医院门（急）诊部

中国医科大学附属盛京医院第一神经外科

辽宁省肿瘤医院医学影像会诊中心

辽宁中医药大学附属传统疗法 1 中心

吉林省前卫医院胸乳腺外科

黑龙江省医院儿科

黑龙江中医药大学附属一院心血管内科（一）病房

上海市 12320 卫生热线

复旦大学附属华山医院感染医护团队

上海市普陀区人民医院于井子护理小组

上海交通大学医学院附属第九人民医院口腔综合科

江苏省血液中心鼓楼采血小组

江苏省高邮市新型农村合作医疗管理办公室

江苏省连云港市第一人民医院耳鼻咽喉口腔科护理组

浙江省杭州市下城区浙大御跸社区卫生服务团队

浙江大学医学院附属儿童医院急诊 &PICU 联合科室

浙江省嘉兴桐乡市第一人民医院重症监护室

温州医科大学附属眼视光医院 5 病区

安徽省立医院出入院管理科门诊收费处

安徽医科大学第二附属医院收费处

安徽省淮北市人民医院检验科

福建省立医院重症医学三科

福建省厦门市妇幼保健院药学部

莆田学院附属医院心血管内科

江西省妇幼保健院产科七病房

江西省肿瘤医院放三科

南昌大学第二附属医院耳鼻咽喉 - 头颈外科

江西省南昌市第三医院内分泌代谢科

山东省青岛市中心医院急救中心护理组

山东省淄博市妇幼保健院产科

山东省立医院内科 ICU

青岛大学附属医院小儿内科护理组

河南省胸科医院普胸外科二病区

郑州大学第一附属医院整形外科

河南省新乡市中心医院检验科门诊

华中科技大学同济医学院附属协和医院血液科

湖北省中山医院心血管内科

湖北省潜江市中心医院重症治疗科

湖南省人民医院儿童医学中心

湖南省肿瘤医院头颈外二科

中南大学湘雅医院重症医学科

湖南省湘潭市中心医院脊柱外科

南方医科大学珠江医院神经外科

广东省中医院大学城医院急诊科

广州医科大学附属第二医院神经内科一病区

广东省惠州市第二妇幼保健院围产中心

桂林医学院附属医院消化内科

广西中医药大学附属瑞康医院骨二科

广西壮族自治区柳州市人民医院心血管内科

广西壮族自治区南宁市第一人民医院普外科

海南省人民医院重症医学科

海南省疾病预防控制中心传染病控制所

重庆市第三人民医院麻醉科

重庆医科大学附属儿童医院神经内科

重庆市卫生服务中心人才服务部

四川省人民医院肾病中心

四川省成都市第二人民医院重症监护室

贵州省第二人民医院检验科

云南省传染病专科医院／艾滋病关爱中心检验科

云南省第三人民医院重症医学科

云南省疾病预防控制中心

陕西省人民医院手术麻醉科

陕西省肿瘤医院头颈外科护理组

西安交通大学医学院第一附属医院重症医学科

西安交通大学医学院第一附属医院药学部

甘肃省人民医院急诊科

兰州大学第一医院心血管外科

甘肃省敦煌市医院小儿科

宁夏医科大学总医院神经内科

宁夏回族自治区第三人民医院内二科

宁夏回族自治区银川市妇幼保健院产科

新疆维吾尔自治区人民医院药学部门诊药房

新疆医科大学第一附属医院麻醉科

中国中医科学院广安门医院肿瘤科十五区护理组

北京医院药学部门诊西药房

中日友好医院检验科

中国医学科学院阜外医院急诊护理团队

国家食品安全风险评估中心标准部

北京大学第一医院新生儿重症监护病房

国家卫生计生委人才交流服务中心考试入闱团队

中国疾病预防控制中心病毒病所埃博拉病毒青年检测队

2015—2016 年度全国青年文明号（111 个）

首都医科大学附属北京同仁医院急诊科

北京积水潭医院门诊西药房

首都医科大学附属北京胸科医院六病区

首都医科大学附属北京朝阳医院呼吸与危重症医学科 RICU

北京市公共卫生热线（12320）服务中心业务班组

首都医科大学附属北京友谊医院医疗保健中心六病区

天津市第一中心医院 ICU

天津市第三中心医院营养科

天津医科大学总医院核医学科 ECT 室

天津医科大学总医院呼吸与危重症医学科护理部

天津中医药大学第一附属医院推拿科病房

天津市中心妇产科医院生殖医学（助孕）中心

天津医科大学肿瘤医院手术室

河北医科大学第三医院创伤急救中心

沧州中西医结合医院眼科

河北省张家口市 120 急救中心

山西医科大学第二医院健康体检部

山西省肿瘤医院静脉药物配置中心

中国医科大学附属第一医院手术室

中国医科大学附属医院盛京医院宁养病房

大连医科大学附属第二医院小儿内科

辽宁省肿瘤医院肝胆外科

辽宁中医药大学附属医院传统疗法中心

辽宁省大连市友谊医院肝胆外科

吉林省肿瘤医院化疗一科护理组

黑龙江省传染病防治院内一科

华东疗养院干部保健护理科

上海中医药大学附属龙华医院肛肠科

上海市肺科医院肿瘤科一病区

复旦大学附属肿瘤医院综合治疗科青年医护组

上海交通大学医学院附属新华医院耳鼻咽喉 - 头颈外科

上海市杨浦区中心医院消化内科护理组

上海市静安区彭浦新村街道社区卫生服务中心病房

大华医院飞燕输液护理组

江苏省中医院检验科

南京医科大学第二附属医院儿童医学中心护理组

江苏省第二中医院药学部

苏州大学附属第一医院药学部

江苏省人民医院胰腺中心护理组

江苏省中医药研究院门诊中药房

南京鼓楼医院急诊中心护理组

江苏省常州市儿童医院新生儿科

连云港市第一人民医院急诊科护理组

江苏省肿瘤医院 115 病区护理组

浙江大学医学院附属第二医院心内二病区

浙江省人民医院重症监护室

浙江省疾病预防控制中心传染病预防控制所

浙江大学医学院附属第一医院门诊西药房

温州医科大学附属第二医院育英儿童医院儿童心血管科

浙江省温州市人民医院超声科

浙江省金华市人民医院妇产科

浙江省肿瘤医院七病区

浙江省杭州市第一人民医院住院结账处

安徽省立医院药剂科门诊药房

安徽医科大学第一附属医院泌尿外科

安徽省蚌埠市第二人民医院心血管内科

安徽省宣城市疾病预防控制中心青年服务队

福建省肿瘤医院乳腺内科 10 区

福建省晋江市中医院急诊医学部

福建省厦门市疾病预防控制中心急性传染病预防控制科

福建省厦门市医疗急救中心调度科

南昌大学第二附属医院心血管内科

南昌大学第二附属医院手术室

江西省儿童医院小儿呼吸内科

山东省立医院心外监护室

山东省疾病预防控制中心食品与营养所

山东省济宁医学院附属医院院前急救

山东省淄博市第一医院急救中心护理组

山东省枣庄市妇幼保健院手术室

河南省人民医院心血管外科

郑州大学第一附属医院手术部

河南大学第一附属医院口腔诊疗中心

华中科技大学同济医学院附属同济医院急诊内科

湖北省中医院推拿康复科

中南大学湘雅二医院肾病内科

湖南省人民医院介入血管外科

广东省中医院大院重症医学科

广州医科大学附属第一医院重症医学科

广东省第二人民医院门诊药房

广东省妇幼保健院医学遗传中心

南方医科大学珠江医院检验医学部

广东省人民医院协和高级医疗中心

广州医科大学附属第三医院广州重症孕产妇救治中心

广东省东莞市人民医院冠心病重症监护室 CCU

广东省中医院珠海医院骨伤二区

桂林市第三人民医院肝病科

广西壮族自治区人民医院眼科

南宁市第一人民医院普外科

海南省医疗保健中心

海南省妇幼保健院儿科

重庆市人民医院江北院区骨外科

重庆市中医院肾病科

重庆医科大学附属第二医院感染病科

重庆医科大学附属儿童医院呼吸中心

四川大学华西第二医院药学部

四川省人民医院门诊导诊中心

贵州省疾控中心传防所检验科

贵州省人民医院呼吸与危重症医学科

陕西省中医医院脑病病区

陕西省肿瘤医院普外科

宁夏银川市妇幼保健院产科

新疆医科大学第一附属医院重症医学科

新疆医科大学附属肿瘤医院肺内科（一病区）

新疆医科大学第一附属医院财务部收费结算科

中国疾病预防控制中心传染病预防控制处
国家食品安全风险评估中心标准研究中心
北京医院药学部门诊药房
北京协和医院急诊科
中日友好医院口腔医学中心
中国中医科学院眼科医院检验科
北京大学第三医院运动医学研究所

2017—2018 年度全国青年文明号（119 个）

首都儿科研究所附属儿童医院重症医学科病房
首都医科大学附属北京中医医院中药房
北京口腔医院预防科
北京天坛医院神经病学中心血管神经病学二病区
天津市中心妇产科医院生殖医学（助孕）中心
天津市南开医院微创外科
天津市第一中心医院麻醉科
中国医学科学院血液病医院（血液学研究所）贫血诊疗中心一病区
天津医科大学总医院医学检验科
天津医科大学总医院急诊医学科 EICU
山西省眼科医院白内障科
山西省中西医结合医院普外科
内蒙古自治区人民医院肝胆胰脾外科
辽宁省金秋医院综合老年医学科病房
大连医科大学附属第二医院普通外科
中国医科大学附属第一医院急诊科
辽宁省肿瘤医院肝胆胰外科
吉林省人民医院急诊医学中心
吉林省前卫医院胸乳腺外科护理组
吉林大学第一医院第一手术室
黑龙江省第二医院南岗院区普外一科
哈尔滨医科大学附属第三医院乳腺外科
复旦大学附属华山医院放射科
上海市第一人民医院眼科
上海市卫生和健康发展研究中心（上海市医学科学技术情报研究所）卫生政策研究部
上海交通大学医学院附属瑞金医院呼吸内科
上海市同仁医院急诊输液室青年护理组
上海中医药大学附属岳阳中西医结合医院乳腺科护理组
上海市第六人民医院门急诊中西药房
上海市浦东新区公利医院急诊护理组

上海市普陀区利群医院骨科护理组

上海市奉贤区医疗急救中心急救科

江苏省人民医院心脏科护理组

江苏省中医院门诊中药房

苏州大学附属儿童医院血液科

江苏省盐城市第一人民医院门诊药房

江苏省泰州市中医院妇科护理组

江苏省无锡市人民医院胸外科

苏州大学附属第一医院临床检测中心

江苏省苏州市广济医院心理援助热线

江苏省口腔医院口腔颌面外科

江苏省疾病预防控制中心食品安全与评价所

浙江大学医学院附属第一医院急诊科

浙江省嘉兴市第一医院门诊西药房

浙江省杭州詹氏中医骨伤医院针灸推拿科

温州医科大学附属第二医院育英儿童医院麻醉手术部

中国科学院大学宁波华美医院重症医学科

浙江省人民医院康复医学科

浙江省温州市中心医院（第六人民医院）感染科 63 病区

浙江省疾控中心慢性非传染性疾病预防控制所

浙江省宁波市第一医院心脏中心

浙江省衢州市中医医院针灸推拿科

浙江省桐乡市第一人民医院儿科

安徽省胸科医院（安徽省结核病防治研究所）检验中心

安徽中医药大学第一附属医院药学部中药房

福建医科大学附属第一医院神经内科三区

福建省妇幼保健院新生儿科

厦门大学附属第一医院放射治疗科

福建省厦门市仙岳医院公共卫生事业部

福建省立医院内分泌科

福建省晋江市中医院急诊医学部

江西省儿童医院新生儿外科

江西省肿瘤医院肝胆一病区

江西省人民医院肾内科

南昌大学第二附属医院麻醉与围手术医学科

山东大学第二医院急诊科

山东省立医院急救中心

山东省淄博市中心医院重症医学科

山东大学齐鲁医院急诊科

山东省济宁市第一人民医院急诊科

山东省威海市立医院手术室

郑州大学第五附属医院康复中心

河南省洛阳市妇女儿童医疗保健中心康复科

郑州大学第二附属医院心电图科

河南省肿瘤医院规划财务部收费处

湖北省人民医院肿瘤中心

湖北省襄阳市急救中心调度科

中南大学湘雅二医院老年病科

湖南省脑科医院神经内科一病区

中南大学湘雅三医院放射科

湖南省儿童医院重症医学一科

南方医科大学南方医院惠侨医疗中心

广东省妇幼保健院药学部番禺院区

广州医科大学附属第一医院儿科

广东省惠州市中心人民医院重症医学科

广州医科大学附属第二医院急诊科

广东省中医院大德路总院检验科

广东省人民医院东川药房

广东省佛山市第一人民医院急诊科

南方医科大学珠江医院康复医学科

广东省第二人民医院体检科

广西中医药大学附属瑞康医院产科

右江民族医学院附属医院急诊科

广西壮族自治区健康体检中心

右江民族医学院附属医院肾内科一病区

广西壮族自治区人民医院心血管内科

广西壮族自治区河池市人民医院急诊科

广西壮族自治区南宁市第二人民医院生殖医疗中心

海南省医疗保健中心

重庆市妇幼保健院妇女保健科

重庆医科大学附属儿童医院特需门诊

重庆市急救医疗中心创伤科

重庆市卫生信息中心 12320 管理科

四川大学华西第二医院临床检验科

四川省医学科学院·四川省人民医院绿色生命通道急救组

贵州省第二人民医院心身科一病区

贵州省人民医院心内科

西安交通大学第二附属医院急诊科

陕西省人民医院麻醉手术部

陕西省西安急救中心调度科

陕西省延安市人民医院超声诊断科

宁夏回族自治区人民医院心血管中心

新疆医科大学第一附属医院中心手术室

中国中医科学院西苑医院药剂科中草药调剂组

北京医院药学部门诊药房

北京协和医院基本外科一病房

中日友好医院急诊医学科

国家卫生健康委人才交流服务中心考试入闱团队

中国医学科学院阜外医院小儿心脏外科中心护理团队

第 20 届全国青年文明号（139 个）

首都医科大学附属北京世纪坛医院重症医学科

首都医科大学附属北京胸科医院医学影像科

首都医科大学附属北京安定医院抑郁症治疗中心十二病区

天津医科大学总医院保健医疗部老年综合病房九楼病区

河北省第六人民医院临床心理科

山西省人民医院妇科

山西省白求恩医院重症医学科

内蒙古自治区人民医院重症医学科

辽宁省肿瘤医院神经外科

大连医科大学附属第一医院耳鼻喉科

吉林省疾病预防控制中心（吉林省公共卫生研究院）传染病预防控制所

吉林大学第二医院放射科

黑龙江省卫生健康委行政审批服务中心

黑龙江省疾病预防控制中心免疫规划所

复旦大学附属华山医院皮肤科

复旦大学附属中山医院心内科

上海市肺科医院呼吸与危重症医学科

上海交通大学医学院附属第九人民医院口腔颌面科

上海市华东医院药剂科

苏州大学附属儿童医院新生儿科

江苏省淮安市妇幼保健院儿童康复科

江苏省人民医院耳鼻咽喉科护理组

江苏省无锡市第五人民医院感染一科

江苏省常州市妇幼保健院医学遗传科

江苏省徐州市儿童医院新生儿内科

南京 12320 卫生热线

江苏省南京鼓楼医院脊柱外科

浙江省立同德医院干部保健科

浙江省杭州市五云山医院（杭州市健康促进研究院）康养中心

浙江省嘉兴市第一医院急诊科

中国科学院大学附属肿瘤医院（浙江省肿瘤医院）防治科

浙江大学医学院附属口腔医院牙体牙髓科

浙江大学医学院附属邵逸夫医院普外科

浙江省绍兴市人民医院胸外科

浙江省人民医院药学部

安徽省马鞍山市中医院肿瘤科

安徽医科大学第一附属医院日间病房

安徽省儿童医院感染病区

安徽省蚌埠市第三人民医院"晓燕工作室"

福建省妇幼保健院急诊科

福建医科大学附属第二医院呼吸与危重症医学科

福建中医药大学附属第二人民医院四病区

福建中医药大学附属人民医院中药房

福建省漳州市中心血站

南昌大学第一附属医院麻醉科

赣南医学院第一附属医院急诊科

山东第一医科大学第一附属医院（山东省千佛山医院）检验科

滨州医学院附属医院重症医学科

山东大学第二医院产科

潍坊医学院附属医院生殖医学科

山东省济南市妇幼保健院新生儿科

郑州大学第一附属医院西药调剂室

河南省疾病预防控制中心传染病预防控制所

湖北省疾病预防控制中心卫生监测检验防护所放射卫生监测与评价部

湖北省第三人民医院神经内科

湖北省肿瘤医院胸部肿瘤放疗一病区

湖南省儿童医院心胸外科

中南大学湘雅二医院皮肤性病科

中南大学湘雅医院骨科

湖南中医药大学第一附属医院烧伤疮疡整形科

南方医科大学第三附属医院康复医学科

广东省中医院大学城医院重症医学科

北京大学深圳医院肿瘤科

广州医科大学附属第二医院重症医学科

广东省广州市第一人民医院老年病科血液、肿瘤科

广东省妇幼保健院产科（番禺院区）

广东省第二人民医院风湿免疫科

广东省高州市人民医院心血管外科

广东省中医院珠海医院骨一科

广西壮族自治区南宁市第一人民医院呼吸内科

广西壮族自治区南宁中心血站朝阳捐血屋

广西中医药大学第一附属医院骨三科

海南省医疗保健中心

海南省人民医院乳腺外科

重庆市急救医疗中心内分泌肾内科

重庆医科大学附属第二医院消化内科

重庆医科大学附属儿童医院两江院区普外新生儿外科

重庆市中医院儿科

四川大学华西医院小儿外科护理组

四川省医学科学院四川省人民医院泌尿外科

四川省成都高新区疾病预防控制中心

贵州省人民医院血透室

贵州医科大学附属肿瘤医院肿瘤科

云南省第一人民医院重症医学科

西安交通大学第一附属医院内分泌代谢科

陕西省宝鸡市人民医院泌尿外科

西安交通大学第二附属医院麻醉手术科

甘肃省人民医院胸外诊疗中心

青海省中医院手术麻醉科

宁夏回族自治区人民医院临床医学检验诊断中心

新疆维吾尔自治区人民医院临床营养研究所

新疆生产建设兵团第三师图木舒克市人民医院检验科

江西省胸科医院呼吸与危重症医学三病区

山东省公共卫生临床中心（山东省胸科医院）结核内科二病房

青岛大学附属医院神经内科护理组

河南省人民医院重症医学科

河南省胸科医院医学检验科

武汉大学中南医院重症医学科

湖北省十堰市太和医院呼吸与危重症医学科

湖北省黄冈市中心医院重症医学科

南方医科大学南方医院健康管理科

广州中医药大学第一附属医院肿瘤中心

广州医科大学附属第三医院重症医学科

广西壮族自治区人民医院急诊科

广西壮族自治区南宁市第四人民医院感染科一病区

重庆市南岸区疾病预防控制中心传染病防制科

同济大学附属同济医院骨科

南方医科大学珠江医院内分泌代谢科

河南省人民医院急诊医学科急诊抢救病区

北京地坛医院妇产科

北京市心理援助热线

天津市第一中心医院重症医学科

天津医科大学总医院医学检验科

中国医科大学附属盛京医院感染科

中国医科大学附属第一医院重症医学科

上海中医药大学附属曙光医院呼吸与危重症医学科护理组

复旦大学附属儿科医院急诊护理组

江苏省疾病预防控制中心急性传染病防制所突发疫情应急组

江苏省中医药研究院（江苏省中西医结合医院）急诊科

江苏省宿迁市第一人民医院急诊医学中心

浙江省台州医院急诊科

福建省疾病预防控制中心病毒性疾病防治研究室

厦门大学附属心血管病医院心外科重症监护室

江西省人民医院二部呼吸与危重症医学科

天津医科大学肿瘤医院乳腺肿瘤内科

中国医学科学院血液病医院（中国医学科学院血液学研究所）血栓止血诊疗中心

上海交通大学医学院附属瑞金医院急诊抢救室

上海市长宁区妇幼保健院产科

上海市普陀区疾病预防控制中心性病艾滋病防制科

浙江大学医学院附属第二医院放射科

河南省肿瘤医院普外二病区

广西壮族自治区妇幼保健院新生儿医疗中心二病区

中国中医科学院望京医院脊柱二科护理团队

中国医学科学院北京协和医院眼科病房

中国医学科学院阜外医院实验诊断中心

中日友好医院手术麻醉科

中国疾病预防控制中心寄生虫病预防控制所包虫病室

浙江省温州市瑞安市人民医院急诊医学科

浙江省嘉兴市嘉善县疾病预防控制中心传染病防制科

一星级全国青年文明号（546个）

首都医科大学附属北京胸科医院胸外二科

首都医科大学附属北京同仁医院急诊科

北京积水潭医院创伤骨科八病房

首都医科大学附属北京安定医院抑郁症治疗中心十一区

北京佑安爱心家园

首都医科大学附属北京儿童医院急救中心

首都医科大学附属北京妇产医院妇科五病房

首都医科大学附属北京安贞医院干部保健科护理组

首都儿科研究所附属儿童医院普通（新生儿）外科

首都医科大学宣武医院神经外科重症监护室

首都医科大学附属北京中医医院呼吸科病房

首都医科大学附属北京地坛医院感染中心

北京积水潭医院烧伤科

首都医科大学附属北京儿童医院五官科

首都医科大学附属北京胸科医院综合科

首都医科大学附属北京中医医院针灸科病房

首都医科大学附属北京安定医院三区

首都医科大学附属北京友谊医院急诊科

首都医科大学附属北京友谊医院医疗保健中心六病区

首都医科大学宣武医院神经内科脑血管专业组

首都医科大学附属北京朝阳医院呼吸与危重症医学科 RICU

首都医科大学附属北京天坛医院神经病学中心血管神经病学二病区

首都医科大学附属北京中医医院中药房

首都儿科研究所附属儿童医院重症医学科

首都医科大学附属北京口腔医院预防科

天津市第一中心医院检验科门急诊组

天津市人民医院肿瘤诊疗中心

天津市急救中心通讯信息科

中国医学科学院血液病医院（中国医学科学院血液学研究所）淋巴瘤诊疗中心

天津市儿童医院医学影像科

天津市第三中心医院检验科

天津中医药大学第一附属医院推拿科病房

天津市第三中心医院营养科

中国医学科学院血液病医院（中国医学科学院血液学研究所）儿童血液病诊疗中心

天津医科大学总医院呼吸与危重症医学科护理部

天津市第一中心医院麻醉科

天津市中心妇产科医院生殖医学（助孕）中心

中国医学科学院血液病医院（中国医学科学院血液学研究所）贫血诊疗中心一病区

天津医科大学总医院急诊医学科 EICU

河北省衡水市第六人民医院外科

河北省第六人民医院普通精神二科

河北省廊坊市中心血站

河北医科大学第三医院创伤急救中心（河北省创伤急救中心）

河北省保定市第一医院老年病科

河北省石家庄市中医院客户服务部

山西省人民医院内分泌科

山西医科大学第二医院骨科

山西医科大学第一医院呼吸与危重症医学科

山西省中医院内分泌科

山西医科大学第二医院药学部

山西省肿瘤医院血液内科

山西卫生健康职业学院医学基础部班主任室

山西省眼科医院角膜病科

山西医科大学第一医院耳鼻咽喉头颈外科

山西省儿童医院新生儿重症医学科

山西省人民医院神经外科

山西省中医院肿瘤科

山西医科大学第二医院肾内科

山西省肿瘤医院生物治疗科

山西省人民医院消化科

山西省肿瘤医院泌尿外科

山西省心血管病医院心内一病区

山西医科大学第二医院健康体检部

山西省肿瘤医院静脉药物配置中心

山西省眼科医院白内障病科

山西省中西医结合医院普外科

内蒙古医科大学附属医院门（急）诊部

国药一机医院博爱阳光健康中心

内蒙古自治区人民医院肝胆胰脾外科

中国医科大学附属盛京医院小儿急诊急救内科

中国医科大学附属盛京医院心血管内科

中国医科大学附属盛京医院第一神经外科

中国医科大学附属第一医院心血管内科

辽宁省肿瘤医院医学影像会诊中心

中国医科大学附属盛京医院宁养病房

辽宁中医药大学附属医院传统疗法中心

中国医科大学附属第一医院手术室

中国医科大学附属第一医院急诊科

辽宁省金秋医院综合老年医学科病房

辽宁省肿瘤医院肝胆胰外科

吉林省妇幼保健院（吉林省产科质量控制中心）妇科疗区

吉林省肿瘤医院化疗一科护理组

吉林省前卫医院胸乳腺外科护理组

吉林省人民医院急诊医学中心

吉林大学中日联谊医院甲状腺外科

黑龙江省佳木斯市中心医院血液透析室

哈尔滨医科大学附属肿瘤医院妇科

黑龙江省海员总医院利民分院妇产科

黑龙江省海员总医院关怀病房

哈尔滨医科大学附属肿瘤医院消化肿瘤内科二病房

黑龙江省哈尔滨市海员爱心护理护养院

哈尔滨医科大学附属肿瘤医院乳腺外科

上海市第六人民医院产科医护组

上海交通大学医学院附属仁济医院药剂科

上海中医药大学附属曙光医院检验科门急诊窗口

上海交通大学医学院附属瑞金医院灼伤整形科

复旦大学附属中山医院肝肿瘤科

复旦大学附属华山医院神经外科青年医师组

上海交通大学医学院附属上海儿童医学中心心胸外科

复旦大学附属华东医院东十一楼

上海中医药大学附属龙华医院十七病区

复旦大学附属中山医院消化科 24 病区

上海中医药大学附属曙光医院门急诊办公室

上海市中医医院脾胃病科

上海市普陀区中心医院急诊监护室护理组

上海交通大学医学院附属瑞金医院血液内科

上海市胸科医院呼吸内科

同济大学附属同济医院医学影像科

上海市疾病预防控制中心健康相关产品卫生评价科产品卫生评价组

复旦大学附属华山医院感染科医护团队

上海交通大学医学院附属第九人民医院口腔综合科

上海市普陀区人民医院于井子护理小组

上海市卫生健康公益咨询服务中心

复旦大学附属肿瘤医院综合治疗科青年医护组

上海交通大学医学院附属新华医院耳鼻咽喉头颈外科

上海中医药大学附属龙华医院肛肠科

上海市静安区彭浦新村街道社区卫生服务中心病房

上海市徐汇区大华医院飞燕护理组

上海市杨浦区中心医院消化内科护理组

华东疗养院保健护理科

复旦大学附属华山医院放射科

上海交通大学医学院附属瑞金医院呼吸与危重症医学科

上海市第六人民医院门急诊中西药房

上海市第一人民医院眼科

上海中医药大学附属岳阳中西医结合医院乳腺科护理组

上海市奉贤区医疗急救中心急救科

上海市浦东新区公利医院急诊护理组

上海市同仁医院急诊输液室青年护理组

上海市普陀区利群医院骨科护理组

上海市卫生和健康发展研究中心（上海市医学科学技术情报研究所）卫生政策研究部

江苏省昆山市中医医院

江苏省无锡市第二人民医院心血管内科

江苏省常州市第二人民医院心血管内科

盐城市第一人民医院消化内科护理组

徐州市中心医院急诊科

江苏省无锡市妇幼保健院临产室

东台市人民医院青年志愿者服务站

江苏大学附属医院心内科护理组

徐州医科大学附属医院神经外科

常州市第一人民医院急诊科

张家港市第一人民医院神经外科

江苏省连云港市第二人民医院"学雷锋"小组

江苏省淮安市第一人民医院肿瘤中心

江苏省中医院针灸康复科

东南大学附属中大医院重症医学科

江苏省太湖疗养院健康管理中心

江苏省连云港市第一人民医院耳鼻咽喉头颈外科护理组

江苏省血液中心体采血科鼓楼采血小组

常州市儿童医院新生儿科

江苏省连云港市第一人民医院急诊科护理组

江苏省中医院检验科

江苏省肿瘤医院 209 区护理组

南京医科大学第二附属医院儿童医学中心护理组

江苏省第二中医院药学部

江苏省中医药研究院（江苏省中西医结合医院）门诊中药房

苏州大学附属第一医院药学部

江苏省南京市南京鼓楼医院急诊中心护理组

江苏省人民医院急诊医学科护理组

江苏省人民医院胰胆中心护理组

江苏省无锡市人民医院胸外科

江苏省苏州市广济医院"心理援助热线"

镇江市第一人民医院输液室

江苏省中医院门诊中药房

江苏省疾病预防控制中心食品安全与评价所

苏州大学附属第一医院临床检测中心

苏州大学附属儿童医院血液科

江苏省口腔医院口腔颌面外科

江苏省人民医院心脏科护理组

泰州市中医院妇科护理组

盐城市第一人民医院门诊药房

温州医科大学附属第一医院急诊科

浙江省宁波市医疗中心李惠利医院心胸外科

浙江省人民医院急诊医学科

浙江省杭州市余杭区第一人民医院急诊护理站

浙江省湖州市中心医院妇产科

浙江大学医学院附属妇产科医院妇一科

浙江省嘉兴市第一医院心血管内科病区

温州医科大学附属第二医院、育英儿童医院产科病区

浙江省绍兴市诸暨市人民医院重症医学科

浙江省金华市中心医院急诊医学中心

浙江省绍兴市中心血站献血服务科

浙江省台州市玉环县人民医院普外科

浙江省立同德医院急诊医学科

浙江大学医学院附属第一医院肾脏病中心

浙江大学医学院附属第二医院急诊医学科

温州医科大学附属第一医院手术室

温州医科大学附属眼视光医院视光诊疗中心

浙江医院重症医学科

中国科学院大学附属肿瘤医院（浙江省肿瘤医院）放射物理科

浙江大学医学院附属邵逸夫医院头颈整形外科

温州医科大学附属第二医院、育英儿童医院急诊科

浙江省人民医院检验医学科

浙江省皮肤病医院上柏住院部

浙江大学医学院附属妇产科医院门诊药房

浙江省绍兴诸暨市中医医院重症医学科

浙江大学医学院附属儿童医院急诊科

温州医科大学附属眼视光医院六病区

浙江省杭州市下城区浙大御跸社区卫生服务团队

浙江省嘉兴桐乡市第一人民医院重症监护室

浙江省人民医院重症医学科

中国科学院大学附属肿瘤医院（浙江省肿瘤医院）乳腺外科 104 病区

浙江省疾病预防控制中心传染病预防控制所

浙江省血液中心献血服务一科

浙江大学医学院附属第一医院门诊西药房

浙江大学医学院附属第二医院心内二病区

温州医科大学附属第二医院、育英儿童医院儿童心血管科

浙江省杭州市第一人民医院住院结账处

浙江省温州市人民医院超声科

浙江省金华市人民医院妇产科

浙江省人民医院康复医学科

浙江省疾病预防控制中心慢性非传染性疾病预防控制所

浙江大学医学院附属第一医院急诊科

温州医科大学附属第二医院、育英儿童医院麻醉手术部

浙江骨伤医院（杭州詹氏中医骨伤医院）针灸推拿科

浙江省宁波市第一医院心脏中心

中国科学院大学宁波华美医院重症医学科

浙江省温州市中心医院感染科 63 病区

浙江省嘉兴市第一医院门诊西药房

浙江省嘉兴桐乡市第一人民医院儿科

浙江省衢州市中医医院针灸推拿科

安徽省立医院重症医学科

安徽省立医院输血科

安徽省蚌埠医学院第一附属医院重症医学科

安徽省血吸虫病防治研究所寄生虫病预防控制科

安徽中医药大学第一附属医院重症医学科

安徽中医药大学第一附属医院脑病中心

安徽省胸科医院（省结防所）胸外科

安徽省立医院急救门诊

安徽医科大学第一附属医院儿科

安徽省立医院心血管内科

安徽省儿童医院康复科

安徽省淮北市人民医院医学检验科

安徽省立医院门诊收费处

安徽省马鞍山市疾病预防控制中心青年服务队

中国科学技术大学附属第一医院（安徽省立医院）健康管理中心

安徽省合肥市安徽医科大学第一附属医院健康管理（体检）中心

安徽省蚌埠市第一人民医院儿科护理部

安徽医科大学第一附属医院成人输液厅

安徽省立医院药剂科门诊药房

安徽医科大学第一附属医院泌尿外科

安徽省蚌埠市第二人民医院心血管内科

安徽省胸科医院（省结防所）临床检验中心

安徽中医药大学第一附属医院智慧中药房

福建省肿瘤医院腹部肿瘤内科二十四区护理组

福建省急救中心

福建省妇幼保健院产房

宁德师范学院附属宁德市医院急诊科

福建省立医院干部特诊科

福建省福州市第二医院急诊科

福建省莆田学院附属医院心血管内科

福建省厦门市妇幼保健院药学部

福建省肿瘤医院乳腺肿瘤内科

厦门市医疗急救中心信息调度科

厦门市疾病预防控制中心急性传染病预防控制科

福建医科大学附属第一医院 38 区神经内科

福建医科大学附属口腔医院牙体牙髓科

福建省厦门市仙岳医院精神卫生部

厦门大学附属第一医院放射治疗科

福建省新生儿救护中心

南昌大学第二附属医院心胸外科

江西省吉安市第三人民医院精神科女病区

江西省儿童医院江西省小儿心脏病治疗中心

江西省肿瘤医院放疗技术科

南昌大学第二附属医院耳鼻咽喉头颈外科

江西省儿童医院小儿呼吸内科

江西省儿童医院药学部门诊西药房

南昌大学第二附属医院手术室

南昌大学第二附属医院心血管内科

江西省肿瘤医院肝肿瘤诊治中心

南昌大学第二附属医院麻醉与围术期医学科

山东省公共卫生临床中心蟠龙山院区医学检验部

济南市中心医院肾脏病血液净化科

山东省青岛市市立医院本部神经外科护理组

山东省精神卫生中心心理健康咨询热线

山东大学齐鲁医院肿瘤中心七病房

潍坊市人民医院妇科

青岛市妇女儿童医院康复科

山东省烟台市烟台山医院急诊科护理组

济宁市中心血站体检采血科

山东省济南市中医医院中医药治疗保健康复中心

青岛市中医医院（市海慈医院）急诊科

济宁市第一人民医院重症医学科

泰安市中心医院化疗科

山东大学齐鲁医院产科

济南市第四人民医院心血管内一科

青岛市妇女儿童医院心脏中心

济宁市精神病防治院精神一科 3 病房

泰安市中医医院院办公室

山东省血液中心流动采血车

滨州医学院烟台附属医院神经外科

山东省公共卫生临床中心外科重症监护病区

山东中医药大学附属医院生殖与遗传中心

山东省青岛市市立医院国际门诊

潍坊市 120 指挥中心

青岛大学附属医院市南院区急诊科护理组

山东省滕州市中心人民医院手术室

山东第一医科大学第一附属医院消化内科

山东大学齐鲁医院静脉药物配置中心

青岛市中心医院急救中心护理组

青岛大学附属医院小儿内科护理组

淄博市第一医院急诊科护理组

枣庄市妇幼保健院手术室

山东省疾病预防控制中心食品与营养所

济宁医学院附属医院院前急救

淄博市中心医院重症医学科

济宁市第一人民医院急诊科

威海市立医院手术室

山东大学齐鲁医院急诊科

山东大学第二医院急诊医学中心

山东中医药大学附属医院西区急诊科护士站

河南省人民医院内四科（河南省人民医院心血管内科）

河南省南阳市中心血站供血科

河南省人民医院神经外科

河南省人民医院脑血管病科（介入科）

河南省肿瘤医院肝胆胰腺外科

郑州人民医院急诊科

河南省胸科医院三病区

河南省新乡市中心医院检验科门诊

河南省人民医院心血管外科

郑州大学第一附属医院手术部

河南大学第一附属医院口腔诊疗中心

郑州大学第五附属医院康复中心

河南省肿瘤医院规划财务部收费处

河南省洛阳市妇幼保健院（妇女儿童医疗保健中心）康复科

郑州大学第二附属医院妇产科

河南省鹤壁市人民医院儿科

郑州大学第一附属医院医学美容中心

郑州大学第二附属医院心电图科

武汉大学人民医院检验科

湖北省武汉市第四医院肿瘤科

湖北省第三人民医院心血管内科

湖北省武汉儿童医院香港路输液室

华中科技大学同济医学院附属协和医院心脏大血管外科心脏移植团队

华中科技大学同济医学院附属同济医院血液内科

湖北省鄂东医疗集团市中心医院急诊医学科

湖北省宜昌市中心人民医院老年病科

武汉大学人民医院（湖北省人民医院）心血管内科

湖北省宜昌市第一人民医院重症医学科（ICU）

武汉大学人民医院（湖北省人民医院）眼科中心

湖北省武汉市急救中心120调度科

华中科技大学同济医学院附属协和医院血液科

湖北省中医院推拿康复科

湖北省潜江市中心医院重症医学科

华中科技大学同济医学院附属同济医院急诊内科

湖北省肿瘤医院淋巴瘤内科

武汉大学人民医院（湖北省人民医院）肿瘤中心

中南大学湘雅医院护理部

中南大学湘雅医院眼科

中南大学湘雅医院重症医学科

中南大学代谢内分泌研究所

中南大学精神卫生研究所

中南大学湘雅二医院老年医学科

中南大学湘雅二医院肾内科

中南大学湘雅二医院心胸外科

中南大学湘雅三医院放射科

中南大学湘雅三医院器官移植科

湖南省人民医院介入血管外科

湖南省儿童医院危重症医学一科

湖南省肿瘤医院头颈外二科

长沙市中心医院急诊医学科

宁乡市人民医院 120 急救中心

湘潭市中心医院脊柱外科

广州市中医院肿瘤一区

深圳市宝安区人民医院普通外科

韶关市粤北人民医院全科医学科

汕头大学医学院第一附属医院心血管内科一区

肇庆市第一人民医院急诊科

广东省中医院大德路总院肾内科透析科

深圳市宝安区中医院骨伤科一区

广东省中医院大德路总院脑血管病中心

深圳市中医院肝病区

华中科技大学协和深圳医院注射室

佛山市中医院急诊科护理组

广东省中医院芳村医院重症医学科

广东医科大学附属医院儿童医学中心

广州医科大学附属第一医院急诊科

广东省中西医结合医院（南海区中医院）急诊科

中山市人民医院急诊科

中山大学附属第八医院（深圳福田）急诊科

广东医科大学附属医院呼吸与危重症医学科

深圳市罗湖区中医院内科三病区

中山市小榄人民医院检验科

阳江市人民医院 ICU

广东省人民医院心脏急危重症监护室

广东省妇幼保健院新生儿科

珠海市中西医结合医院急诊科

中山市中医院 ICU

中山大学肿瘤防治中心重症医学科（ICU）

南方医科大学珠江医院门诊部

广东省中医院大德路总院骨伤一科

南方医科大学珠江医院神经外科

广东省中医院大学城医院急诊科

广州医科大学附属第二医院神经内科一病区

惠州市第二妇幼保健院产科

东莞市人民医院冠心病重症监护室

南方医科大学珠江医院检验医学部

广东省中医院大德路总院重症医学科

广东省中医院珠海医院脊柱科

广州医科大学附属第一医院重症医学科

广州医科大学附属第三医院广州重症孕产妇救治中心

广东省人民医院协和高级医疗中心

广东省妇幼保健院医学遗传中心

惠州市中心人民医院重症医学科

南方医科大学珠江医院康复医学科

广东省中医院大德路总院检验科

广州医科大学附属第二医院急诊科

广东省人民医院东川药房

广东省第二人民医院药学部门诊药房

广东省妇幼保健院药学部番禺院区

佛山市第一人民医院急诊科

南方医科大学南方医院惠侨医疗中心

广州医科大学附属第一医院儿科

广东省第二人民医院健康管理(体检)科

广西医科大学第一附属医院神经内科二病区

广西壮族自治区人民医院消化内科

广西壮族自治区梧州市红十字会医院急诊科

广西壮族自治区北海市妇幼保健院妇产科

广西壮族自治区江滨医院神经内二科

广西医科大学第一附属医院内分泌科

广西壮族自治区贵港市人民医院骨科

广西壮族自治区梧州市妇幼保健院妇产科

广西壮族自治区人民医院心胸血管外科

广西壮族自治区柳州市工人医院检验科

广西壮族自治区北海市人民医院急诊医学科监护室

广西中医药大学附属瑞康医院脊柱外科二区

桂林医学院附属医院消化内科

广西壮族自治区柳州市人民医院心血管内科

广西壮族自治区人民医院眼科

广西壮族自治区南宁市第一人民医院普外科

广西壮族自治区桂林市第三人民医院肝病科

广西健康体检中心

广西壮族自治区人民医院心血管内科

广西中医药大学附属瑞康医院产科

右江民族医学院附属医院肾内科一病区

右江民族医学院附属医院急诊科

广西壮族自治区南宁市第二人民医院生殖医疗中心

广西壮族自治区河池市人民医院急诊科

海南省中医院妇产科

重庆医科大学附属儿童医院重症医学科

重庆市人民医院重症医学科

重庆市人民医院肾病科

重庆医科大学附属第一医院老年病科

重庆医科大学附属口腔医院正畸科

重庆医科大学附属永川医院呼吸与危重症医学科

重庆医科大学附属第一医院医学检验科

重庆医科大学附属儿童医院神经内科

重庆市人民医院麻醉科

重庆市人民医院创伤骨科

重庆医科大学附属儿童医院呼吸中心

重庆医科大学附属第二医院感染科

重庆市中医院肾病科

重庆市人民医院老年病科

重庆医科大学附属儿童医院特需门诊

重庆市急救医疗中心创伤外科

重庆市妇幼保健院妇女保健科

重庆市卫生健康统计信息中心 12320 健康信息服务部

成都市第三人民医院内分泌科

四川省医学科学院·四川省人民医院住院部手术室

宜宾市第二人民医院急诊科

四川省医学科学院·四川省人民医院东院急诊科

四川省医学科学院·四川省人民医院肾病中心

四川大学华西第二医院药学部

四川省医学科学院·四川省人民医院门诊导诊中心

四川大学华西第二医院检验科

四川省医学科学院·四川省人民医院"绿色生命通道急救组"

贵州省人民医院急诊内科

遵义医科大学附属医院急诊科

贵州省人民医院麻醉科

遵义医科大学附属医院小儿内一科

贵州省贵阳市妇幼保健院新生儿科

贵州省贵阳市第二人民医院康复科

贵州省人民医院普外科

贵州省第二人民医院检验科

贵州省贵阳市妇幼保健院产科

贵州省人民医院呼吸与危重症医学科

贵州省人民医院心内科

贵州省第二人民医院心身科一病区

云南省昆明市延安医院心脏大血管外科

云南省第一人民医院生殖医学科

云南省大理白族自治州人民医院老年病科

云南省昆明市第一人民医院重症医学科

云南省传染病医院感染大科

云南省第一人民医院药学部

云南省传染病医院检验科

云南省疾病预防控制中心疫情监测／突发公共卫生事件处置中心

云南省文山郑保骨伤科医院

陕西省西安市儿童医院新生儿科

西安交通大学第一附属医院重症医学科

陕西省肿瘤医院头颈外科护理组

西安交通大学第一附属医院药学部

陕西省人民医院麻醉手术部

陕西省中医医院脑病病区

陕西省肿瘤医院普外科

陕西省宝鸡市中心医院血液风湿病科

陕西省 12320 卫生健康热线管理中心

西安交通大学第二附属医院急诊科

陕西省西安急救中心调度科

陕西省延安市人民医院超声诊断科

甘肃省中医院急救中心

甘肃省疾病预防控制中心免疫规划所

甘肃省妇幼保健院新生儿重症救护中心（NICU）

甘肃省肿瘤医院乳腺科

甘肃中医药大学附属医院脑病科

兰州大学第一医院心外科

甘肃省人民医院急诊科

青海省心脑血管病专科医院重症医学科

青海省中医院急诊科

宁夏回族自治区人民医院普通外科中心

宁夏回族自治区人民医院眼科

宁夏回族自治区人民医院心血管中心

宁夏医科大学总医院门急诊药房（含肿瘤）

新疆维吾尔自治区人民医院新疆急救中心

新疆维吾尔自治区人民医院胸外科

新疆生产建设兵团第一师医院妇产科一病区

中国中医科学院广安门医院针灸科医疗组

中国中医科学院广安门医院药剂科中草药调剂组

中国中医科学院西苑医院肺病科（呼吸科）护理组

中国中医科学院西苑医院 CCU 病房护理组

中国中医科学院望京医院创伤一科护理组

中国中医科学院广安门医院 ICU 护理组

中国中医科学院广安门医院心血管科护理组

中国中医科学院西苑医院综合内科护理组

中国中医科学院西苑医院血液科护理组

中国中医科学院广安门医院肿瘤科十五区护理组

中国中医科学院眼科医院检验科

中国中医科学院西苑医院药剂科中草药调剂组

北京医院药学部门诊药房

中国医学科学院北京协和医院重症医学科

中国医学科学院北京协和医院神经内科

中国医学科学院北京协和医院全科医学科（普通内科）

中国医学科学院北京协和医院健康医学系

中国医学科学院北京协和医院急诊科

中国医学科学院北京协和医院基本外科一病房

中日友好医院药学部

中日友好医院检验科

中日友好医院口腔医学中心

中日友好医院急诊科

中国医学科学院阜外医院急诊室

中国医学科学院阜外医院急重症抢救中心 ICU 护理团队

中国医学科学院阜外医院小儿心脏外科中心护理团队

中国医学科学院阜外医院信息中心

江苏省疾病预防控制中心慢性非传染病防制所

中国疾病预防控制中心传染病预防控制处

国家食品安全风险评估中心食品安全标准研究中心

国家卫生健康委人才交流服务中心考试入闱团队

（第 20 届全国青年文明号集体统一认定为一星级全国青年文明号，名单略）

后 记

2021 年是中国共产党成立 100 周年,2022 年是中国共产主义青年团成立 100 周年,又将迎来党的二十大胜利召开。在这样一个重要的时间节点,组织编写这本卫生健康行业青年文明号活动指引,对于进一步推进行业青年文明号活动,激励和鼓舞行业广大青年不忘初心、牢记使命,立足岗位、建功立业,意义重大、使命光荣。

全国创建青年文明号活动组委会办公室、国家卫生健康委文明办高度重视本书的编写工作。全国创建青年文明号活动组委会办公室对书稿进行严格审定把关,并提出宝贵的意见建议。国家卫生健康委文明办专题研究、精心指导编写研究工作,专门设立委托办事事项,委托广东省卫生健康委开展"卫生健康行业青年文明号创建与管理研究"。国家卫生健康委直属机关团委加强统筹协调,组织专人开展调查研究、理论分析、资料汇总、案例征集等工作。

本书编写工作得到了各省(自治区、直辖市)和有关单位、青年文明号集体的大力支持和全力配合。广东省卫生健康委党组书记、主任朱宏,省卫生健康委党组副书记、副主任、一级巡视员黄飞,时任省卫生健康委党组成员、副主任、省民营医院和卫生社团组织联合党委专职副书记周紫霄,省卫生健康委直属机关党委专职副书记、纪委书记邓林峰等领导多次对研究和编写工作进行指导,原广东省卫生厅副巡视员吴子刚对本书进行统筹和润色,广东省卫生健康委直属机关团委组织广东省中医院、广州医科大学附属第一医院、广东省第二人民医院、广州医科大学附属第二医院、南方医科大学第三附属医院等医院团组织负责人和青年文明号号长,在参考广东省卫生健康行业青年文明号创建指导书《青春献南粤》《激扬青春》《青春梦想》的基础上,认真开展调研和编写工作。上海、重庆、浙江、广西等省(自治区、直辖市)卫生健康委团委组织力量开展案例征集和经验材料汇编,北京、天津、河北、山西、内蒙古、辽宁、吉林、江苏、江西、山东、河南、湖南、海南、四川、贵州、陕西、甘肃、宁夏、新疆等省

（自治区、直辖市）卫生健康委团委和青年文明号集体为本书提供了大量鲜活案例和感人事迹。人民卫生出版社健康传播中心综合服务部和团委在时间紧、任务重的情况下，加班加点对本书进行审校和排版，以最快速度让本书得以出版面世。

　　本书在编写过程中，还参考了《青年文明号与共青团发展研究》（李正南）、《职业道德建设的深化与创新——"青年文明号服务卡助万家"活动初析》（黄志坚）、《国家卫生健康委：多措并举　提升行业青年文明号考评工作科学化水平》（徐宏、石宁辉）等理论文章。在此，表示衷心的感谢！

　　由于时间仓促以及编者水平有限，本书难免有疏漏和谬误。恳请广大读者不吝指教，以求在今后修订时一并改正。